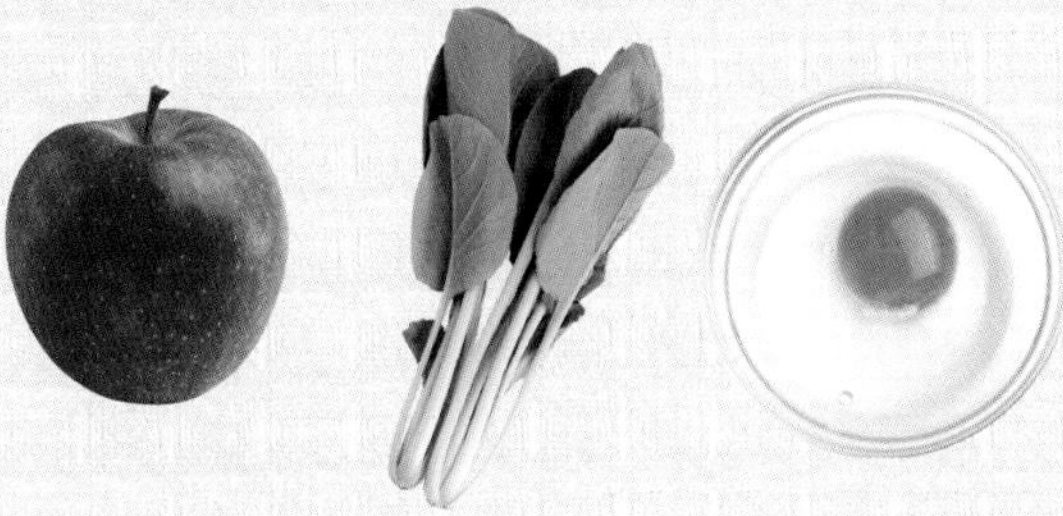

最新改訂版

知っておきたい栄養学

栄養学博士
白鳥早奈英　監修

Gakken

この本の使い方

この本は、STAGE1 と STAGE2 で栄養の基礎知識を紹介しています。STAGE3 では「栄養素」別、STAGE4 では「食材」別、STAGE5 では「症状」別に、栄養素の働きをチェックできます。ここでは、STAGE3 ～ 5 の使い方のポイントを紹介します。

栄養素別

STAGE 3 栄養素の効能と“かしこい”とり方 (P63 ～140)

各栄養素の効能、1 日に必要な量、とりやすい方法などが詳しくわかります。

Point 効能がアップするとり方と調理のコツを紹介

効能を高め、吸収をよくするなど、合わせてとるとよい効果を発揮する栄養素や、効率よく栄養をとるための調理のコツを紹介します。

Point 1 日にとりたい量と豊富な食品がひと目でわかる

各栄養素を 1 日にどのくらいとるとよいのか、必要量を年齢別に掲載。その栄養素を豊富に含む食品例と、含有量が確認できます。

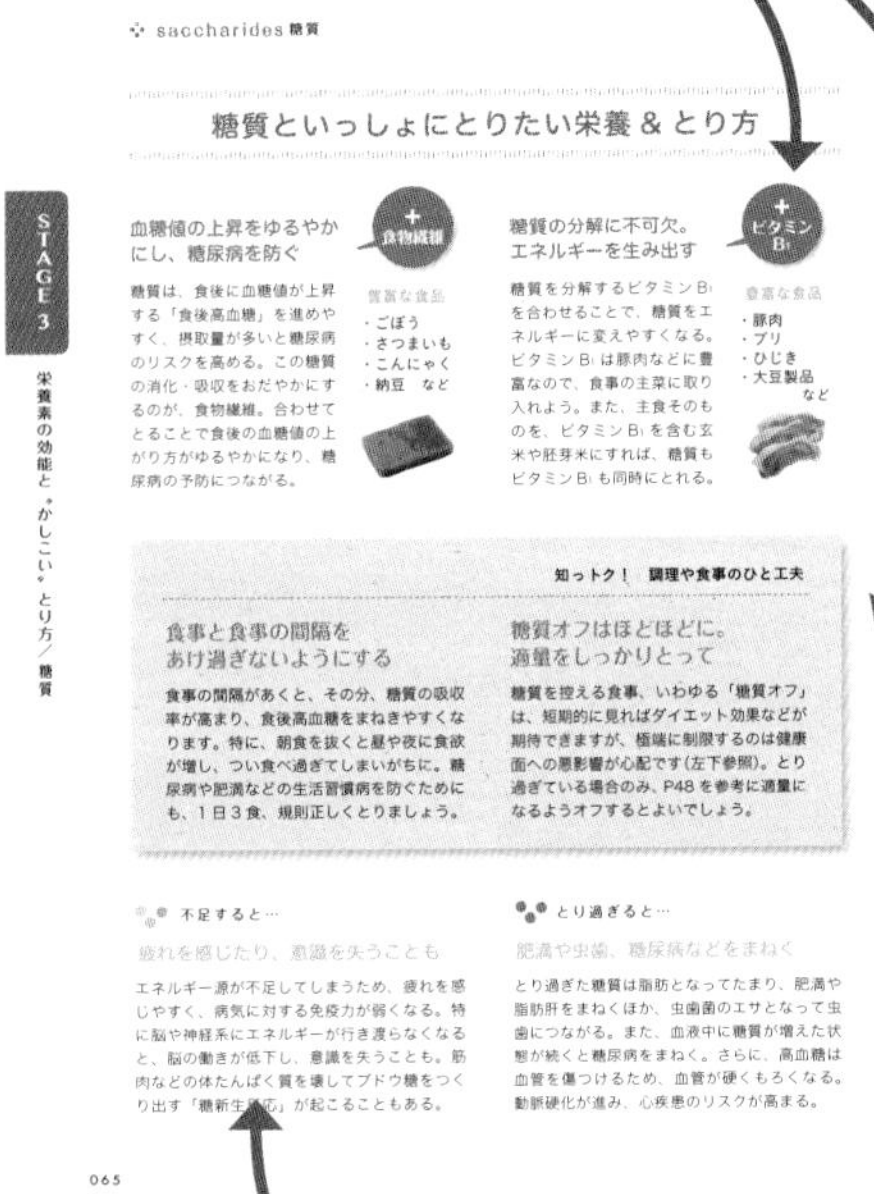

saccharides 糖質

糖質といっしょにとりたい栄養 & とり方

STAGE 3

栄養素の効能と“かしこい”とり方／糖質

＋食物繊維

血糖値の上昇をゆるやかにし、糖尿病を防ぐ

糖質は、食後に血糖値が上昇する「食後高血糖」を進めやすく、摂取量が多いと糖尿病のリスクを高める。この糖質の消化・吸収をおだやかにするのが、食物繊維。合わせてとることで食後の血糖値の上がり方がゆるやかになり、糖尿病の予防につながる。

豊富な食品
- ごぼう
- さつまいも
- こんにゃく
- 納豆　など

＋ビタミン B1

糖質の分解に不可欠。エネルギーを生み出す

糖質を分解するビタミン B1 を合わせることで、糖質をエネルギーに変えやすくなる。ビタミン B1 は豚肉などに豊富なので、食事の主菜に取り入れよう。また、主食そのものを、ビタミン B1 を含む玄米や胚芽米にすれば、糖質もビタミン B1 も同時にとれる。

豊富な食品
- 豚肉
- ブリ
- ひじき
- 大豆製品
など

知っトク！　調理や食事のひと工夫

食事と食事の間隔をあけ過ぎないようにする

食事の間隔があくと、その分、糖質の吸収率が高まり、食後高血糖をまねきやすくなります。特に、朝食を抜くと昼や夜に食欲が増し、つい食べ過ぎてしまいがちに。糖尿病や肥満などの生活習慣病を防ぐためにも、1 日 3 食、規則正しくとりましょう。

糖質オフはほどほどに。適量をしっかりとって

糖質を控える食事、いわゆる「糖質オフ」は、短期的に見ればダイエット効果などが期待できますが、極端に制限するのは健康面への悪影響が心配です（左下参照）。とり過ぎている場合のみ、P48 を参考に適量になるようオフするとよいでしょう。

不足すると…

疲れを感じたり、意識を失うことも

エネルギー源が不足してしまうため、疲れを感じやすく、病気に対する免疫力が弱くなる。特に脳や神経系にエネルギーが行き渡らなくなると、脳の働きが低下し、意識を失うことも。筋肉などの体たんぱく質を壊してブドウ糖をつくり出す「糖新生反応」が起こることもある。

とり過ぎると…

肥満や虫歯、糖尿病などをまねく

とり過ぎた糖質は脂肪となってたまり、肥満や脂肪肝をまねくほか、虫歯菌のエサとなって虫歯につながる。また、血液中に糖質が増えた状態が続くと糖尿病をまねく。さらに、高血糖は血管を傷つけるため、血管が硬くもろくなる。動脈硬化が進み、心疾患のリスクが高まる。

065

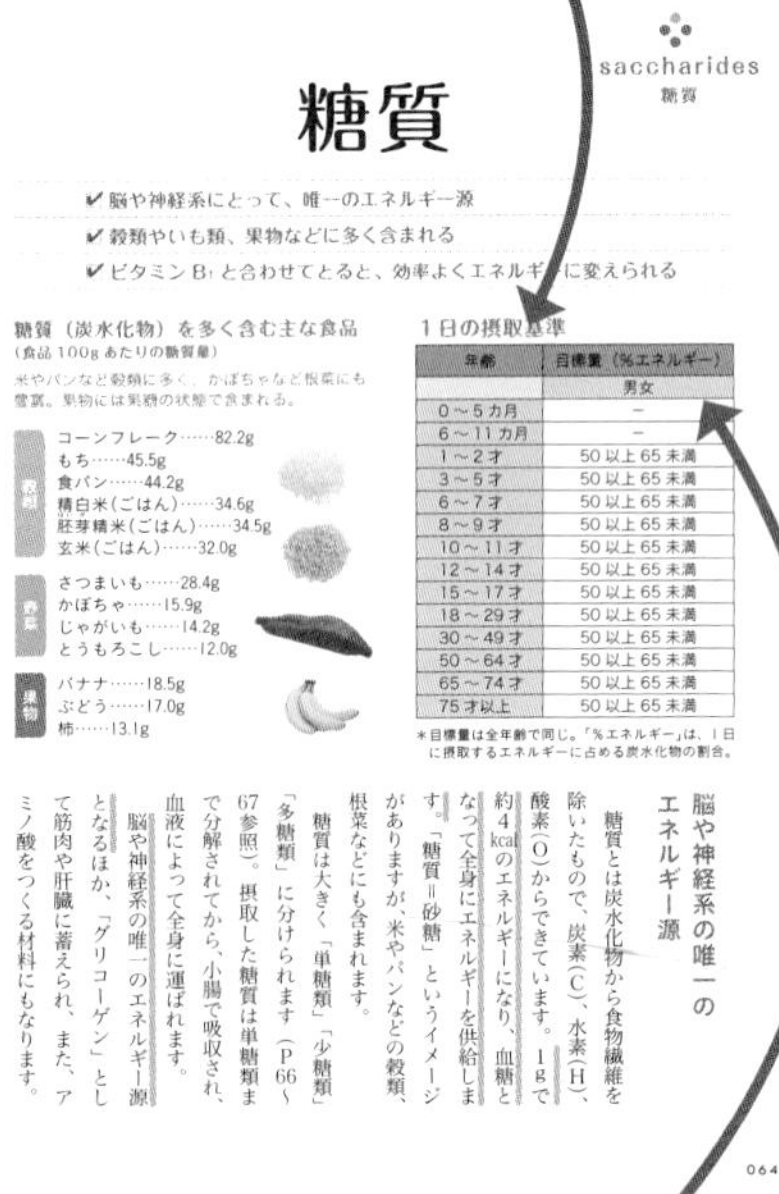

saccharides 糖質

糖質

- ✔ 脳や神経系にとって、唯一のエネルギー源
- ✔ 穀類やいも類、果物などに多く含まれる
- ✔ ビタミン B1 と合わせてとると、効率よくエネルギーに変えられる

糖質（炭水化物）を多く含む主な食品
（食品 100g あたりの糖質量）

米やパンなど穀類に多く、かぼちゃなど根菜にも豊富。果物には果糖の状態で含まれる。

コーンフレーク……82.2g
もち……45.5g
食パン……44.2g
精白米（ごはん）……34.6g
胚芽精米（ごはん）……34.5g
玄米（ごはん）……32.0g

さつまいも……28.4g
かぼちゃ……15.9g
じゃがいも……14.2g
とうもろこし……12.0g

果物
バナナ……18.5g
ぶどう……17.0g
柿……13.1g

1 日の摂取基準

年齢	目標量（%エネルギー）
	男女
0 ～ 5 カ月	－
6 ～ 11 カ月	－
1 ～ 2 才	50 以上 65 未満
3 ～ 5 才	50 以上 65 未満
6 ～ 7 才	50 以上 65 未満
8 ～ 9 才	50 以上 65 未満
10 ～ 11 才	50 以上 65 未満
12 ～ 14 才	50 以上 65 未満
15 ～ 17 才	50 以上 65 未満
18 ～ 29 才	50 以上 65 未満
30 ～ 49 才	50 以上 65 未満
50 ～ 64 才	50 以上 65 未満
65 ～ 74 才	50 以上 65 未満
75 才以上	50 以上 65 未満

＊目標量は全年齢で同じ。「%エネルギー」は、1 日に摂取するエネルギーに占める炭水化物の割合。

脳や神経系の唯一のエネルギー源

糖質とは炭水化物から食物繊維を除いたもので、炭素（C）、水素（H）、酸素（O）からできています。1g で約 4 kcal のエネルギーになり、血糖となって全身にエネルギーを供給します。「糖質＝砂糖」というイメージがありますが、米やパンなどの穀類、根菜などにも含まれます。

糖質は大きく「単糖類」「少糖類」「多糖類」に分けられます（P66 ～ 67 参照）。摂取した糖質は単糖類まで分解されてから、小腸で吸収され、血液によって全身に運ばれます。

脳や神経系の唯一のエネルギー源となるほか、「グリコーゲン」として筋肉や肝臓に蓄えられ、また、アミノ酸をつくる材料にもなります。

064

Point 過剰症と欠乏症をチェック

栄養素をとり過ぎた場合（過剰症）と、不足した場合（欠乏症）に現れる健康被害について解説します。

よく使われる単位一覧

kcal（キロカロリー）…エネルギー（熱量）の単位。
mg（ミリグラム）…重さの単位。1000mg で 1g に相当する。
μg（マイクログラム）…重さの単位。1000μg で 1mg に相当する。
RAE（レチノール活性当量）…食品中のビタミン A の含有量を、レチノール（→ P80）の量に換算した場合の単位。
NE（ナイアシン当量）…食品中のナイアシンの含有量と、体内で合成されるナイアシンの量を合わせた単位。
%エネルギー…1 日のエネルギー量に占める栄養素の割合。

食材別

STAGE 4 食材に含まれている栄養素を知ろう（P141～206）

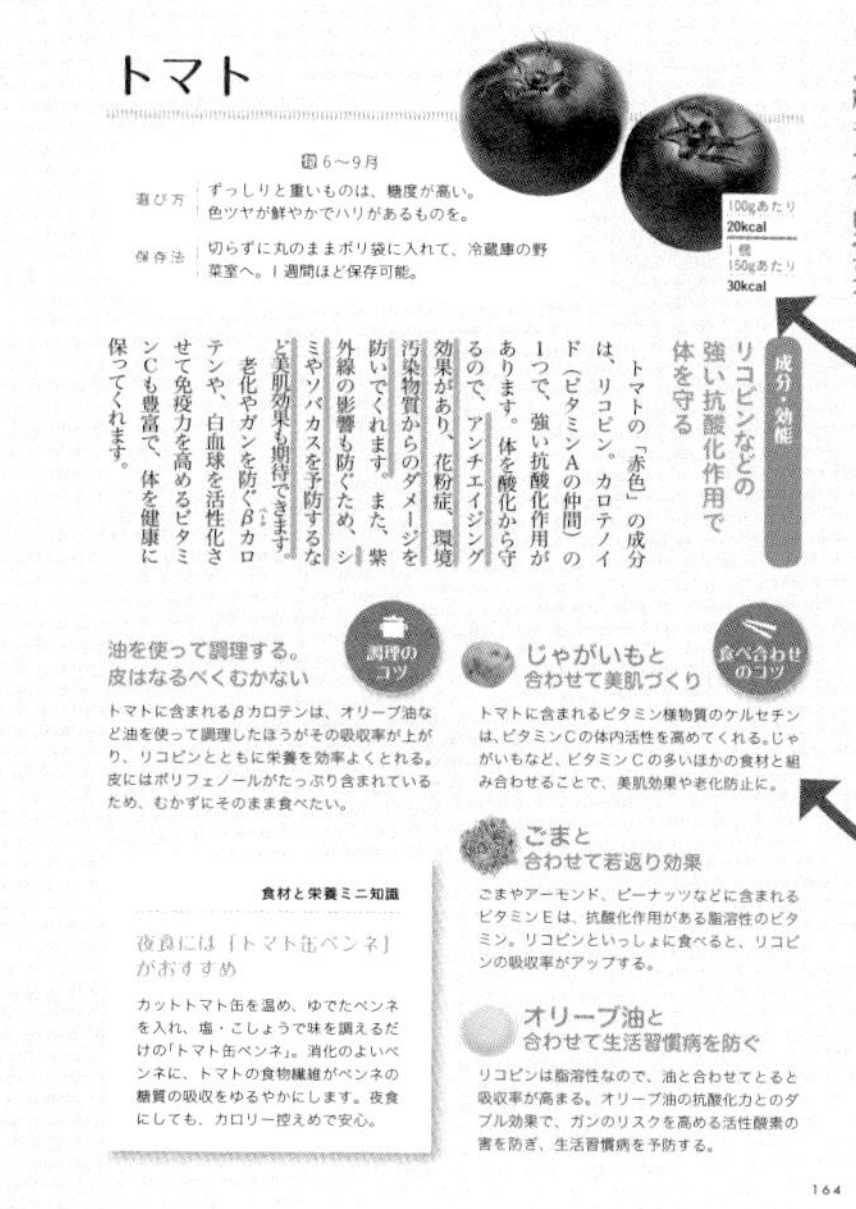
トマト

旬 6～9月

選び方 ずっしりと重いものは、糖度が高い。色ツヤが鮮やかでハリがあるものを。

保存法 切らずに丸のままポリ袋に入れて、冷蔵庫の野菜室へ。1週間ほど保存可能。

100gあたり 20kcal

1個 150gあたり 30kcal

緑黄色野菜

成分・効能

リコピンなどの強い抗酸化作用で体を守る

トマトの「赤色」の成分は、リコピン。カロテノイド（ビタミンAの仲間）の1つで、強い抗酸化作用があります。体を酸化から守るので、アンチエイジング効果があり、花粉症、環境汚染物質からのダメージを防いでくれます。また、紫外線の影響も防ぐため、シミやソバカスを予防するなど美肌効果も期待できます。

老化やガンを防ぐβカロテンや、白血球を活性化させて免疫力を高めるビタミンCも豊富で、体を健康に保ってくれます。

調理のコツ

油を使って調理する。皮はなるべくむかない

トマトに含まれるβカロテンは、オリーブ油など油を使って調理したほうがその吸収率が上がり、リコピンとともに栄養を効率よくとれる。皮にはポリフェノールがたっぷり含まれているため、むかずにそのまま食べたい。

食べ合わせのコツ

じゃがいもと合わせて美肌づくり

トマトに含まれるビタミン様物質のケルセチンは、ビタミンCの体内活性を高めてくれる。じゃがいもなど、ビタミンCの多いほかの食材と組み合わせることで、美肌効果や老化防止に。

ごまと合わせて若返り効果

ごまやアーモンド、ピーナッツなどに含まれるビタミンEは、抗酸化作用がある脂溶性のビタミン。リコピンといっしょに食べると、リコピンの吸収率がアップする。

オリーブ油と合わせて生活習慣病を防ぐ

リコピンは脂溶性なので、油と合わせてとると吸収率が高まる。オリーブ油の抗酸化力とのダブル効果で、ガンのリスクを高める活性酸素の害を防ぎ、生活習慣病を予防する。

食材と栄養ミニ知識

夜食には「トマト缶ペンネ」がおすすめ

カットトマト缶を温め、ゆでたペンネを入れ、塩・こしょうで味を調えるだけの「トマト缶ペンネ」。消化のよいペンネに、トマトの食物繊維がペンネの糖質の吸収をゆるやかにします。夜食にしても、カロリー控えめで安心。

164

食材の選び方や保存法も紹介しています。調理のコツなどの情報も活用してください。

Point 目安量のエネルギーがひと目でわかる

可食部100gあたりのエネルギー量だけでなく、とりやすい「目安量」のエネルギー量も掲載しています。各食材のエネルギー量がひと目でわかります。

Point 相乗効果や相加効果のある食べ合わせをチェック

おすすめの食べ合わせを紹介。複数の食材を組み合わせて食べると、お互いの効能が倍以上になったり、さらに健康効果が高まったりするケースも。

症状別

STAGE 5 栄養素の力で気になる症状がスッキリ♪（P207～249）

体と心の不調、美容トラブル、生活習慣病の3つに分けて紹介します。

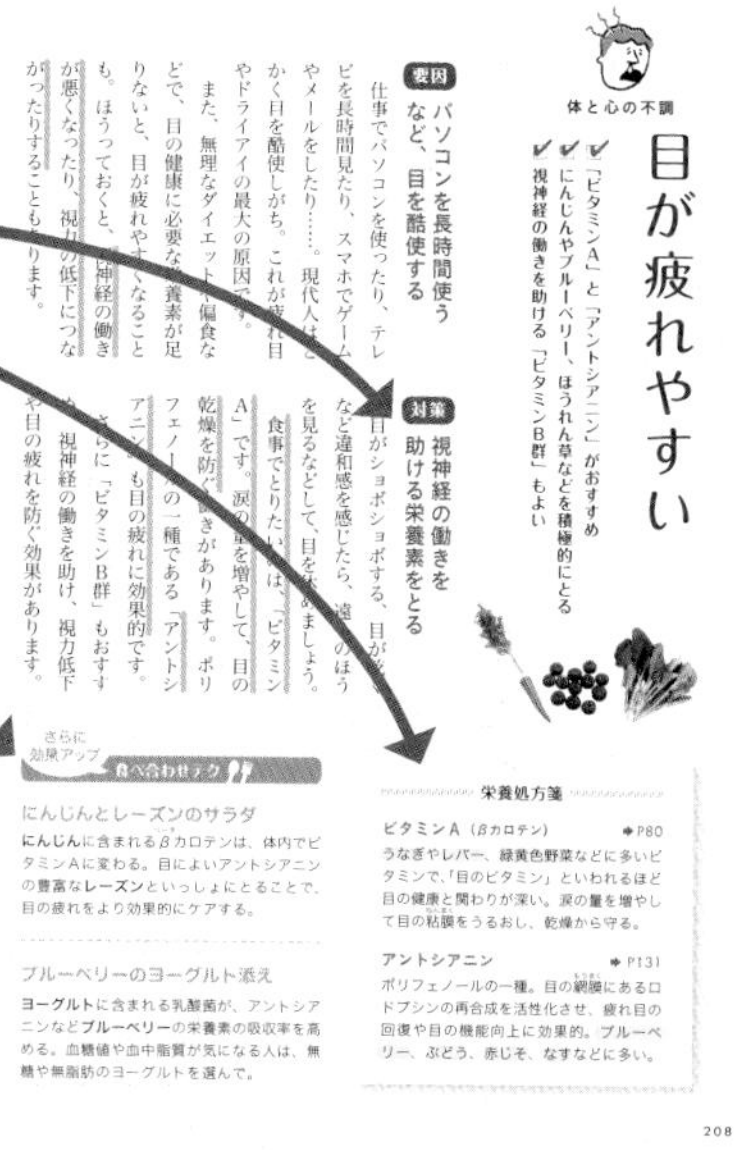
体と心の不調

目が疲れやすい

✔「ビタミンA」と「アントシアニン」がおすすめ

✔にんじんやブルーベリー、ほうれん草などを積極的にとる

✔視神経の働きを助ける「ビタミンB群」もよい

要因 パソコンを長時間使うなど、目を酷使する

仕事でパソコンを使ったり、テレビを長時間見たり、スマホでゲームやメールをしたり……。現代人はとかく目を酷使しがち。これが疲れ目やドライアイの最大の原因です。

また、無理なダイエットや偏食などで、目の健康に必要な栄養素が足りないと、目が疲れやすくなることも。ほうっておくと、視神経の働きが悪くなったり、視力の低下につながったりすることもあります。

対策 視神経の働きを助ける栄養素をとる

目がショボショボする、目が疲れるなど違和感を感じたら、遠くのほうを見るなどして、目を休めましょう。

食事でとりたいのは、「ビタミンA」です。涙の量を増やして、目の乾燥を防ぐ働きがあります。ポリフェノールの一種である「アントシアニン」も目の疲れに効果的です。

さらに「ビタミンB群」もおすすめ。視神経の働きを助け、視力低下や目の疲れを防ぐ効果があります。

さらに効果アップ 食べ合わせテク

にんじんとレーズンのサラダ

にんじんに含まれるβカロテンは、体内でビタミンAに変わる。目によいアントシアニンの豊富なレーズンといっしょにとることで、目の疲れをより効果的にケアする。

ブルーベリーのヨーグルト添え

ヨーグルトに含まれる乳酸菌が、アントシアニンなどブルーベリーの栄養素の吸収率を高める。血糖値や血中脂質が気になる人は、無糖や無脂肪のヨーグルトを選んで。

栄養処方箋

ビタミンA（βカロテン） ➡P80

うなぎやレバー、緑黄色野菜などに多いビタミンで、「目のビタミン」といわれるほど目の健康と関わりが深い。涙の量を増やして目の粘膜《ねんまく》をうるおし、乾燥から守る。

アントシアニン ➡P131

ポリフェノールの一種。目の網膜《もうまく》にあるロドプシンの再合成を活性化させ、疲れ目の回復や目の機能向上に効果的。ブルーベリー、ぶどう、赤じそ、なすなどに多い。

208

Point 症状に効く栄養素をしっかり解説

体の不調改善に効果的な栄養素と、豊富に含まれる食材を解説します。より詳しい情報が掲載されている参照ページ付きだから、よくわかります。

Point 栄養を効率よくとれるおすすめメニューを紹介

症状に効果的な栄養素を効率よくとるのにおすすめの料理例です。その食べ合わせによって、さらに効能が高まるものも多くあります。

最新改訂版 知っておきたい栄養学

contents

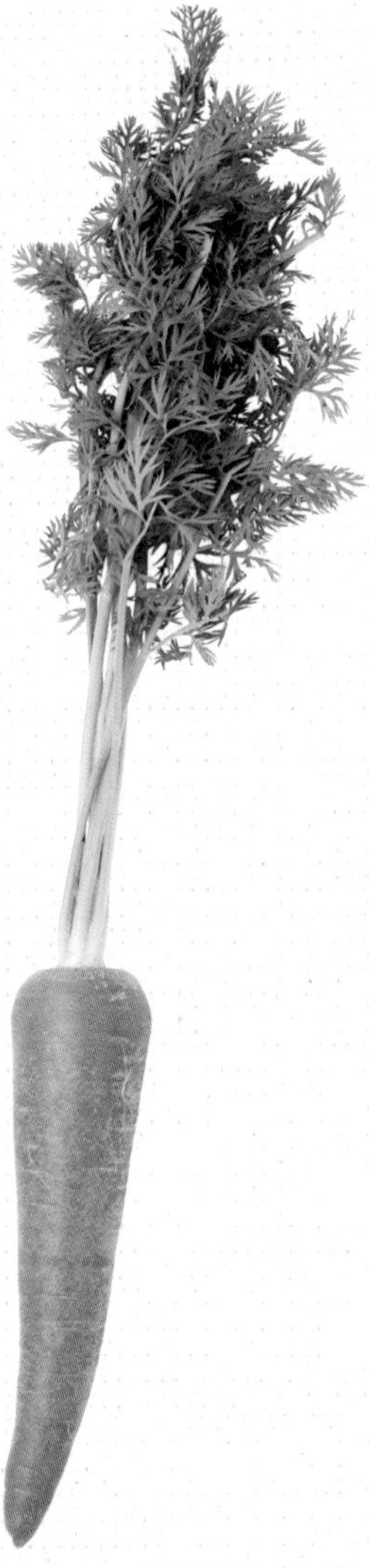

STAGE2
何をどのくらい食べたらいいの？

STAGE3
栄養素の効能と〝かしこい〟とり方

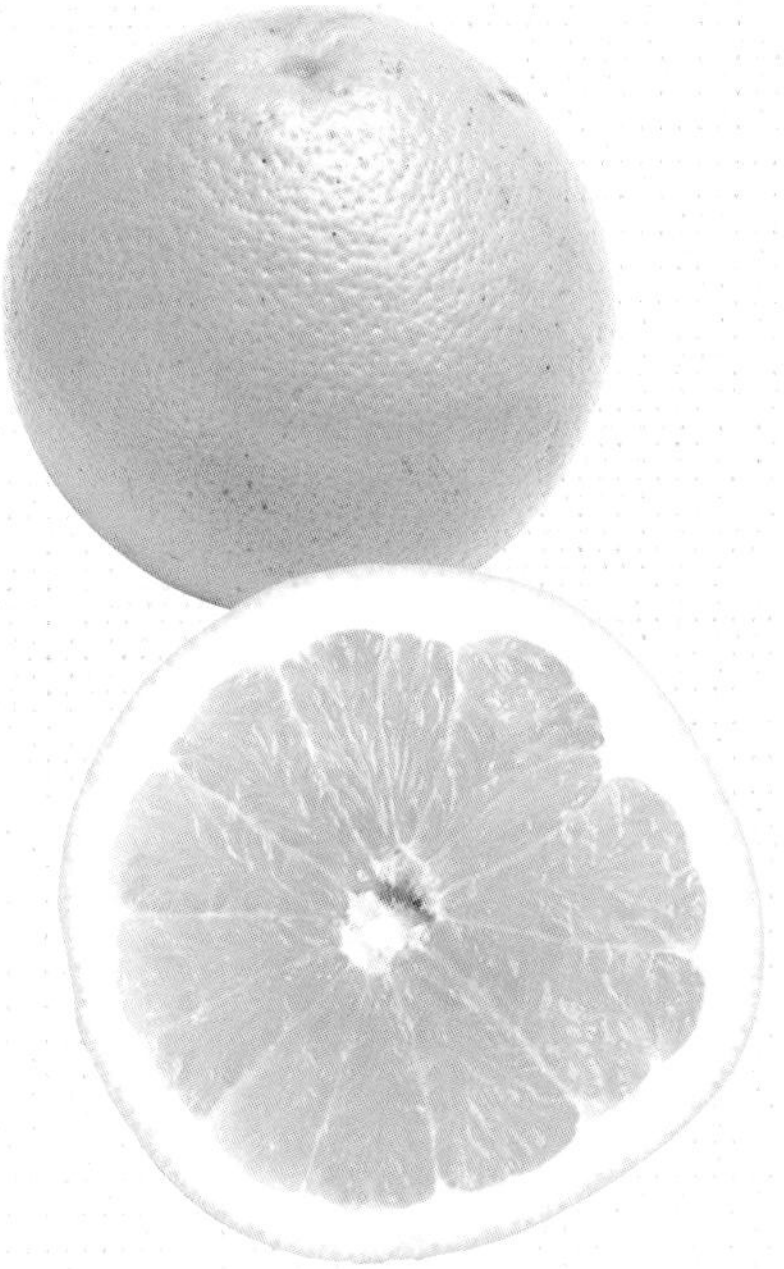

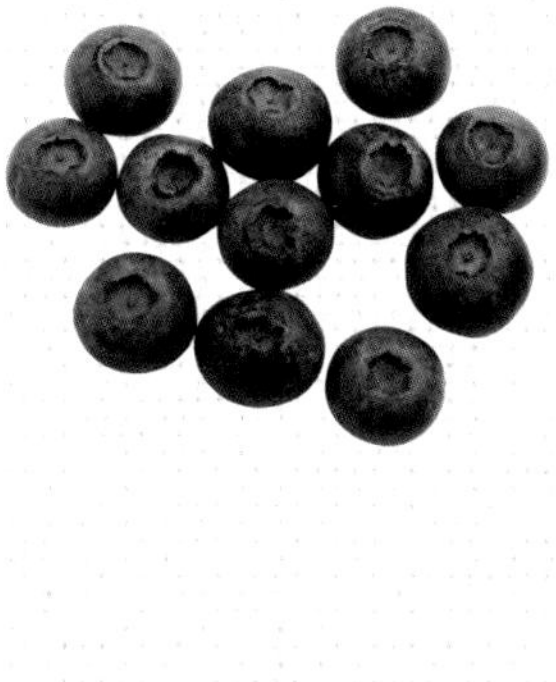

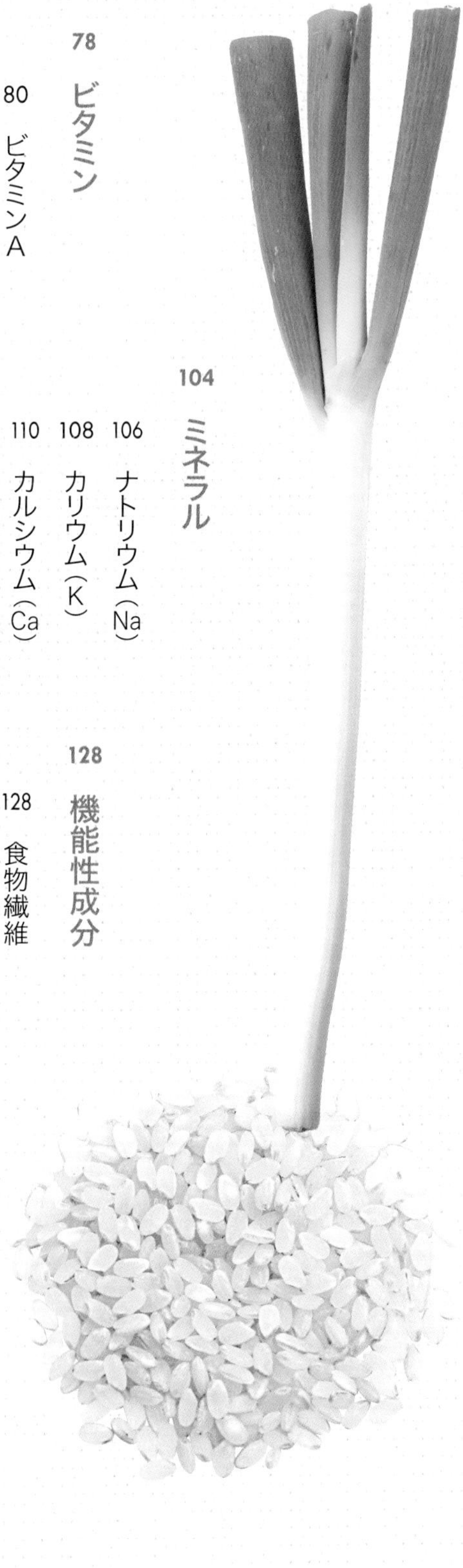

contents

STAGE4 食材に含まれている栄養素を知ろう

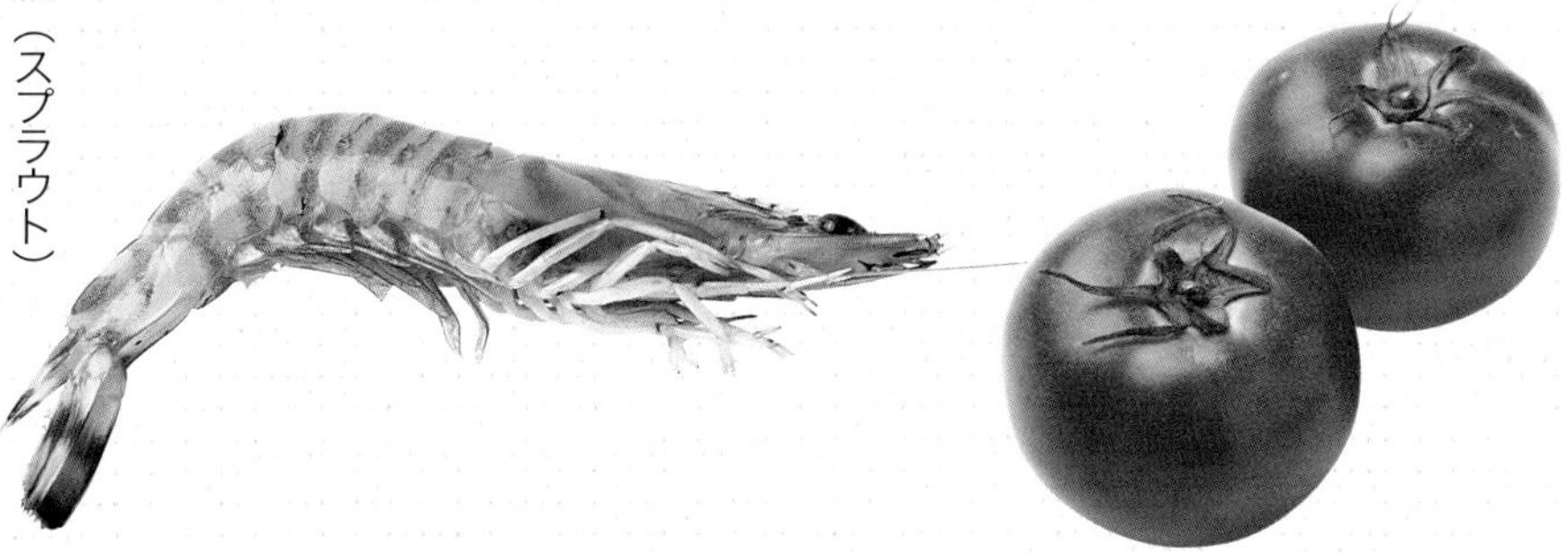

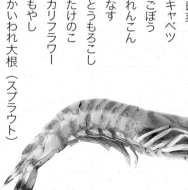

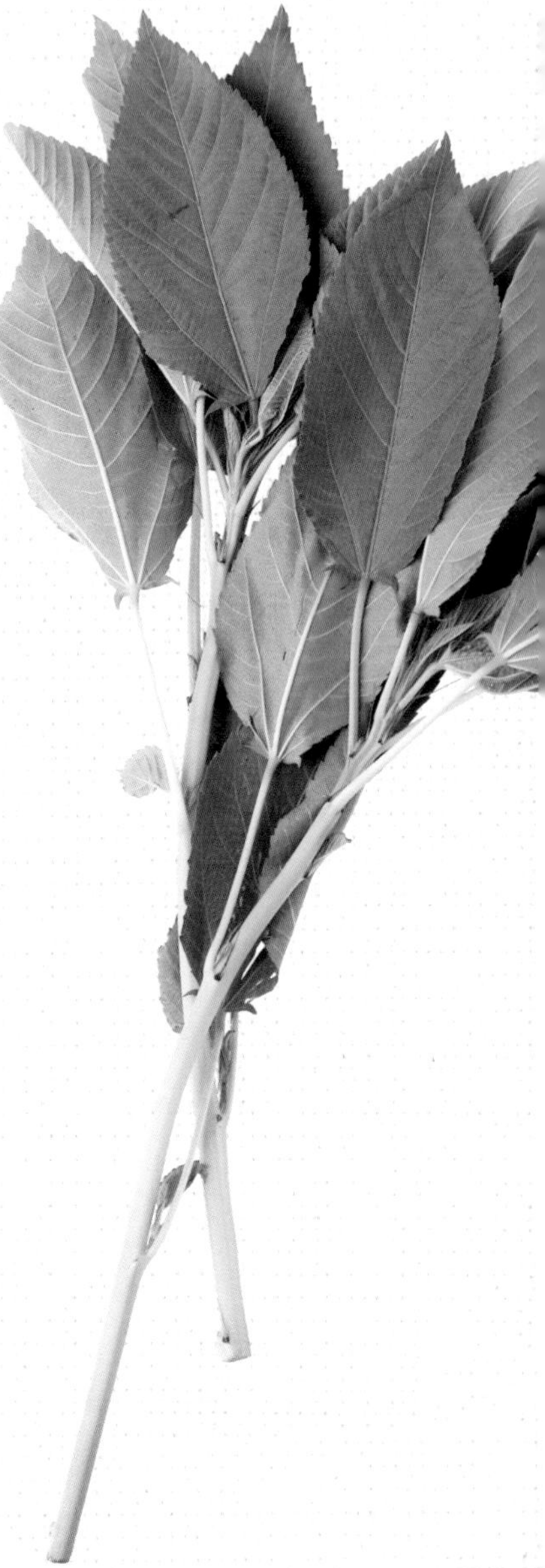

contents

STAGE5 栄養素の力で気になる症状がスッキリ♪

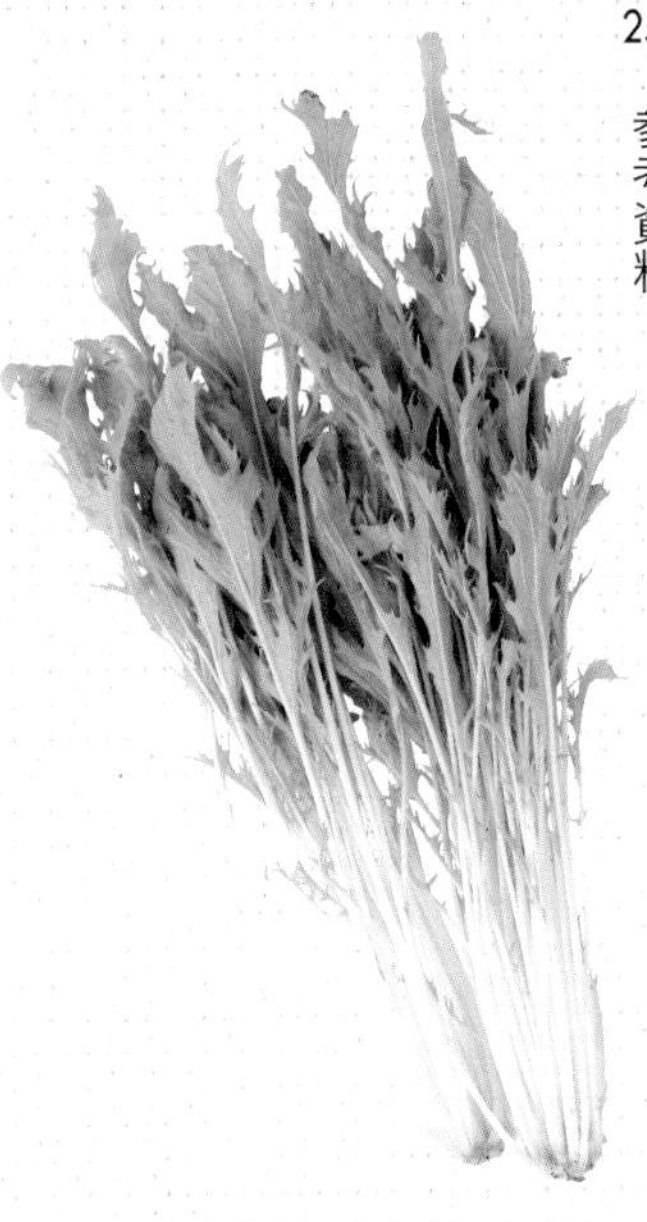

▶この本で表示している数値について

食品成分値は、文部科学省 科学技術・学術審議会資源調査分科会 報告の「日本食品標準成分表 2020 年版（八訂）」を使用しており、食品の重量は、可食部（魚の骨、野菜や果物の皮、根、芯などを除いた、実際に食べられる部分）の数値です。食事摂取基準については、厚生労働省の「日本人の食事摂取基準 2020 年版」を使用しています。

はじめに

人は、食べ物なくして生きていくことはできません。食べ物は、健康だけでなく、頭脳、性格、容貌《ようぼう》にも影響を及ぼします。つまり、みなさんの体は、みなさんが食べた食べ物からできており、みなさん自身がつくった〝作品〟だといえます。

よい〝作品〟をつくるには、ルールがあります。基本は「３食規則正しく、バランスのよい食事をとること」です。最近は、１日１食や２食がよいとする考えもありますが、例えば酵素の働きに深く関わる水溶性ビタミンは、２〜３時間で排泄されるため、こまめに補う必要があります。そんなことからも、食事はやはり３食がよいと考えます。

そして、バランスのよい食事とは、糖質、脂質、たんぱく質、ビタミン、ミネラルの５大栄養素と食物繊維を、過不足なくとる食事のことです。

わが国には、今や世界中の食材があふれていますが、添加物や農薬、遺伝子組み換え食品と、気になる食材も多くあります。正しい知識を身につけて、体によい食材を自分で選択しなければなりません。

本書では、家庭で役立つ栄養の知識をわかりやすく解説しています。さらに、栄養素の効能を高めるかしこいとり方や、食材を効率よくとる方法として「食べ合わせ」をおすすめしています。ぜひ参考にしていただき、よりよい〝作品〟づくりに励まれることをお祈りいたします。

栄養学博士　白鳥早奈英

STAGE 1

どこまで知ってる？
栄養のキホン10

糖質、脂質、たんぱく質の３大栄養素に、
ビタミン、ミネラルの微量栄養素、
そして、食物繊維などの機能性成分。
わたしたちの体は、さまざまな栄養素の働きによって、
生命を維持し、健康を保っています。

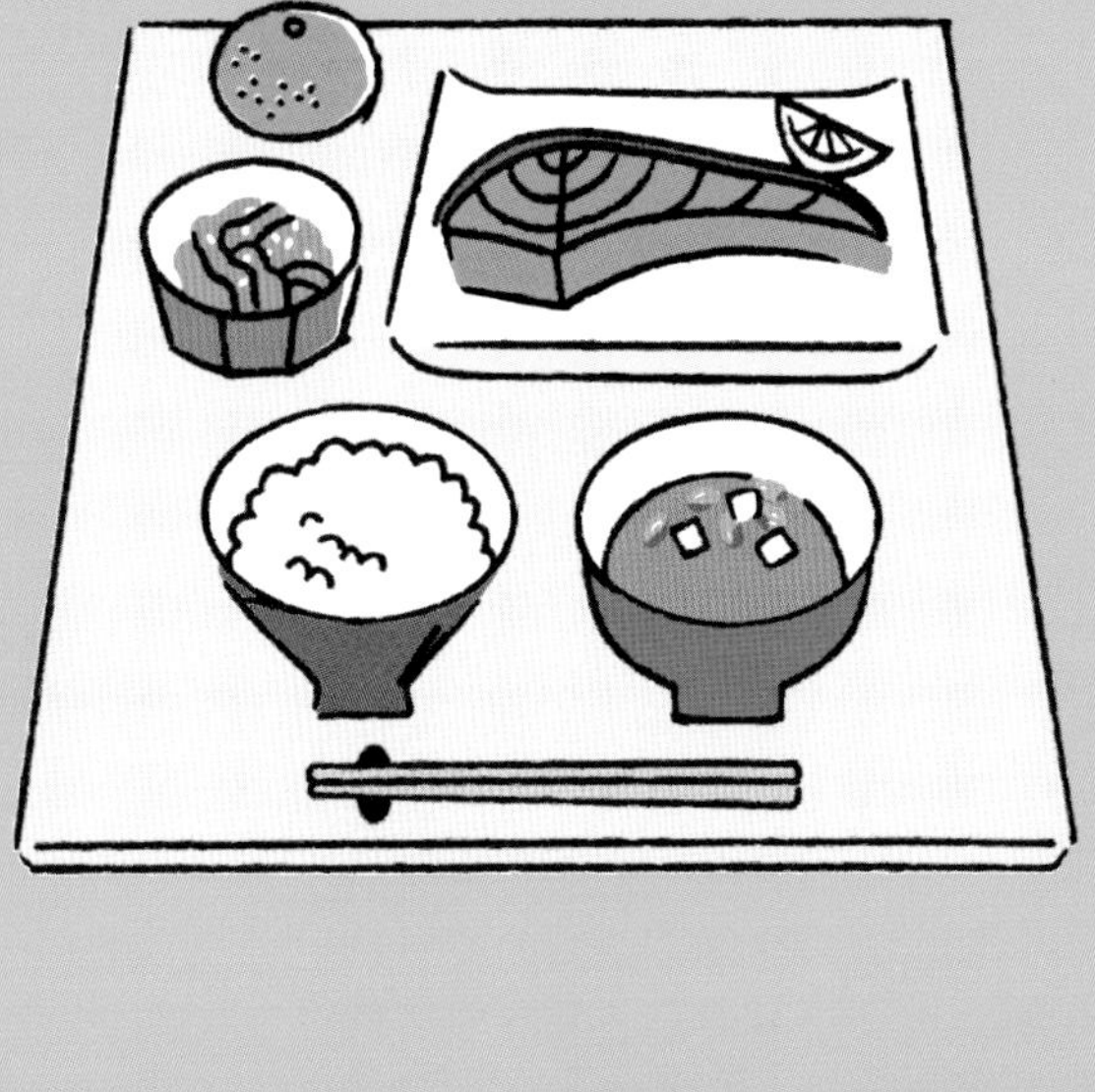

キホン

1 そもそも〝栄養〟や〝栄養素〟ってどういうもの？

〝栄養〟と〝栄養素〟の違い、知っていますか？
〝素〟があるのとないのとでは、意味がずいぶん異なります。

栄養とは、栄養素が体の一部になる過程のこと

〝栄養〟と〝栄養素〟、区別することなく使われていることが多い言葉ですが、実は似て非なるものです。

例えば、ごはんには糖質が多く含まれていますが、糖質は体内で消化・吸収・分解されて体のエネルギー源となります。この例では、糖質が〝栄養素〟で、体内に入ってからエネルギーとなることが〝栄養〟です。つまり、食品に含まれる人体に必要な成分が〝栄養素〟であり、栄養素を代謝して生命維持や健康のために利用する人体の営みを〝栄養〟というのです。

バランスよくとることで毎日の健康を維持できる

栄養素には多くの種類がありますが、なかでも糖質（炭水化物）と脂質、たんぱく質を3大栄養素といい、ビタミンとミネラルを加えて5大栄養素と呼んでいます。これらは、「体のエネルギー源になる」「体をつくるもとになる」「体の調子を整える」といった、生命維持に欠かせない働きをしています。いずれの栄養素もバランスよくとることが大切です。

ちょっと気になる 栄養のギモン

“栄養学”ってどんな学問のこと？

私たちが健康に生きるためには、どのような栄養素をどれくらい摂取すればよいのか、栄養素のバランスはどれくらいが適切なのかといったことを研究する分野が栄養学です。各栄養素についての研究も、人体における代謝についての研究も含まれています。そして、高度な栄養学の知識をもって実践する職業が、国家資格の「管理栄養士」です。

栄養素の働きは、大きく分けて3つある

5大栄養素

3大栄養素（エネルギー産生栄養素）

糖質（炭水化物）

単糖類、少糖類、多糖類に分けられる。炭水化物は、糖質と食物繊維を合わせた総称。

脂質

脂肪酸とグリセロールからつくられる。コレステロール、中性脂肪などは脂質の一種。

たんぱく質

20種類のアミノ酸から構成される。体内で、合成と分解を繰り返す。

ビタミン

13種類あり、水に溶ける水溶性ビタミンと、油脂に溶ける脂溶性ビタミンに分かれる。

ミネラル

無機質とも呼ばれる。体内でつくられないため、毎日の食事から摂取する。

体のエネルギー源になる

主に熱を生み出す。生命の維持や、体が成長するのに必要なエネルギーとして使われる。

体をつくるもとになる

皮膚、筋肉、臓器、骨、血液、ホルモン、酵素など、体を構成する物質のもととなる。

体の調子を整える

ほかの栄養素の働きをスムーズにしたり、筋肉の収縮や皮膚・臓器の代謝に働き、体の機能を調節する。

食物繊維は“機能性成分”の1つ

食物繊維は炭水化物の一種で、消化・吸収を助けるなど重要な役割を担うが、エネルギーにはならず栄養価もないため“機能性成分”に分類される（P18参照）。

キホン

2 「糖質」「脂質」「たんぱく質」は体の3大栄養素

40～50種類ある栄養素の中でも、特に重要な働きをしていて、かつたくさんの量が必要なのが3大栄養素です。

体内で分解されエネルギーになる

人間があらゆる生命活動を行うためにはエネルギーが必要です。そのエネルギー源となるのが、糖質、脂質、たんぱく質の3大栄養素です。

これらは、体内に入ると燃焼してATP（アデノシン3リン酸）を生み出しますが、ATPはそのままでは利用できないため、さらに分解されます。そのときにエネルギーが発生するのです。このように、栄養素を体内でエネルギーに変換する過程をエネルギー代謝といいます。

特定のエネルギー源になるなど、体をつくるもとに

糖質はエネルギー源としての働きが中心ですが、脂質やたんぱく質にはない特徴として、脳のエネルギー源となることがあげられます。

脂質は貯蔵用エネルギーとして、皮下や内臓の周囲に脂肪組織となって蓄積され、血液や脳などの細胞膜の材料としても使われます。

たんぱく質は、通常は筋肉や臓器、皮膚などの構成成分として使われますが、体が飢餓状態に陥るとエネルギーとしても利用されます。

ちょっと気になる 栄養のギモン

“糖質”と“炭水化物”ってどう違うの？

炭水化物とは、体内で消化される栄養素の「糖質」と、消化されない非栄養素の「食物繊維」を合わせた総称です。糖質は体のエネルギーになりますが、食物繊維はエネルギーにはなりません（しかし、健康維持には役立ちます）。この２つが組み合わさったものが炭水化物であり、代表的な食品が、米やパンなどの穀類です。

全身が機能するためのエネルギーになる

1gあたり、糖質とたんぱく質は約4kcal、脂質は約9kcalのエネルギーになる

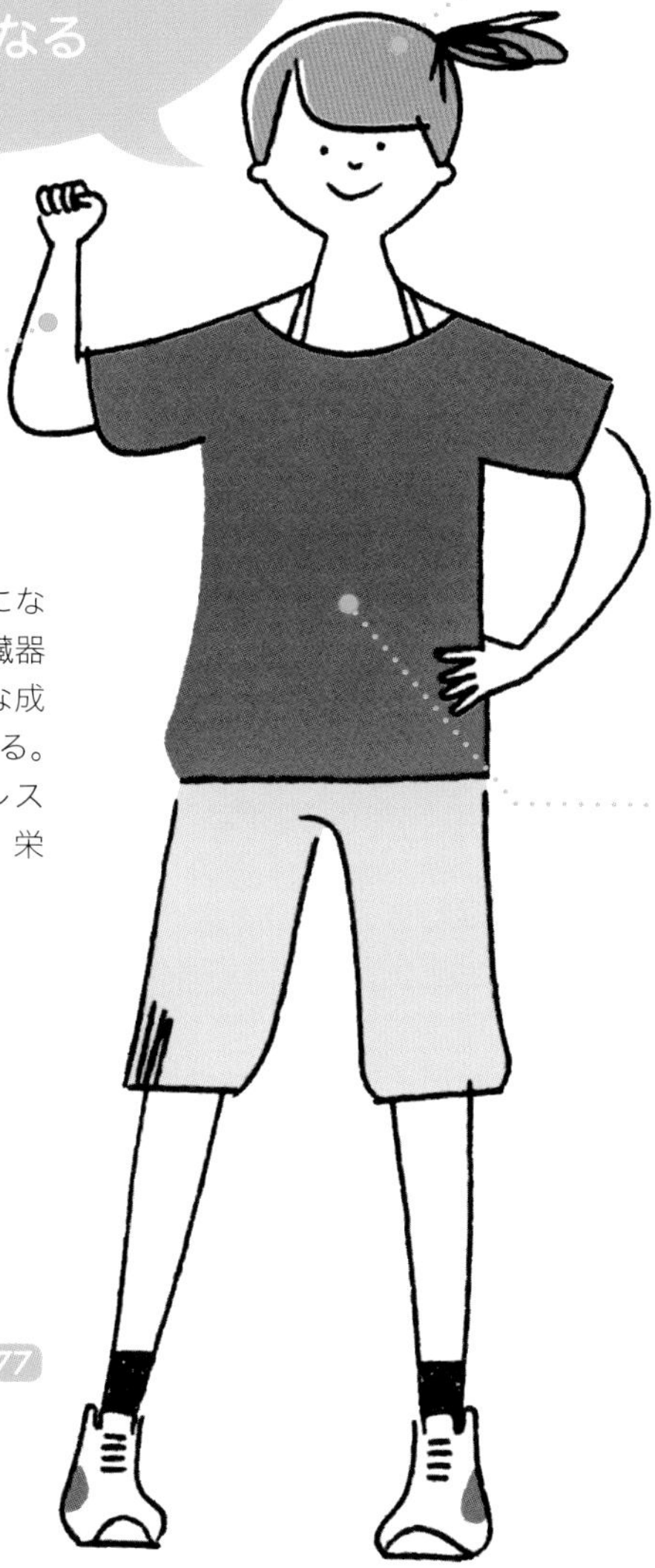

糖質は脳や神経系の唯一のエネルギー源

糖質は消化・吸収がよく、即効性が高い。分解されるとブドウ糖となって血液に溶け込み（血糖）、全身に運ばれる。脳や神経系はブドウ糖のみを消費するため、糖質が唯一のエネルギー源になる。

↓こんな働きも

- ○ 貯蔵用エネルギーとして蓄えられる
- ○ 体の構成成分になる
- ○ 体温を維持する　など

詳細は ➡P64～67

たんぱく質は筋肉や臓器のもとに

たんぱく質はエネルギーになるよりも、通常は筋肉や臓器など、体を構成する重要な成分として優先的に使われる。リポたんぱく質としてコレステロールや中性脂肪など、栄養素を運ぶ役割も担う。

↓こんな働きも

- ○ 免疫機能を高める
- ○ 酵素やホルモンを合成する
- ○ 神経伝達物質を合成する　など

詳細は ➡P74～77

脂質は体内での貯蔵用エネルギーに

脂質は少量でたくさんのエネルギーを得られる。使われなかったエネルギーは体脂肪となり、体内に貯蔵される。体脂肪は体温の維持や、臓器を守る役割を担う。

↓こんな働きも

- ○ 細胞膜や核膜の構成成分になる
- ○ 脂溶性ビタミンの吸収を高める
- ○ 体温を維持する　など

詳細は ➡P68～73

キホン

3 「ビタミン」と「ミネラル」が体の調子を整える

3大栄養素に次いで重要なのが、微量栄養素のビタミンとミネラル。体の調子を整える働きをします。

エネルギーにはならないが、必要不可欠の栄養素

3大栄養素のエネルギー代謝を円滑に行うために欠かせないのが、ビタミンとミネラルです。3大栄養素と比べて、必要量はごくわずかなので、微量栄養素と呼ばれています。

ビタミンは13種類あり、ほかの栄養素の吸収や代謝を助けたり、血管や皮膚などの健康を保ったりする働きがあります。

ミネラルは17種類あり、骨や血液などの材料となる、体の機能を正常に保つなどの働きがあります。

とり過ぎても不足しても、体に支障をきたす

ビタミンの大部分とミネラルは体内でつくられないため、食べ物からとらなければなりません。適量は種類ごとに異なりますが、不足しても多すぎても体に悪影響が現れます。

例えば、明治〜昭和初期に流行した脚気《かっけ》はビタミンB_1の欠乏症ですし、ミネラルの一種であるナトリウム（塩分）をとり過ぎると高血圧をまねくことが知られています。ビタミンもミネラルも、バランスよく摂取することが大切なのです。

ちょっと気になる 栄養のギモン

ビタミンの名前がアルファベットだったり化学名だったりするのはなぜ？

発見された順にアルファベットをつけていき、同じ種類で新たなものが見つかった場合にはB_1、B_2と数字をつけて仮称としました。数字が抜けているのは、間違っていたものを取り消したからです。葉酸やパントテン酸などはビタミンとして機能することがわかりましたが、すでに発見されており、化学名がついていたのでそのまま使っています。

代謝や吸収を高め、体の機能を正常に保つ

ビタミンは、ほかの栄養素の働きをフォローする

ビタミンは、合わせてとった栄養素の吸収・代謝を促進するなど、補助的な役割を果たす。ビタミンＣやビタミンＥなど、積極的にとることで、ガンや心疾患といった生活習慣病の予防効果が期待できるものもある。

↓こんな働きも

○**ビタミンＡ**は皮膚や粘膜《ねんまく》を保護する
○**ビタミンＣ**は肌荒れを抑える
○**ビタミンＥ**は老化の予防効果がある

など

詳細は ➡P78～103

例

ビタミン B_1 ＋糖質
➡糖質の代謝アップ

ビタミンＤ ＋カルシウム
➡カルシウムの吸収アップ

ビタミンＣ ＋鉄
➡鉄の吸収アップ

ミネラルが、体の機能を正常に保ってくれる

心筋など、筋肉の収縮に働く、皮膚や臓器の代謝促進、味覚・嗅覚を正常に保つなど、体の機能を調節する働きを担う。カルシウムは骨を、鉄は血液をつくるなど体の構成成分にもなる。

↓こんな働きも

○**亜鉛**《あえん》はたんぱく質を合成する
○**銅**は鉄の吸収・代謝を助ける
○**セレン**は体の免疫力を高める

など

詳細は ➡P104～127

例

カルシウム
➡骨や歯をつくり、精神を安定させる

鉄
➡血液中のヘモグロビンを合成する

カリウム
➡ナトリウムによる血圧の上昇を抑える

キホン

4 「食物繊維」などの機能性成分が体の働きを助ける

5大栄養素以外にも、食物繊維やポリフェノールなど、栄養素に似た働きをする注目の成分があります。

栄養素ではないけれど、近い働きをする成分がある

栄養素の定義には当てはまらないものの、健康によいとされる食品中の成分を「機能性成分」といいます。代表的なものが、〝第6の栄養素〟と呼ばれている食物繊維です。食物繊維は人体では消化できず、エネルギーにならないため、以前は「食べ物のカス」といわれていました。しかしその後、生活習慣病の予防や便秘の改善などに役立つことがわかり、食事から必要量を摂取すべきといわれるようになったのです。

ポリフェノールや乳酸菌など種類や効能はさまざま

食物繊維以外の機能性成分でよく知られているのは、色素であるポリフェノールやカロテノイド、ねぎ類の香りのもとであるイオウ化合物などです。これらには抗酸化作用があるため、老化や病気を予防する効果が期待されています。これらはフィトケミカル（植物に含まれる天然の化学物質）でもあります。

また、乳酸菌やアミノ酸類、糖アルコールなども、独自の効能により注目されています。

ちょっと気になる 栄養のギモン

こしょうやハーブなどの香辛料にも健康によい成分は含まれているの？

とうがらしやこしょうには、体を温め、体内の酸化を防ぐ作用があります。また、カモミールには鎮静《ちんせい》作用があるので、お茶にして飲めばリラックスした気分になれます。このように、スパイスやハーブには味にアクセントをつけるだけでなく、心身を健康に保つさまざまな作用があります。料理にお茶にと、毎日の食事に取り入れてみましょう。

体の働きを調節し、病気の予防に役立つ

例

血糖値の上昇をゆるやかにする
➡糖尿病を予防する

排便を促す
➡便秘を予防・改善する

コレステロールの吸収を抑える
➡コレステロール値を下げる

食物繊維は糖質などの吸収をゆるやかにし、腸の働きを促す

食物繊維は、糖質などの吸収をゆるやかにしたり、有害な物質を吸着して体外に排出したり、腸を刺激して排便を促すなどの役割を担う。腸内環境を整えるため、大腸ガンなどの病気の予防にも役立つ。

詳細は ➡P128

そのほか、注目されている機能性成分

抗酸化作用が期待できる

ポリフェノール

主に食べ物の皮の部分に多い成分で、約4000種類ある。目によいとされるアントシアニンや、抗菌効果のあるカテキン、クルクミンなど。

詳細は ➡P130

カロテノイド

赤、オレンジ、黄など、天然の色素成分のこと。ガン予防に効果的なβ《ベータ》カロテンやリコピン、血行を促す作用のあるカプサイシンなど。

詳細は ➡P132

イオウ化合物

にんにくやねぎ、たまねぎなど、刺激のある香り成分。抗菌効果のあるアリシンや硫化アリル、ガン予防に効果的なスルフォラファンなど。

詳細は ➡P135

独自の働きをもつ

アミノ酸類

必須アミノ酸以外で、たんぱく質のもととなり、健康効果が期待できるアミノ酸。脳の働きをよくするチロシン、グルタミン酸など。

詳細は ➡P134

腸内環境を整える

乳酸菌

糖類から乳酸をつくる細菌。生きたまま腸内で増え、有害菌の繁殖を抑える。ビフィズス菌、ブルガリア菌、ガセリ菌、ラブレ菌など。

詳細は ➡P136

虫歯の予防効果がある

糖アルコール

甘味料の一種。虫歯などの原因になりにくいほか、低エネルギーで肥満予防にも効果がある。キシリトール、ソルビトール、マンニトールなど。

詳細は ➡P137

キホン

5 大切なのは、〝ちょうどよく〟とること

栄養素はたくさんとればよいというわけではなく、ちょうどよい量をバランスよく摂取することが大切です。

〝過剰症〟も〝欠乏症〟も体に大きな負担をまねく

栄養素はバランスよくとることが大切です。特定の栄養素を多くとり過ぎると過剰症が、少なすぎると欠乏症が現れるので注意しましょう。

例えば、たんぱく質の摂取量が過剰になると腎臓《じんぞう》に負担がかかり、欠乏すると免疫力が低下して、病気にかかりやすくなります。

体を健康に保つための食事摂取基準がある

過剰症や欠乏症を防ぐには、栄養素のちょうどよい摂取量を知り、守ることです。その指標となるものが、「日本人の食事摂取基準」です。

この基準は5年ごとに見直され、5大栄養素の各摂取量のほか、過剰症が心配される栄養素について耐容上限量が設けられています。

すべての栄養素をちょうどよく摂取するのは難しいかもしれませんが、できるだけ多くの種類の食材を食べるようにすると、栄養素のバランスが自然と整います。どうしても不足してしまう栄養素がある場合は、サプリメントなどを利用してもよいでしょう（P60参照）。

ちょっと気になる 栄養のギモン

塩分のとり過ぎはよく問題になるけど、逆に、足りていない栄養素は？

日本人に不足しがちなのは、食物繊維（P128 参照）とカリウム（P108 参照）。これらの摂取量を上げようと、「日本人の食事摂取基準 2020 年版」では双方に“ 3～5才 ”の目標量が追加されました。これは、子どもの頃の食習慣が大人になった後にも影響しやすいため。将来の生活習慣病を防ぐためにも、若いうちから意識してとることが大切です。

どのくらいとるとよいかは、年齢や性別により異なる

年齢や性別ごとに、必要な摂取量の指標がある*1

推定平均必要量
「全体の約50％の人が必要量を満たす」と推定される摂取量。

推奨量
「ほとんどの人が必要量を満たす」と推定される摂取量。

目安量
ある一定の栄養状態を維持するのに十分な摂取量。

目標量
生活習慣病の発症を予防するために、目標とする摂取量。

30～40代男女の1日の食事摂取基準（例）*1

栄養素（単位）		必要な摂取量		耐容上限量
		男性	女性	
炭水化物（%）*2		50以上65未満		－
食物繊維（g）		21以上	18以上	－
たんぱく質（g）		65	50	－
脂質（%）*2		20以上30未満		－
ビタミン	ビタミンA（μgRAE）	900	700	2700
ビタミン	ビタミンD（μg）	8.5		100
ビタミン	ビタミンE（mg）	6.0	5.5	男900／女700
ビタミン	ビタミンK（μg）	150	150	－
ビタミン	ビタミンB_1（mg）	1.4	1.1	－
ビタミン	ビタミンB_2（mg）	1.6	1.2	－
ビタミン	ナイアシン（mgNE）	15	12	男350（85）／女250（65）*3
ビタミン	ビタミンB_6（mg）	1.4	1.1	男60／女45
ビタミン	ビタミンB_{12}（μg）	2.4		－
ビタミン	葉酸（μg）	240		1000
ビタミン	パントテン酸（mg）	5		－
ビタミン	ビオチン（μg）	50		－
ビタミン	ビタミンC（mg）	100		－

栄養素（単位）		必要な摂取量		耐容上限量
		男性	女性	
ミネラル	ナトリウム（mg）	*4（7.5未満）	*4（6.5未満）	－
ミネラル	カリウム（mg）	2500	2000	－
ミネラル	カルシウム（mg）	750	650	2500
ミネラル	マグネシウム（mg）	370	290	－
ミネラル	リン（mg）	1000	800	3000
ミネラル	鉄（mg）	7.5	月経あり10.5／月経なし6.5	男50／女40
ミネラル	亜鉛（mg）	11	8	男45／女35
ミネラル	銅（mg）	0.9	0.7	7
ミネラル	マンガン（mg）	4.0	3.5	11
ミネラル	ヨウ素（μg）	130		3000
ミネラル	セレン（μg）	30	25	男450／女350
ミネラル	クロム（μg）	10		500
ミネラル	モリブデン（μg）	30	25	男600／女500

耐容上限量
「これ以上摂取すると健康に害が及ぶリスクが高まる」という、摂取量の上限。超えなければ、健康被害の心配はほとんどない。

＊1　表には基本的に推奨量を表示。炭水化物・食物繊維・脂質・ナトリウムは目標量、ビタミンD・ビタミンE・ビタミンK・パントテン酸・ビオチン・カリウム・リン・マンガン・クロムは目安量を表示。目安量は、推定平均必要量と推奨量が設定できない栄養素に用いられる。　＊2　1日の総摂取エネルギーに占める割合。
＊3　ニコチンアミドのmg量。（　）はニコチン酸のmg量。　＊4（　）は食塩相当量（g）。

キホン

6 一人ひとりに、エネルギーの〝適量〟がある

健康のためには、栄養素のバランスだけでなく、1日の摂取エネルギー量にも気を配りましょう。

1日に必要なエネルギー量を意識してとることが大切

1日に摂取するエネルギー量が多すぎると、余分なエネルギーが脂肪として蓄積され、肥満や生活習慣病をまねきます。反対に摂取エネルギー量が少なすぎると、極端にやせたり、体の機能が正常に働かなくなったりします。摂取エネルギー量も栄養素と同様、過不足があってはいけません。自分に合った摂取エネルギー量を知り、1日に飲食したものの総エネルギー量がその範囲内におさまるようにしましょう。

年齢や性別、身体活動の強度も合わせて考える

目安を知るには、「推定エネルギー必要量」が参考になります（P24参照）。年齢・性別・身体活動レベルなどに応じた摂取エネルギー量の目安を示したもので、これを3等分すれば、1食分の目安もわかります。

ただ、同じ条件でも、太っている人とやせ型の人では「基礎代謝量」が異なるように、必要なエネルギー量には個人差があります。体重や、BMI（P56参照）の変動を見ながら、調整することが大切です。

ちょっと気になる 栄養のギモン

エネルギー不足のせいで、20代に“やせ過ぎ女子”が増えている？

日本人のほとんどの年代が1日の摂取エネルギー量をとり過ぎていますが、例外なのは20代の女性です。スリムな体型への憧れからダイエットに走るためか、やせ過ぎの人が多いのです。やせ過ぎていると生理不順をまねく、低体重児が生まれやすくなるといった問題があります。適度な体重を維持することが大切です（P56参照）。

必要なエネルギー量は、基礎代謝量などに左右される

基礎代謝量

呼吸や体温を維持したり、食べ物の消化・吸収、血液の循環を行ったりと、生命を維持するために体が消費する最小限のエネルギーを「基礎代謝量」という。1日に必要なエネルギー量の目安は、これとふだんの活動量などに左右される。

男女別・年代別 基礎代謝基準値（体重1kgあたり・1日の基礎代謝量の目安）

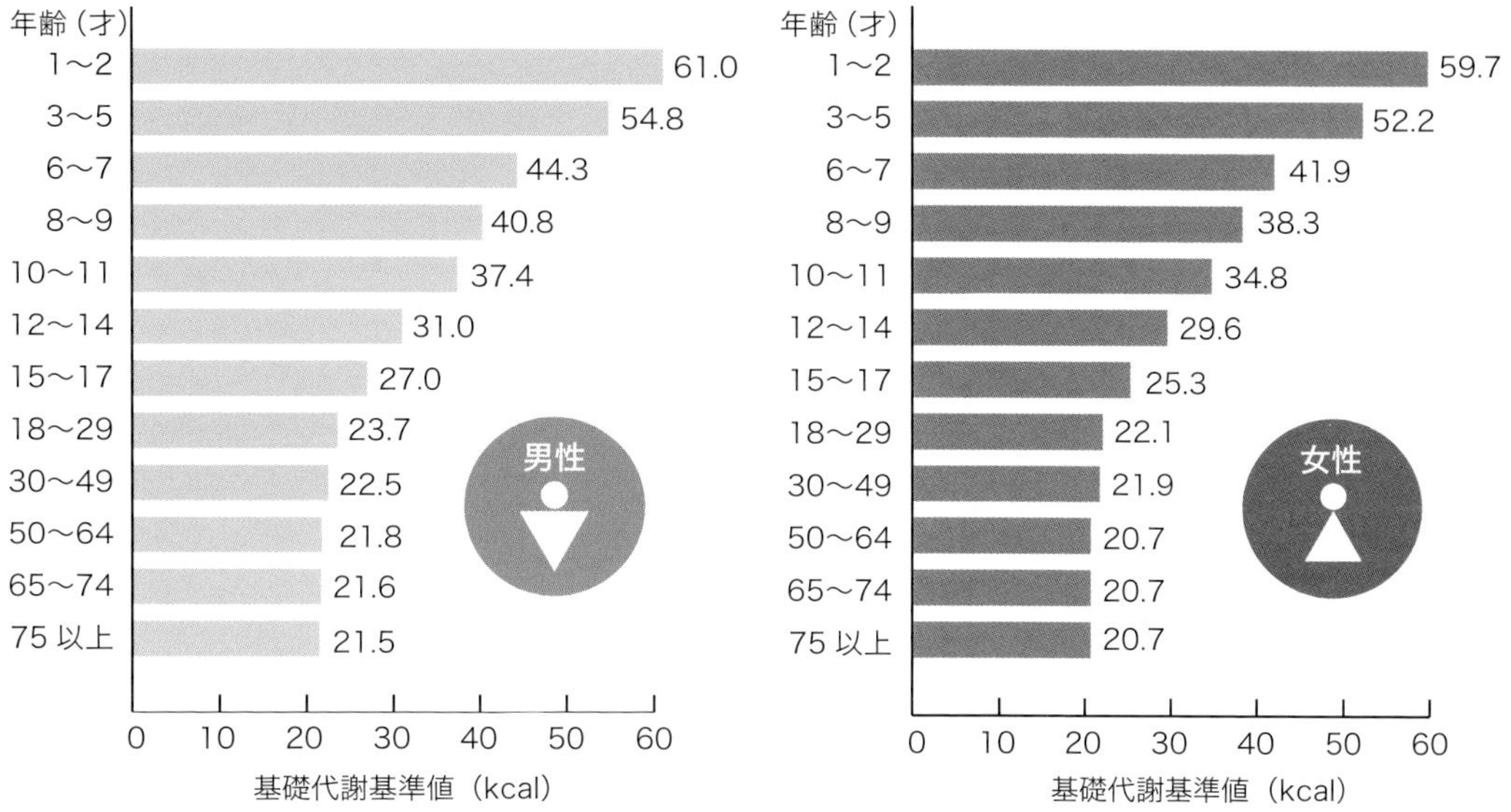

年齢や性別によって**基礎代謝量は異なる** ＋ **身長・体重・身体活動レベル**などで変動する

↓

体重の変動を見ながら、“**適量**”を探っていく

2つが釣り合う
＝
体重が一定
＝
適量をとれている

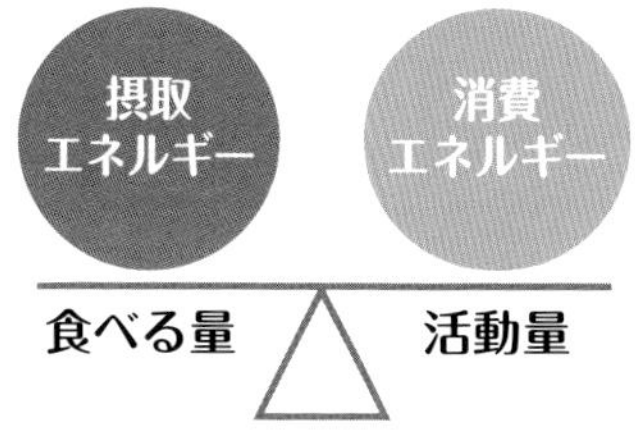

適量をとれていると、食べる量＝摂取エネルギーと、活動量＝消費エネルギーが釣り合い、体重は一定に保たれる。まずは推定エネルギー必要量（P24参照）を目安にとり、その結果体重が増えるなら、食べる量を減らしたり活動量を増やしたりして調整する。

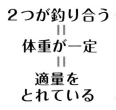

不足やとり過ぎのリスクが少ないエネルギー量の目安

食事摂取基準による「推定エネルギー必要量」（kcal／日）

	男　性			女　性		
身体活動レベル	Ⅰ	Ⅱ	Ⅲ	Ⅰ	Ⅱ	Ⅲ
0～5カ月	―	550	―	―	500	―
6～8カ月	―	650	―	―	600	―
9～11カ月	―	700	―	―	650	―
1～2才	―	950	―	―	900	―
3～5才	―	1300	―	―	1250	―
6～7才	1350	1550	1750	1250	1450	1650
8～9才	1600	1850	2100	1500	1700	1900
10～11才	1950	2250	2500	1850	2100	2350
12～14才	2300	2600	2900	2150	2400	2700
15～17才	2500	2800	3150	2050	2300	2550
18～29才	2300	2650	3050	1700	2000	2300
30～49才	2300	2700	3050	1750	2050	2350
50～64才	2200	2600	2950	1650	1950	2250
65～74才	2050	2400	2750	1550	1850	2100
75才以上	1800	2100	―	1400	1650	―

推定エネルギー必要量は、P23の基礎代謝基準値に、各年齢・性別における平均的な体重をかけて求めたもの。個人差があるのであくまで目安とし、体重などの変化を見て調整しよう。

妊娠中や授乳中は多めにとる

ママ自身が消費するエネルギーに加えて、妊娠中はおなかの赤ちゃんが成長するために必要なエネルギーを、授乳中は母乳をつくるために必要なエネルギーをそれぞれ補う必要がある。右図を目安に、多めにとるよう心がけよう。

妊娠中や授乳中の1日のエネルギーの付加量（kcal）

身体活動レベル	Ⅰ	Ⅱ	Ⅲ
妊娠初期	＋50		
妊娠中期	＋250		
妊娠後期	＋450		
授乳期	＋350		

身体活動レベル

Ⅰ（低い）……1.50

日常生活において大部分が座った状態で、安静にしている時間が長い。仕事はデスクワークが中心となる。

Ⅱ（ふつう）……1.75

座位中心だが、通勤や作業内容によっては歩行、立った状態での作業や接客を行う。家事や軽いスポーツも行う。

Ⅲ（高い）……2.00

仕事でよく移動したり、立った状態で作業をしたりすることが多い。ふだんからスポーツなどを習慣としている。

仕事や家事などの「生活活動」と、ウォーキングなどの「運動」を合わせたものが“身体活動”。身体活動レベルは、その強度を示したもの。

例　**40才・女性・身体活動レベルⅡの場合**

1日に必要なエネルギー量の目安……………………………… **2050kcal**
1食あたりのエネルギー量の目安……………………………… **約680kcal**

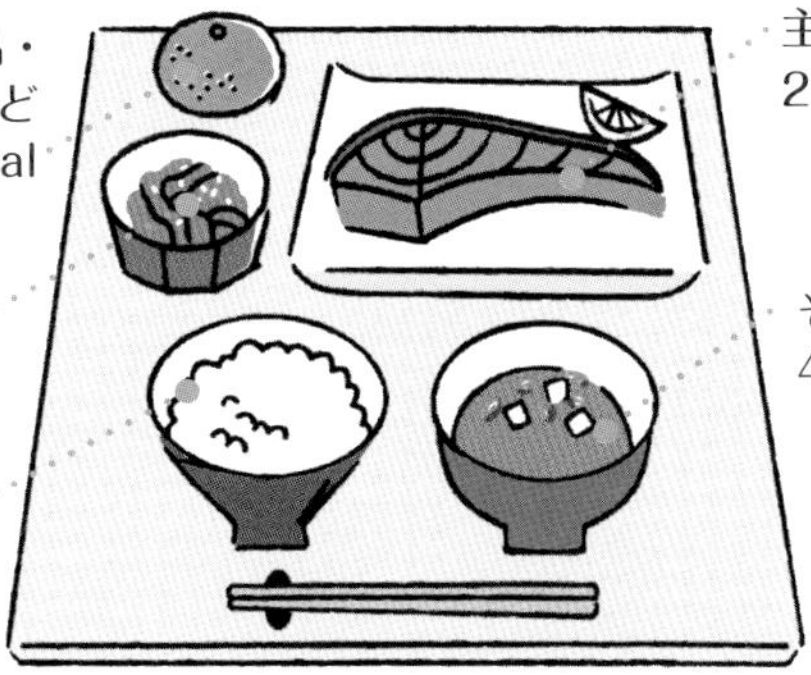
牛乳・乳製品・果物など
100kcal
主菜
250kcal
副菜
100kcal
その他
40kcal
主食
250kcal

（振り分け例）

朝食	630kcal
昼食	740kcal
夕食	680kcal

1日に必要なエネルギー量がわかれば、1食や、1品あたりのエネルギー量の目安を把握できる。食べ過ぎたら次の食事を控えめにするなど、調整を。

ちょっと気になる 栄養のギモン

エネルギーをいちばん消費するのはどの部分？

基礎代謝において特にエネルギーを消費するのは骨格筋（筋肉）で、次に肝臓、脳です。ただ、脳はエネルギー源にブドウ糖しか利用できないので、食事を抜くと頭が働かなくなるなど、エネルギー不足の影響が早く現れます。

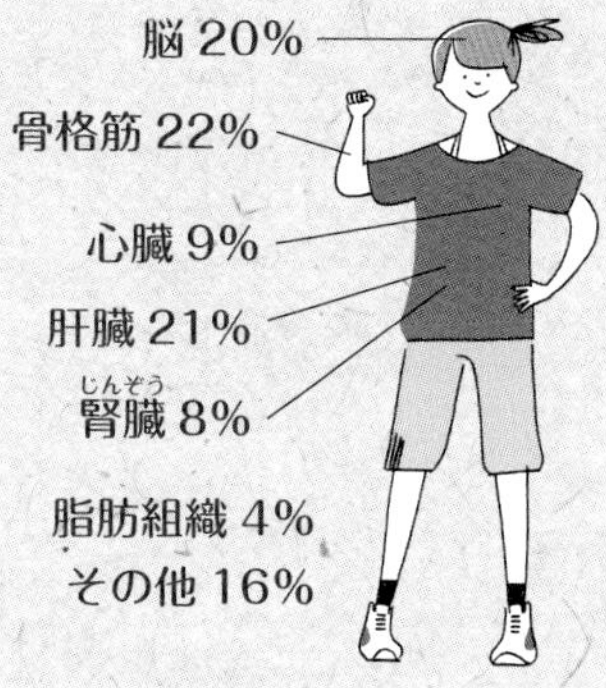

基礎代謝におけるエネルギー代謝の比率

※参考資料：厚生労働省 e- ヘルスネット「ヒトの臓器・組織における安静時代謝量」（糸川嘉則ほか編　栄養学総論　改定第3版　南江堂, 141-164, 2006.）

キホン

7 ライフステージに合った栄養のとり方がある

年齢や発育などに応じて、必要とする栄養は異なります。ライフステージに見合った食事を。

赤ちゃんから高齢者まで栄養のとり方は変化していく

人の一生は、年齢や体の発育、機能の変化などによって、乳幼児期、少年期、成人期、妊娠・授乳期、高齢期に大きく分けることができます。これをライフステージと呼び、ステージごとにとるべき栄養素の種類や量は異なります。乳幼児期から順番にポイントを説明していきます。

乳幼児期は、食習慣の基本を覚える時期

生後5～6カ月頃までは、母乳あるいは人工乳だけを栄養源としています。離乳食を経て、1才半頃からは大部分の栄養を食べ物からとるようになり、5才頃までに基本的な食習慣を身につけていきます。この時期に、健康的な食習慣と食事の楽しさを教えることが大切です。

最初は母乳を吸うだけですが、歯が生えてくると噛《か》めるようになるので、消化を促すためにも、よく噛んで食べる習慣をつけさせましょう。

濃い味付けや強い香辛料は控え、うす味の食事に慣れさせるのもポイント。幼児期以降は、主食・主菜・副菜のそろった食事を心がけます。

食べ方は乳幼児期に発達していく

月齢とステージ			学習	生理的成熟	食べ方
0カ月 ～ 5カ月	授乳期		哺乳《ほにゅう》体験	哺乳反射	吸啜《きゅうてつ》（すう）
～ 12カ月	離乳期	初期	↓ 離乳食体験	↓ そしゃく	↓ そしゃく（食べる）
		中期	↓	↓	↓ 1人食べ
～ 2・3才		後期	練習	両手・目・口の協応運動の発達	・手食べ ・コップのみ
		完了期	↓	↓	・スプーン ・箸
～ 5才	幼児期		しつけ	社会性の発達	↓ 社会食べ

体が成熟していくにつれ、食べ物を噛んで（そしゃく）飲み込む（嚥下《えんげ》）という食事の基本や、スプーンや箸《はし》を使った基本的な食べ方を覚えていく。

※参考資料：二木武『食べさせ方育児』（主婦と生活社）

乳幼児期（0～5才）の栄養のとり方

体の発育が目覚ましい時期。
乳児期の後半から、栄養素の必要量は
どんどん増えていきます。

乳児期（0～1才）

POINT 母乳や人工乳でしっかり栄養をとる

母乳には、病気の感染を予防するラクトフェリンをはじめ、乳児の発育に必要な栄養素がバランスよく含まれる。場合によっては、母乳に近い成分が配合された人工乳も利用する。

POINT 生後５カ月頃には離乳食を始める

生後５カ月以降は、母乳や人工乳ではエネルギーや栄養素を補い切れなくなるため、離乳食に移行し始める。つぶしがゆ、すりつぶした野菜など、舌でつぶせるかたさのものから少しずつ試していく。

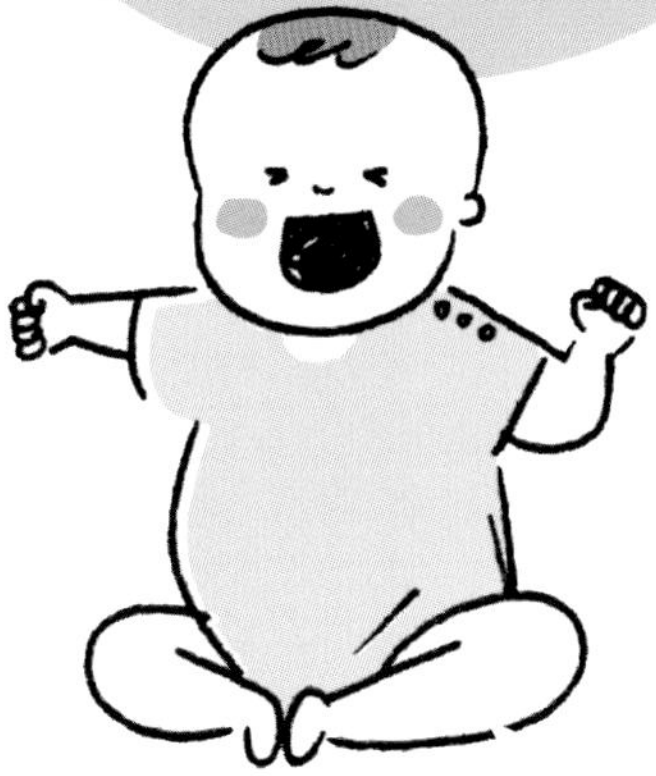

乳児期の体の変化

○ 味覚が発達する
○ そしゃくと嚥下を覚える
○ 離乳が進むにつれ、消化機能も発達していく

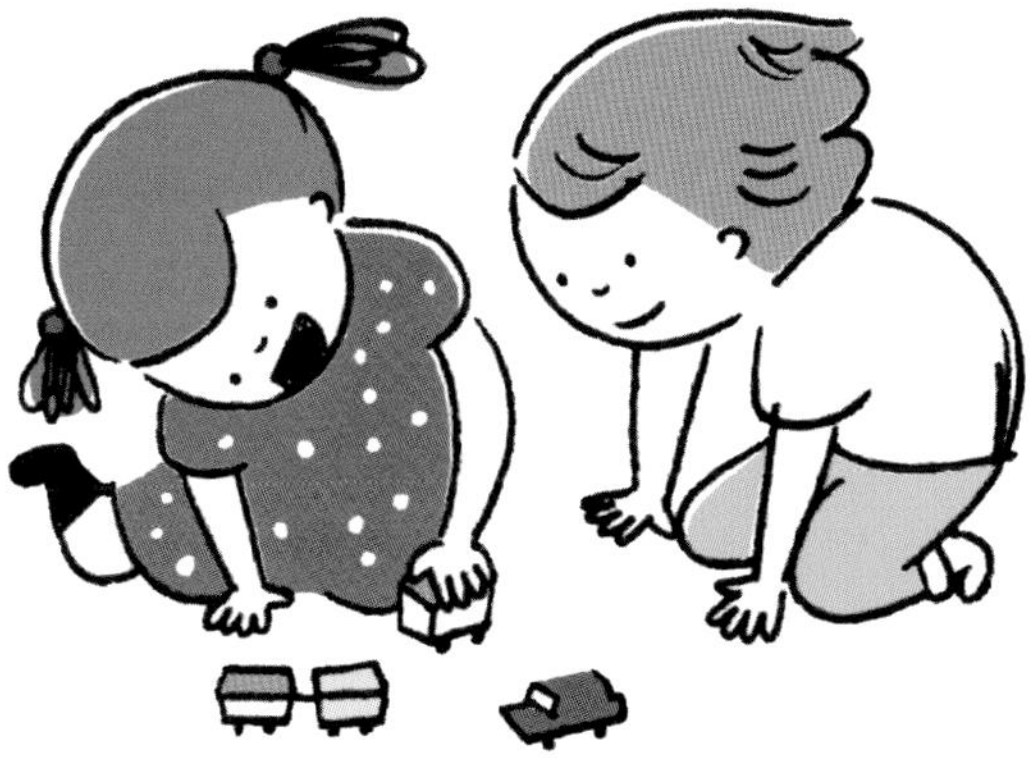

幼児期の体の変化

○ 味覚が発達し、偏食が出てくる
○ 乳歯が生えそろう
○ 体重は乳児期の２倍、身長は 1.5 倍に

幼児期（1～5才）

POINT できるだけ数多くの食品に慣れる

偏食をなくし、大人になってからもしっかり栄養をとるために、幼児期から数多くの食品に慣れさせ、食べられるものを増やしておく。ただし、無理強いはストレスとなるためＮＧ。

POINT ３食でとり切れない栄養素を間食で補う

幼児期は活動量が多く、１日に必要なエネルギーや栄養素も多いが、一度に食べられる量は少ない。３食でとり切れない分は、牛乳や乳製品、いも類、穀類などを使ったおやつを食べさせるなど、間食で補う。

少年期（6〜19才）の栄養のとり方

体がどんどん成長する時期。
たんぱく質、鉄、カルシウムなど、
体をつくる栄養素をしっかりとりましょう。

学童期（6〜11才）

POINT たんぱく質とカルシウムで筋肉と骨の発育を促す

筋肉量が増えるため、材料となるたんぱく質を十分にとる。また、身長・体重の増加にともない、骨も太く長くなる。意識して牛乳や乳製品などをとり、カルシウムを補う。

POINT 食べ過ぎと運動不足に注意し、肥満を予防する

ハンバーグやスパゲッティ、スナック菓子、嗜《し》好《こう》飲料など、高エネルギーで脂質や糖質が多いものを好む傾向があり、肥満をまねきやすい。野菜の割合を増やす、食べ過ぎを抑えて運動量を増やすなど、肥満を予防する。

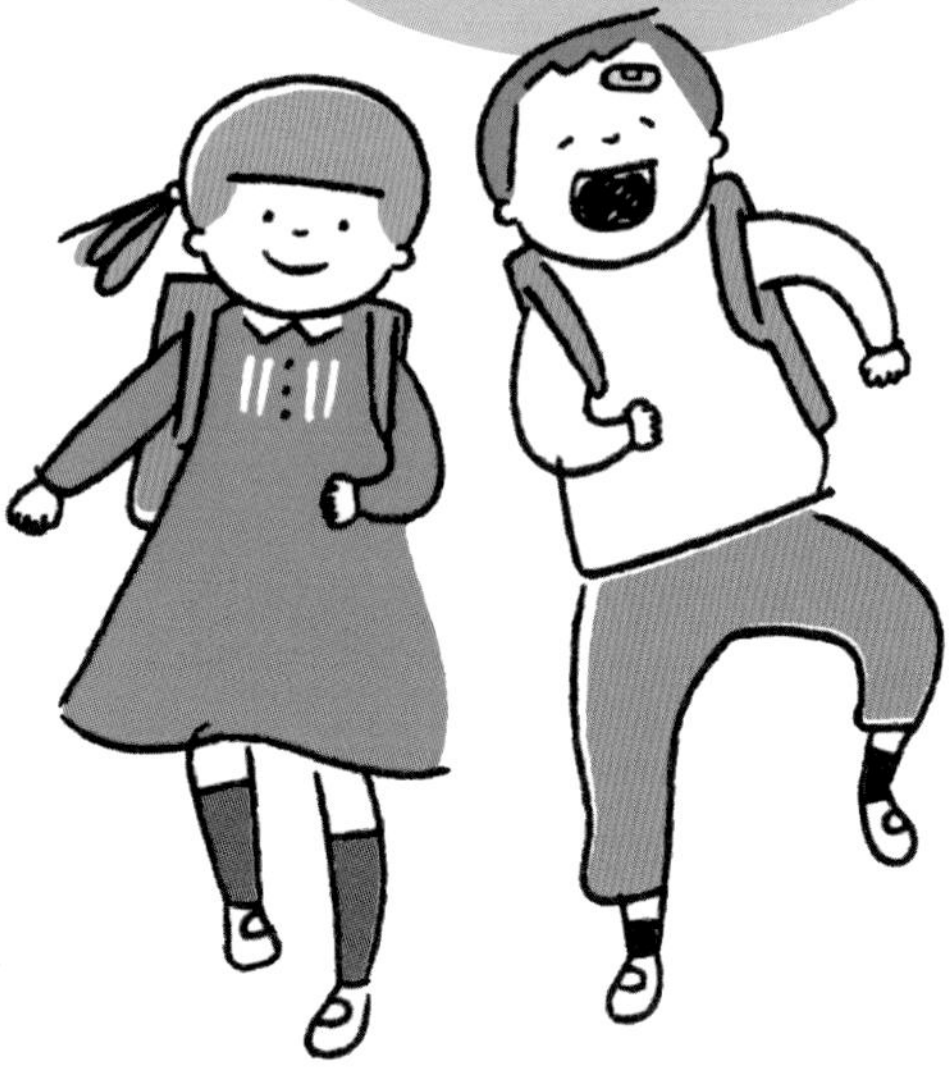

少年期の体の変化

- ○ 身長が伸びる時期と、伸びがゆるやかな時期がある
- ○ 永久歯に生え替わり始める

身長や体重がぐっと増え、骨や筋肉が発達する

6〜19才を少年期といい、なかでも11才までを学童期と呼びます。小学校の低学年と高学年では背丈も体格もだいぶ異なるように、学童期は骨や筋肉の成長が著しい時期です。骨を丈夫にするカルシウムや、筋肉のもとになるたんぱく質をしっかりとりましょう。

最近では子どもの噛《か》む力が低下し、やわらかい食べ物を好む傾向があります。しかし、噛むことは食事の基本。虫歯予防にも効果的です。食物繊維の豊富な野菜を食べて、噛む回数を増やしましょう。また、学童期の肥満は成人後の生活習慣病につながりやすいので、動物性脂肪や糖分のとり過ぎに注意してください。

思春期（12～19才）

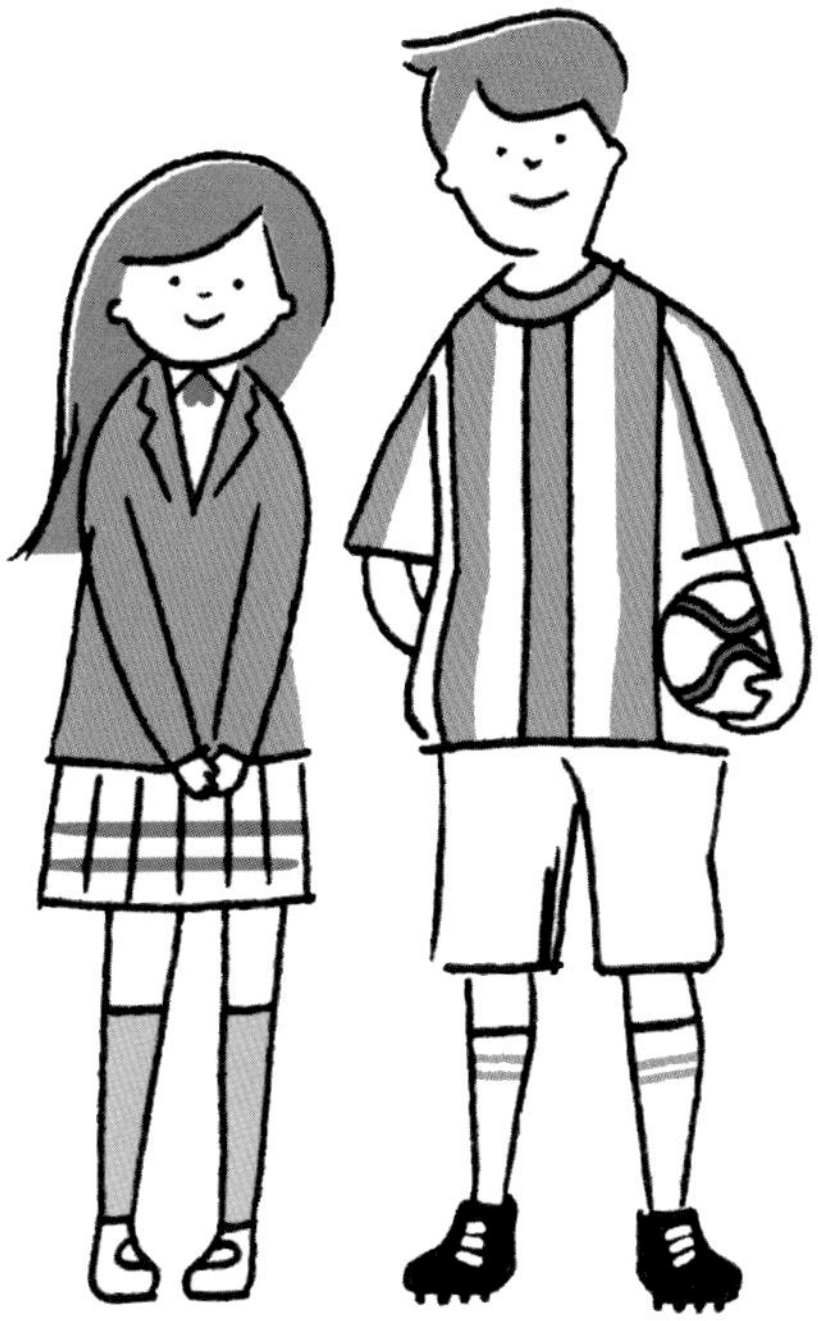

思春期の体の変化

○ 男女の体格差がハッキリしてくる
○ 骨の量が増え、骨密度が高くなる
○ 女子は皮下脂肪が増えてくる

心も体も発達する時期。規則正しい食事を心がけて

少年期の中でも、12才以上を思春期と呼びます。思春期は第二次性徴が現れて男女の体格差がハッキリします。また、朝食を抜くなど食生活が乱れやすい時期でもあるので、1日3食、栄養バランスのよい食事をとることを心がけましょう。

部活動などでスポーツに励む人も多いですが、スポーツが原因で貧血をまねくことがあります。貧血予防のため、鉄をしっかりとりましょう。

特に女子は月経により貧血になりやすいので、鉄が不足しないよう注意してください。また、無理なダイエットをして健康を害することも少なくありません。必要なエネルギーと栄養素をとることが大事です。

POINT 鉄の必要量がピークに。特に女子はしっかりとる

男女ともに体が飛躍的に発達するほか、部活動などで体を動かすことで、より多くの血液が必要となる。意識して鉄をとること。女子は月経の影響で貧血になりやすいため、多めにとる。

POINT 朝食を抜かず、毎日とる習慣を身につける

夜遅い食事や夜更かしによる睡眠不足などで食欲がわかず、朝食を抜く子どもが多い。朝食を抜くと頭が働かないだけでなく、1日に必要なエネルギーや栄養素を補い切れない。欠かさずとる習慣をつける。

ちょっと気になる 栄養のギモン

学校の給食にはどんな工夫がされているの？

学校給食は1932年から、児童の栄養補給のために始まりました。1日に必要な食事量の約3分の1がとれ、家庭で不足しがちな栄養素を補給できるよう工夫されています。

成人期（20～64才）の栄養のとり方

不規則な生活習慣から、食生活も乱れがちに。
生活習慣病の予防のためにも、栄養バランスを
考えた食生活を心がけましょう。

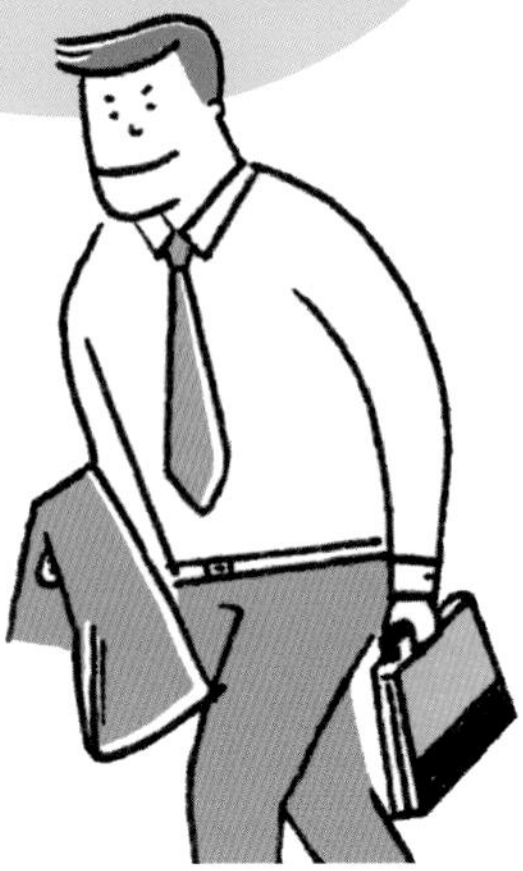

青年期（20～29才）

POINT 食事に無《む》頓着《とんちゃく》になりがち。
食事内容を意識する

仕事で忙しいなど、食生活にまで気を配れない人が多く、特に朝食の欠食率が高い。朝食を欠かさずとり、不足しがちな牛乳・乳製品や野菜を積極的にとる。

青年期の体の変化

- ○ 成人期の中で、身体機能が特に発達する
- ○ 心臓、肺、腎臓《じんぞう》、肝臓などが成熟する

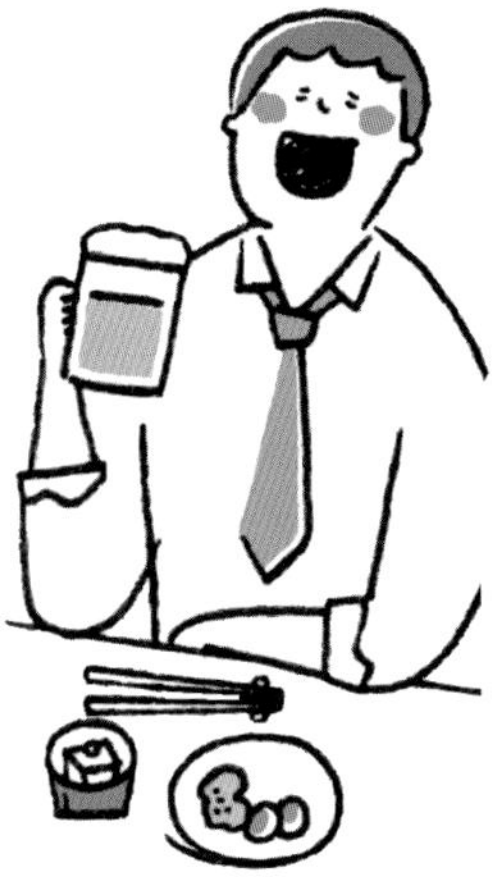

中年期（30～49才）

中年期の体の変化

- ○ 40才頃から身体機能が低下し始める
- ○ 加齢による老化現象が始まる

POINT 美食意識が高めに。
食べ過ぎに注意する

美食意識が高くなるほか、飲み会や接待など外食が増え、過食による肥満をまねきやすい。腹八分目に抑え、肉より魚、バターより植物油を選ぶなど、脂質を抑える工夫を。

栄養不足よりもエネルギーの過剰摂取に気をつける

20～64才を成人期といい、仕事もプライベートも充実する時期です。一方で、生活リズムが乱れやすく、食事も不規則になりがちなので、1日3食を規則正しくとることを意識しましょう。外食が多い人は、多くの食材を使ったメニューを選ぶと栄養素の偏りを防ぎやすくなります。

成人期は運動不足になりやすく、中年期以降は基礎代謝量も減ってくるので、若い頃と同じだけ食べていると太ってしまいます。食べ過ぎや飲み過ぎに注意しましょう。

女性は更年期に入ると、骨粗しょう症や肥満のリスクが高まります。骨を強くするカルシウムをはじめ、必要な栄養素をしっかりとります。

老年期（50～64才）

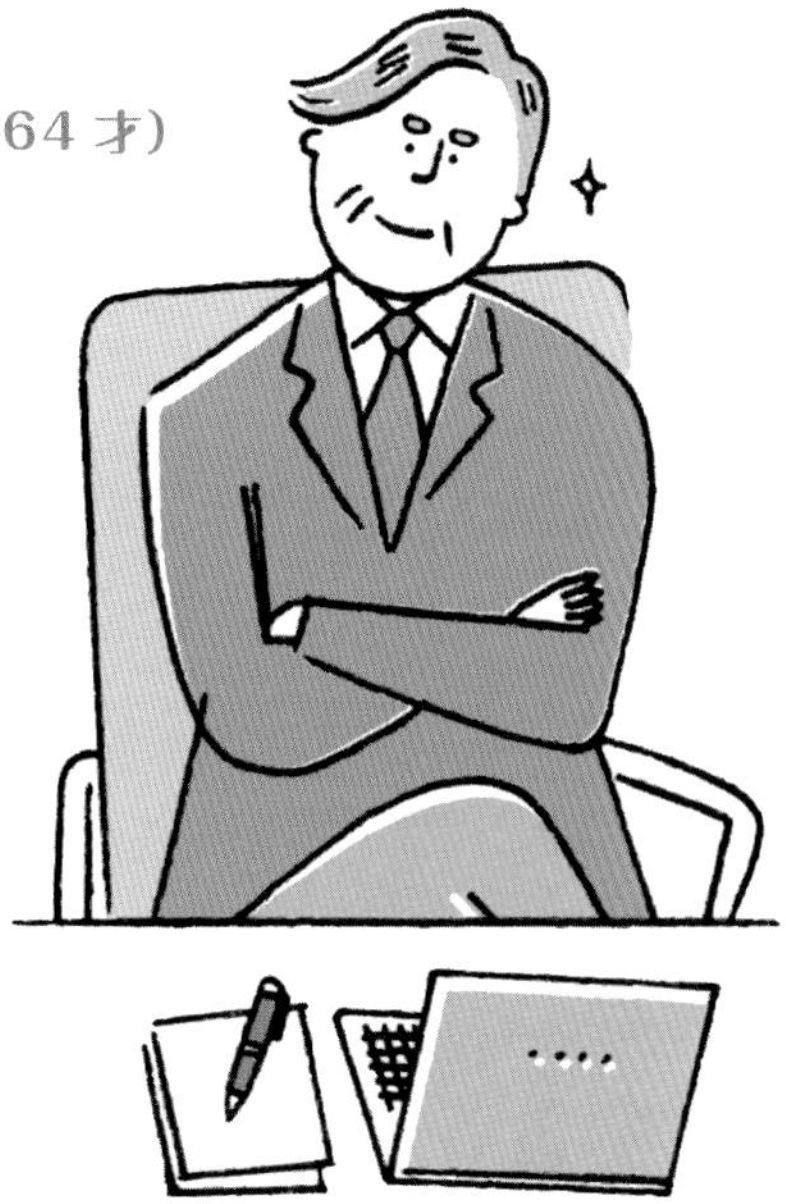

POINT 免疫力が低下し始める。栄養バランスに気をつけて

免疫力が低下し、病気にかかりやすくなる。免疫力を高めるには栄養素をバランスよくとることに加え、緑黄色野菜に豊富なβ《ベータ》カロテンや、魚介類やナッツ類に多いビタミンEなど、抗酸化作用のある栄養素を意識してとる。

老年期の体の変化

○ 視力の低下、毛髪の変化など、老化現象を自覚する
○ 筋力の低下とともに、骨密度が低下してくる

更年期の女性の栄養のとり方

女性は50才前後に閉経を迎え、エストロゲンなどの女性ホルモンの分泌が低下。それにより、体にさまざまな不調をまねきやすくなります。

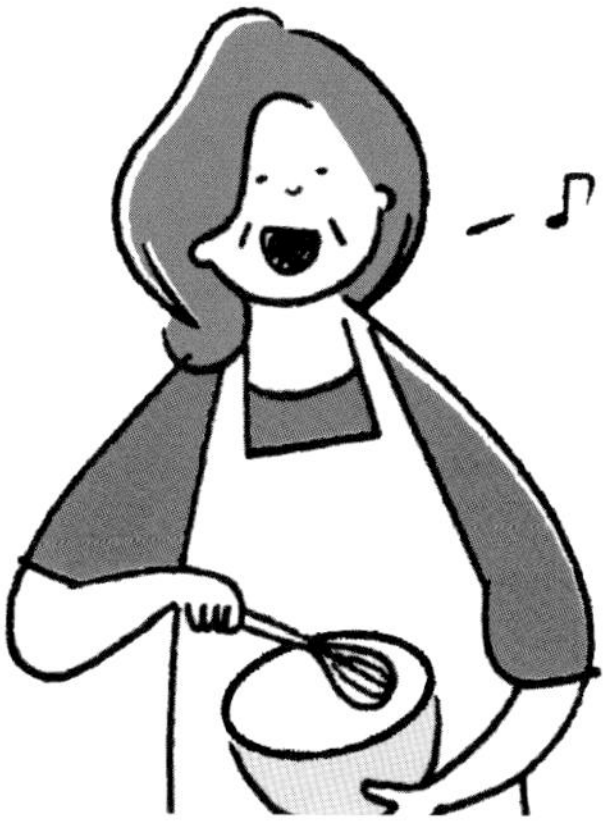

更年期の体の変化

○ 骨密度が低下し、太りやすくなる
○ のぼせたり、手足の冷えが起こりやすくなったりする
○ イライラする、憂うつになるなど、精神面にも影響が及ぶ

POINT 骨粗しょう症予防にカルシウムをとって

エストロゲンの分泌低下によって、カルシウムが骨に沈着しにくくなり、骨粗しょう症の原因に。牛乳・乳製品、丸ごと食べられる小魚などからカルシウムを積極的にとる。

POINT 脂質のとり過ぎを控え、肥満を予防する

閉経後は、内臓脂肪を蓄えにくくするエストロゲンの分泌が低下するため、太りやすくなる。脂質やエネルギーのとり過ぎを控え、適度な運動を習慣化するなど、肥満を予防する。

妊娠期・授乳期の栄養のとり方

妊娠期・授乳期の食生活は、赤ちゃんの発育や、ママの体調管理のために重要です。栄養不足になることのないよう、意識して過ごしましょう。

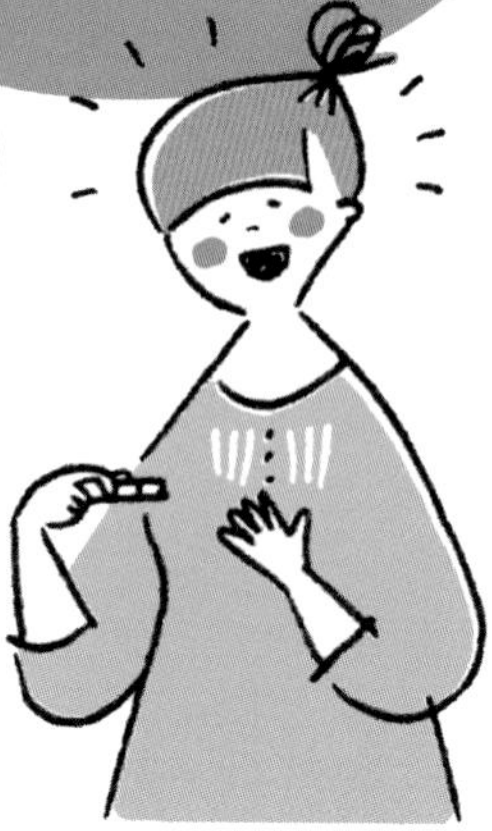

妊娠初期（～妊娠 13 週）

POINT ビタミンAのとり過ぎに注意しよう

レバーやうなぎなどに多く含まれるビタミンAは、とり過ぎると赤ちゃんの形態に影響するリスクが高まる。食べる量や回数を減らすよう心がけよう。目安としては、1日につき 650 ～ 700 μgRAE* まで。

妊娠初期の体の変化

- ○ 乳房が張り、乳輪が黒ずんでくる
- ○ つわりで精神的に不安定になる

妊娠中期（妊娠 14 ～ 27 週）

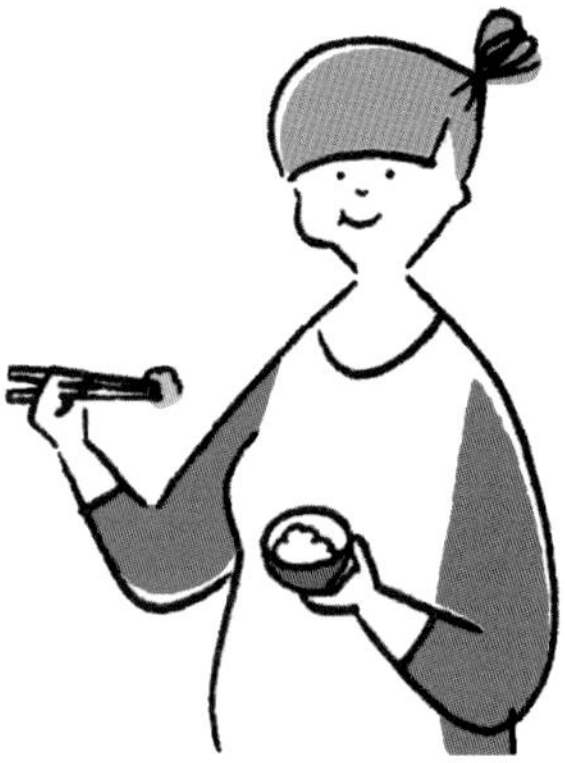

妊娠中期の体の変化

- ○ おなかの大きさが目立ち始める
- ○ 腰痛や肩こりを起こしやすい
- ○ 貧血になりやすい

POINT 鉄とカルシウムをしっかりとる

安定期に入ると、つわりのあった頃に比べて食事内容に気を配りやすくなる。牛の赤身肉や青菜類に豊富な鉄、乳製品に豊富なカルシウムは赤ちゃんに優先して使われ、ママに不足しやすいため、十分にとる。

葉酸をはじめ、不足しがちな栄養素をバランスよくとる

妊娠期はママが摂取した栄養の一部が赤ちゃんの成長に使われ、授乳期にはそれによって母乳がつくられます。したがって、妊娠期・授乳期にはいつもより多くのエネルギー量を必要とします。エネルギー、たんぱく質、ビタミン、ミネラルをバランスよくとりましょう。

妊娠中に葉酸が欠乏すると、赤ちゃんに神経管閉鎖《しんけいかんへいさ》障害という脳や脊髄《せきずい》の発達異常のリスクが高まります。葉酸をしっかりとることがとても大事です。

また、妊娠期に体重が増え過ぎると、妊娠高血圧症候群や妊娠糖尿病を発症することが。食事と体重の管理をしっかり行いましょう。

＊マイクログラム RAE。単位については P2 参照。

妊娠後期（妊娠 28 週～）

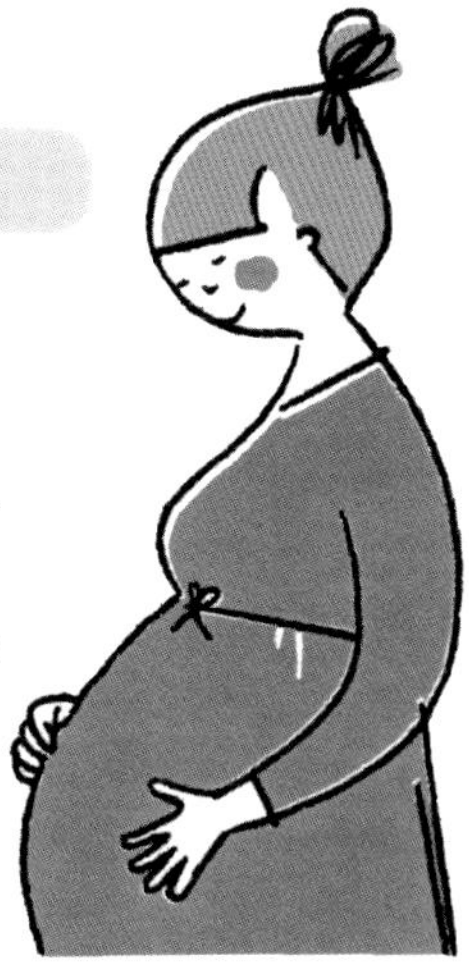

POINT むくみ予防のため、塩分を控えめに

後期は手足がむくみやすくなる。むくみは体重増加にもつながるため、原因となる塩分のとり過ぎに注意しよう。特に、外食やインスタント食品は高塩分になりがちなので、控えめにすること。

妊娠後期の体の変化

- ○ 胃の圧迫感や胸やけを起こしやすい
- ○ 動《どう》悸《き》・息切れが出る
- ○ 便秘や痔《じ》が起こりやすい

授乳期

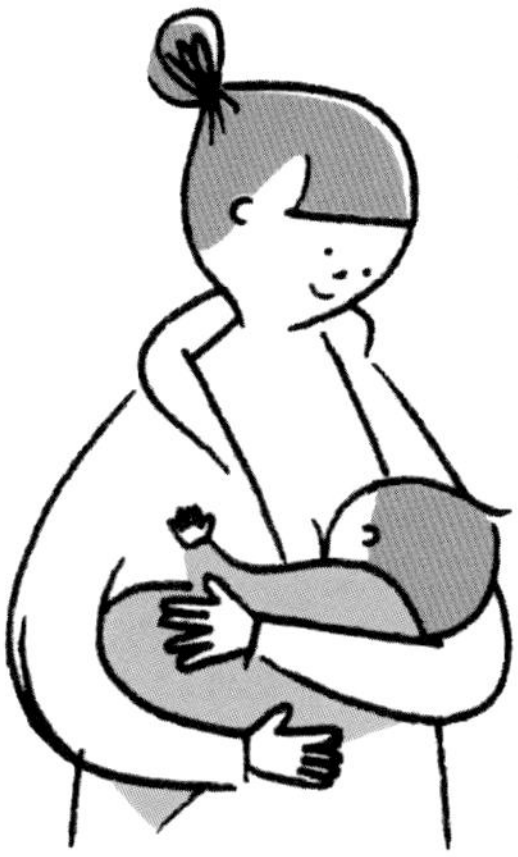

授乳期の体の変化

- ○ 乳腺が発達し、乳房が肥大する
- ○ 妊娠中の変化（血液量、局所の痛みなど）が回復する

POINT 母乳に使われる鉄や、エネルギーを補う

授乳期にとった栄養やエネルギーは、ママの体と母乳に使われるため、多めにとる必要がある。特に鉄は、出産時にも失われているので意識してとる。母乳に水分が使われるため、こまめな水分補給も忘れずに。

妊娠前の BMI から、妊娠中の目標体重を知ろう（参考：厚生労働省「健やか親子 21」）

妊娠前の BMI*	妊娠全期間での増加の目安	1 週間あたりの増加の目安
18.5 未満（やせ）	妊娠前の体重＋ 9 ～12 kg	＋ 300 ～500 g
18.5 ～ 25 未満（標準）	妊娠前の体重＋ 7 ～12 kg	＋ 300 ～500 g
25 以上（肥満）	妊娠前の体重＋ 5 kg（※個別対応）	個別対応

＊ Body Mass Index の略。体格指数のこと。「体重（kg）÷［身長（m）×身長（m）］」で求められる（P56 参照）。

高齢期（65才～）の栄養のとり方

高齢期の食事は、食べやすいものが中心になりがちです。食事内容が偏って栄養バランスが崩れることのないよう、注意しましょう。

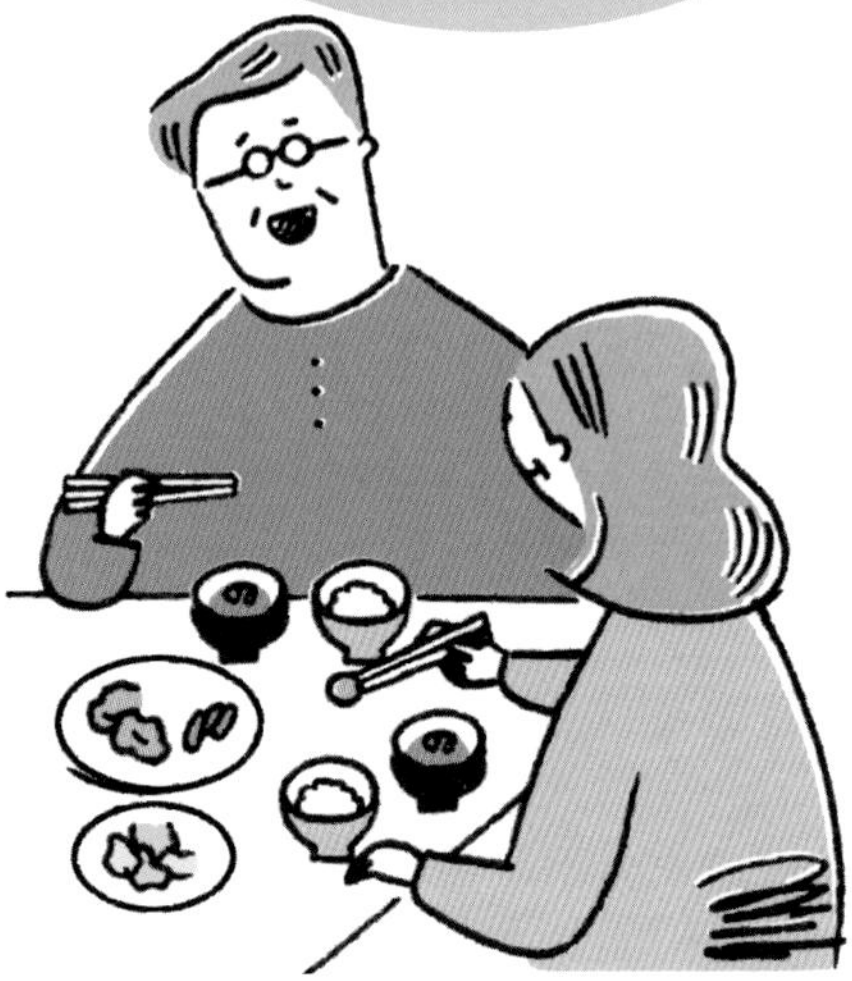

POINT 骨を健康に保つため、積極的にカルシウムをとる

加齢にともないカルシウムの吸収率が低下し、骨が弱くなる。骨粗しょう症や骨折予防のため、牛乳や乳製品などから積極的にカルシウムを補う。カルシウムの吸収を助けるビタミンDと合わせてとると効果的。

POINT フレイルの予防に、たんぱく質を意識してとる

筋肉のもととなるたんぱく質の摂取不足は、筋肉量の減少、ひいては身体機能の低下につながり、判断力や認知機能が低下する「フレイル」をまねきやすい。肉や魚、大豆製品など、たんぱく質源となるものを意識してとる。

POINT 糖分、塩分を控えめにし、糖尿病や高血圧を予防する

血糖値を正常に保つ働きが低下するため、糖尿病を起こしやすくなるほか、味覚の変化により濃い味付けを好むようになり、塩分のとり過ぎによる高血圧などをまねきやすい。いずれも摂取量を控えめに。

高齢期の体の変化

- ○ さまざまな代謝機能が低下する
- ○ 消化・吸収機能や、味覚・嗅覚が低下する
- ○ 歯の欠落により、かたいものが食べにくくなる

〝低栄養〟や〝フレイル〟を予防するよう心がける

65才以上の高齢期になると、筋肉量や骨量が減り、基礎代謝量が低下します。運動量も減るので、必要なエネルギー量が少なくなります。

しかし、食べる量を減らすと健康維持に必要なたんぱく質やビタミン、ミネラルなどの摂取量まで低下し、ますます筋肉量や骨量が減るという悪循環をまねきやすくなります。

エネルギーや栄養素が欠乏して低栄養となると、疲れやすくなったり、免疫力が低下したり、時には命に関わることも。また「フレイル」といって、心身の活力が低下した状態もまねきやすく、将来、要介護状態になるリスクが高くなります。

したがって、なるべく体を動かし

摂取量や、食事機能の低下をフォローする食習慣を

歯をしっかりケアし、よく噛んで食べる

よく噛《か》むことは、脳細胞を刺激して脳の老化防止につながる。高齢期は歯を失いやすく、食事もやわらかいものに偏りがちだが、入れ歯を使ったり、残った歯のケアをしっかりし、よく噛んで食事をするよう心がける。

こまめに水分をとり、脱水症状を防ぐ

のどが渇いたことに気づきにくくなるため、脱水症状を起こしやすくなる。水分を食事の前後にとるほか、朝起きたときや夜寝る前、入浴前など、こまめにとる。特に夏場など、水分を失いやすい時期はより意識してとることが大切になる。

流動状にしたりとろみをつけたり、調理を工夫して食べやすく

噛む力が衰えた場合や、嚥下《えんげ》機能が低下してうまく飲み込めない場合は、調理に工夫を。すりつぶす、流動状にする、とろみをつけるなどして食べやすい状態にする。噛み切りにくいものなどは、窒息の危険性が高いため、避ける。

欠食しないよう毎日３食きちんととる

必要なエネルギー量は低下するが、必要となる栄養素、特にビタミンやミネラルの量はあまり変わらない。３食欠かさずとって補うこと。場合によっては、サプリメントなどの栄養補助食品を使うことも１つの手段として考えよう。

て運動量を保ちつつ、食べる量を減らしすぎないようにしましょう。筋肉量や骨量の維持には、たんぱく質とカルシウムの摂取が重要です。

また、この年代は消化機能や味覚・嗅覚の低下、歯の欠落など、食事に関する機能が低下しやすくなります。病気治療による食事制限がある人も多いので、個々に見合った食事をとることが大切です。

ちょっと気になる 栄養のギモン

高齢になると、苦味や酸味を感じやすくなる？

味覚をつかさどるのは舌にある味蕾《みらい》という小さな器官で、主に甘さと塩辛さを感知します。高齢になると味蕾が減少するため、甘さと塩辛さを感じにくくなり、苦味や酸味が強く感じられるようになるのです。

キホン

8 栄養をきちんととると、抗酸化力や免疫力が高まる

栄養バランスのとれた食事は、体内の老化を促す活性酸素の働きを抑え、免疫力を高めるのに役立ちます。

抗酸化力を高めて“活性酸素”の害を防ぐ

老化現象の現れ方には個人差がありますが、その鍵を握るのが活性酸素です。活性酸素とは、呼吸からとり入れた酸素の一部より発生するもので、ほかの物質を強く酸化する性質があります。体内に活性酸素が増えると、細胞の老化が進んだり、血管がもろくなったり、免疫力が低下するといった悪影響が起こります。また、ガンの要因となる恐れもあります。

活性酸素の害を抑えるには、ビタミンEやC、β《ベータ》カロテンなどを含む抗酸化作用の高い食品を食べるとよいでしょう。老化を遅らせる、血管の動脈硬化の進行を抑えるなど、さまざまな効果が期待できます。

免疫力が高まり、病気に強い体になる

細胞が活性酸素から守られると、免疫力が高まり、病気にかかりにくくなります。免疫力を高めるには、3度の食事でさまざまな食品をとるように意識することが大切です。自然と栄養素のバランスが整い、免疫力アップにつながります。

ちょっと気になる 栄養のギモン

食品は“旬のもの”を食べるとよいと聞くけれど、どうして？

夏にとれる野菜には体を冷やす作用があり、反対に、冬にとれる野菜には体を温める作用があるというように、野菜には収穫時期に適した栄養素が含まれています。さらに、旬のものはハウス栽培された季節外のものと比べて栄養価が高く、栄養素を効率よく体内にとり入れられます。進んで食べることで、体の健康につながります（P142 参照）。

活性酸素を抑えて、体がサビるのを防ぐ

▶活性酸素が動脈硬化を進みやすくする

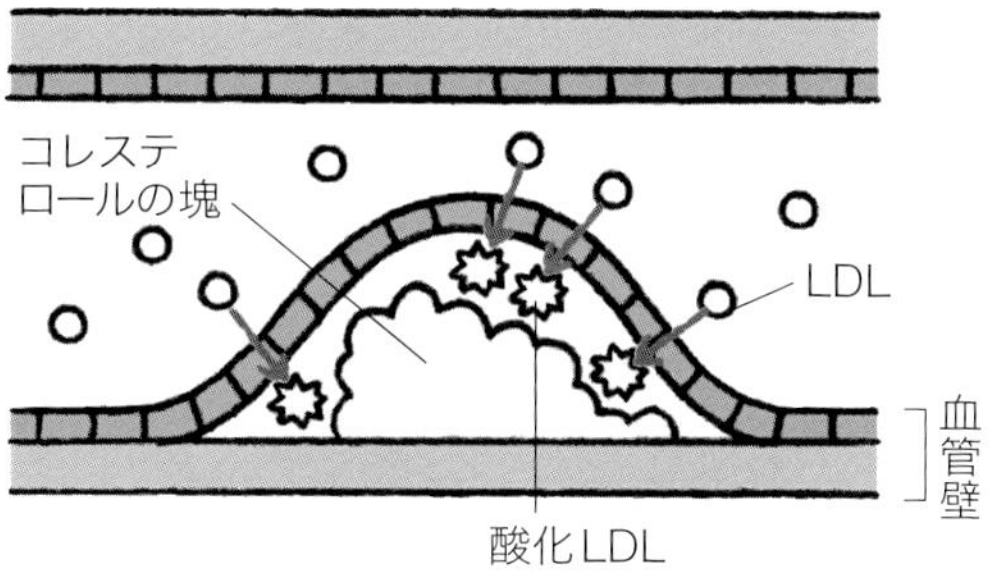

LDLコレステロールを酸化させて、血管に“こぶ”をつくる

体内に発生した活性酸素は、血液中のLDLコレステロールを酸化させる。酸化LDLは血管壁《けっかんへき》の中でコレステロールの塊《かたまり》となり、これが血管壁を押し上げ、血管が次第に厚く、硬くなっていく（動脈硬化）。

▶活性酸素が増加すると……

細胞が老化する

老化の原因の1つは、細胞が酸化し、サビついてしまうこと。活性酸素が増えれば増えるほど細胞や血管はサビてもろくなり、老化が進む。

免疫力が低下する

細胞を覆う細胞膜は、活性酸素の害を受けやすい不飽和脂肪酸を含む。活性酸素がたまるとこれが酸化し、細胞が壊れ、免疫力が低下する。

さまざまな生活習慣病をまねく

予防・改善の3ポイント

1

抗酸化作用のあるビタミンEやβカロテンをとる

ビタミンEは魚介類やナッツ類、βカロテンは豚や鶏のレバー、緑黄色野菜などに多く含まれ、いずれも抗酸化作用がある。特にビタミンEは細胞膜に存在し、活性酸素の害から細胞を守ってくれる。

2

ポリフェノールにも抗酸化作用が。意識してとる

ポリフェノールは野菜や果物、豆類の皮の部分に多く含まれる成分で、強い抗酸化作用をもつ（P130参照）。皮ごと食べられる食品は、なるべくそのまま食べるようにすると効率よく摂取できる。

3

アルコールや脂質は適量を守り、活性酸素を増やさない

アルコールは体内で分解される過程で活性酸素が発生する。また、脂質はもともと活性酸素と結びつきやすい性質をもつ。いずれも適量を心がけることで、体内での活性酸素の発生を抑える。

キホン

9 消化・吸収・代謝によって、食べ物が栄養に変わる

食べ物の栄養素は、どのような過程を経て体の栄養となるのでしょうか。その仕組みを知っておきましょう。

栄養素は、体内で使いやすい状態に変えられる

私たちが口にした食べ物は、消化・吸収・代謝という複雑な過程を経て、体内にとり込まれます。

歯で噛《か》み砕かれた食べ物は、食道を通って胃に入り、胃でかゆ状になった後、十二指腸で分解されます。これが消化です。小腸へと運ばれた食べ物はさらに分解されて、小腸の内壁から栄養素が吸収されます。

体内にとり込まれた栄養素は、肝臓へと運ばれ、体が利用しやすい物質に変換されます。この仕組みを代謝といい、これで初めて食べ物の〝栄養素〟を体の〝栄養〟として利用できるようになるのです。

とり込まれなかった分は排泄される

消化・吸収されなかった余分な栄養素や、人間の消化酵素では消化できない食物繊維などは大腸に送られます。そこでゆっくりと水分が吸収されて、ある程度のかたさになると便として排泄されます。

便の主な成分は、未消化の栄養素と食物繊維、腸の粘膜《ねんまく》がはがれたもの、腸内細菌などです。

ちょっと気になる 栄養のギモン

“酵素”って何？ ほかにも種類があるの？

消化・吸収・代謝には、すべて「酵素」が関わっています。体内でつくられる消化酵素や代謝酵素などの「体内酵素」のほか、生の野菜や果物、発酵食品などに含まれる「食物酵素」があります。例えば、キウイにはたんぱく質分解酵素のアクチニジンが含まれ、肉や魚の消化・吸収を助けます。酵素自体には何千という種類がありますが、１つの酵素につき１つの働きしかできません（酵素の特異性）。

消化・吸収は胃や小腸を中心に進められる

肝臓

ブドウ糖を蓄え、アミノ酸や脂質をつくり替える

肝臓では、小腸から吸収したブドウ糖をグリコーゲンとして蓄え、アミノ酸や脂質を体内で使いやすい状態に分解・合成する。

小腸

脂質をはじめ、栄養素を分解・吸収する

小腸は十二指腸、空腸、回腸からなる。主に十二指腸で、脂質は脂肪酸とグリセロールに、糖質はブドウ糖に、たんぱく質はアミノ酸に分解され、吸収される。

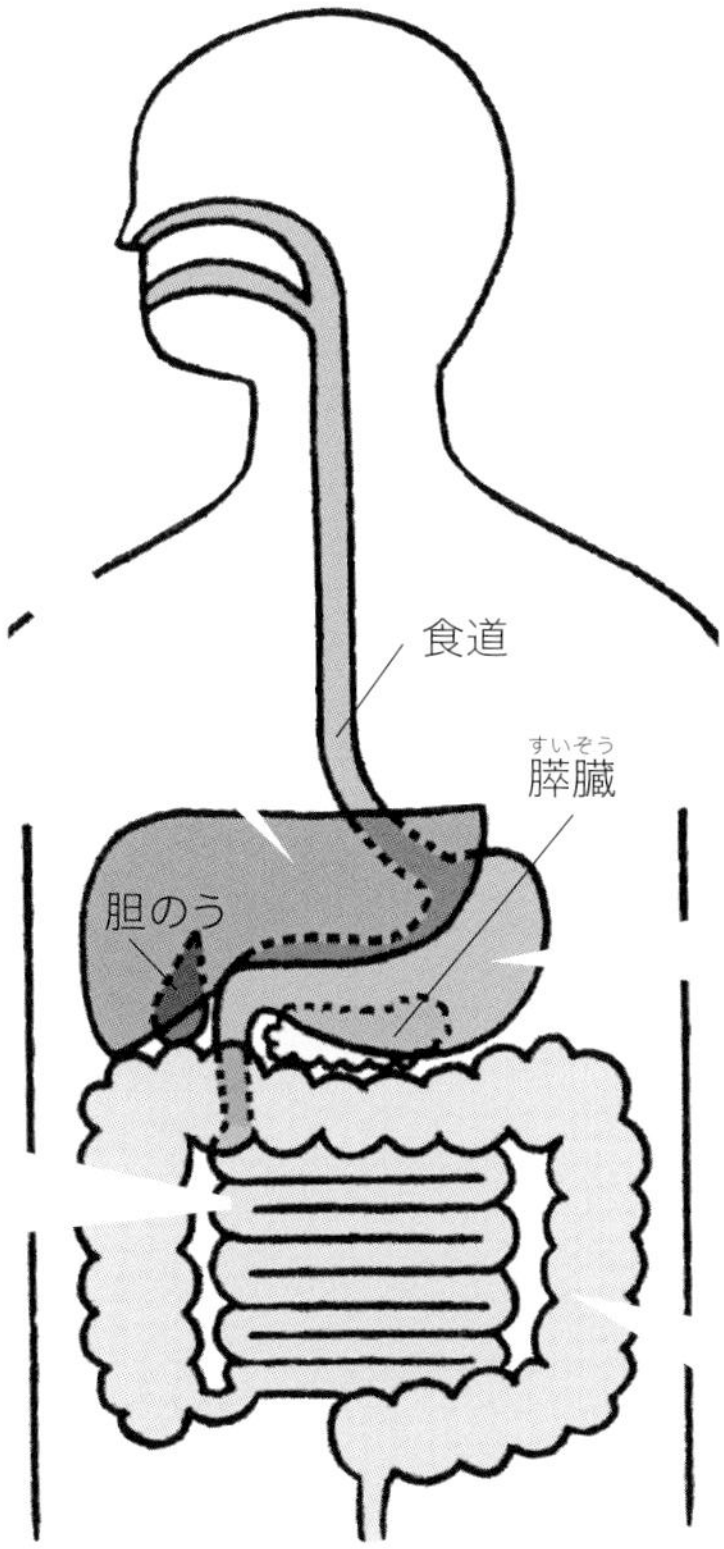

口・食道

唾《だ》液の分泌やそしゃくによって消化を助け、食べ物を胃に送る

胃

デンプンやたんぱく質の分解を進める

唾《だ》液によって分解が進んだデンプン（糖質）を、胃液によってさらに分解する。胃液の消化酵素にはペプシンが含まれ、たんぱく質の分解を進める。

大腸

水分を吸収し、便をつくる

代謝され、全身で使われる

糖質はブドウ糖に分解され、エネルギーになる

脂質は肝臓、心臓、筋肉などに運ばれ、エネルギーになる

たんぱく質はアミノ酸から再合成され、筋肉のもとになる

ビタミンは水や脂質とともに吸収され、栄養素の代謝に使われる

ミネラルは小腸を中心に吸収され、骨や血液などのもとになる

キホン

10 体に欠かせない「水」の役割

水分は栄養素ではありませんが、数日間まったくとれないと命に関わるように、生命に不可欠な成分です。

水は、生命を維持するために必要不可欠な成分

人間の体を構成している成分のうち、もっとも多いのが水分です。その割合は成人で約60%を占め、細胞の内外、血液、リンパ液、皮膚などあらゆる部位に分布しています。

体内での水分の働きは多岐にわたりますが、代表的なものは、発汗によって体温を一定に保つこと、全身に栄養素を運ぶこと、発汗や排尿により体内の水分量を一定に保つことなどです。いずれも生命維持に欠かせない重要な働きです。

のどが渇く前に水分をとることが大切

体内の水分が20%以上失われると生命に関わることもあります。そのため、体は少しでも水分が減ると、注意を促すサインを出します。これが、のどの渇きです。

のどの渇きを感じる前に、こまめに水分を補給することが大切です。運動や入浴の前後、朝起きたときや寝る前など、欠かさずとりましょう。暑い時期は発汗量が増え、脱水症状をまねきやすいので、いつも以上に意識して水分をとるようにします。

ちょっと気になる 栄養のギモン

ミネラルウォーターや炭酸水も健康効果が期待できる？

ミネラルウォーターは硬度によって軟水、中軟水、硬水に分けられます。特に硬水がミネラル分を多く含み、ミネラルの補給に役立ちます。一度に大量に飲むと胃腸に負担をかけやすいので、少しずつ飲むとよいでしょう。炭酸水は、胃液の分泌を促して消化を促進します。満腹感も得られるため、食前に飲めば食べ過ぎの予防にもなります。

消化・吸収は胃や小腸を中心に進む

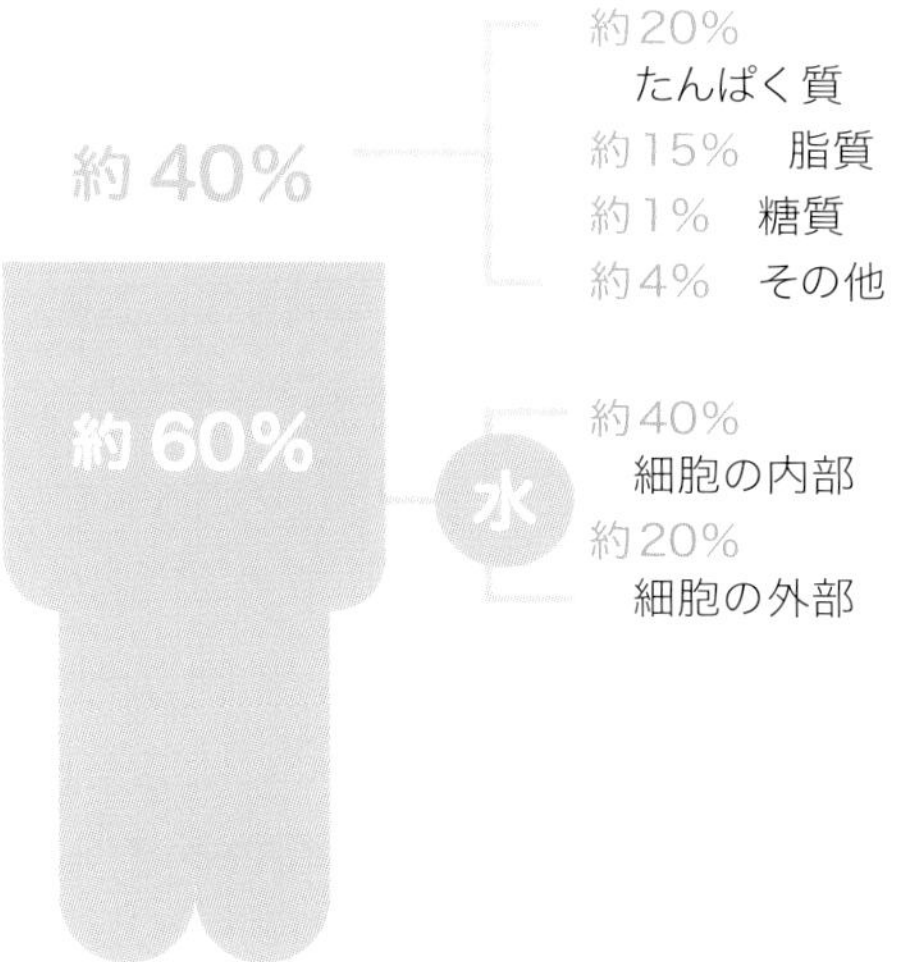

人間の体は、半分以上が水でできている

人間の体の約60%は水分で、その大半が細胞の内部と外部に存在している。発汗や排泄を通して毎日大量に失われるため、1日約2リットルを目安にこまめに補う。

水分を10%失うと……

体の機能に障害が出始める

水分を20%失うと……

ショック症状を起こす

↓

場合によっては死に至ることも

水の働きは大きく分けて3つ

1

汗をかくことで体温を調節する

体を動かすと、体内にエネルギーとともに熱が生まれ、体温が上昇する。上がり過ぎた体温は、汗などにより体内の水分を排出し、熱を逃がすことで下げられるため、体温は常に一定に保たれる。

2

栄養素を運び、消化・吸収を助ける

栄養素やホルモンを運ぶ血液の主成分は水であり、栄養素の消化・吸収はいずれも水に溶けた状態で行われる。十分な水分をとることは、栄養素の運搬と消化・吸収を助けることにつながる。

3

排泄によって体内の水分量を調節する

排泄とは、体内の水分が体外に排出されること。体内の水分量は呼気や汗、尿、便による排泄によって一定に保たれる。尿量は、汗をよくかくと少なくなり、水分を多くとると増えるなど調節される。

熱中症は、水分不足による体温の上昇が原因！

体内の水分が不足すると、体内の熱を逃がせず、発汗量が減って体温が上昇し、熱中症を引き起こす。特に暑い日などは、室内に限らず外出先でもこまめな水分補給が必要。

Q 子どもの食物アレルギーが心配です。
ならないためにできることや、なってしまったときに
気をつけることは？

A 確実に予防する方法はまだハッキリとわかっていません。
発症した場合は「除去食療法」が基本となります。

食物アレルギーとは、原因となる食品を食べたときに、体が食品中の成分を異物として認識し、体を守るために過剰反応することです。症状は、じんましん、吐き気、腹痛、下痢、呼吸困難、重症の場合はショック状態に陥るなどさまざまです。幼少期に発症することが多いですが、大人になってから急に発症することもあります。

現時点で有効な予防法はなく、発症した場合の対策としては、原因となる食品を摂取しない「除去食療法」が基本です。医療機関を受診して原因を特定してもらい、その食品を食べないようにします。

ただし、成長期の子どもはさまざまな栄養素を必要としますから、医師の指導のもと、除去は必要最小限とし、代わりとなる食品を補うなどして、十分な栄養がとれるよう配慮しましょう。

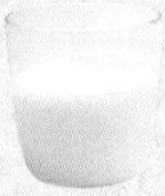
牛乳

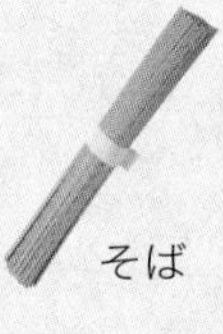
そば

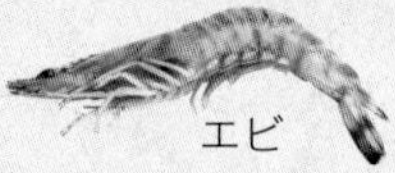
エビ

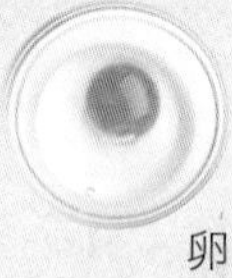
卵

アレルギーの原因となる食品は、28品目ある

卵、乳、小麦、エビ、カニ、そば、ピーナッツをはじめ、アレルギーの原因となる食品はすでに28品目指定されている。食品衛生法により、使用した場合はパッケージにその旨の表示を義務付けるなど、国による情報提供が進んでいる。

●食品のパッケージの表示について

表示が義務付けられている7品目

卵　乳　小麦 エビ　カニ	▶ アレルギーの発症件数が多いもの
そば ピーナッツ	▶ 症状が重くなることが多く、命に関わるもの

表示が推奨されている21品目

肉………牛肉・豚肉・鶏肉
魚介……アワビ・イカ・イクラ・サケ・サバ
果物……オレンジ・キウイフルーツ・バナナ・もも・りんご
その他…くるみ・大豆・まつたけ・やまいも・ゼラチン・ごま・カシューナッツ・アーモンド

▼

過去に一定の頻度で発症が報告されたもの

STAGE
2

何をどのくらい
食べたらいいの？

栄養は、ただとればいいというわけではありません。
大事なのは、そのバランス。
とり過ぎても、不足しても、健康に影響が及びます。
自分の１日の“適量”を知り、
さまざまな食品から、偏りなくとりましょう。

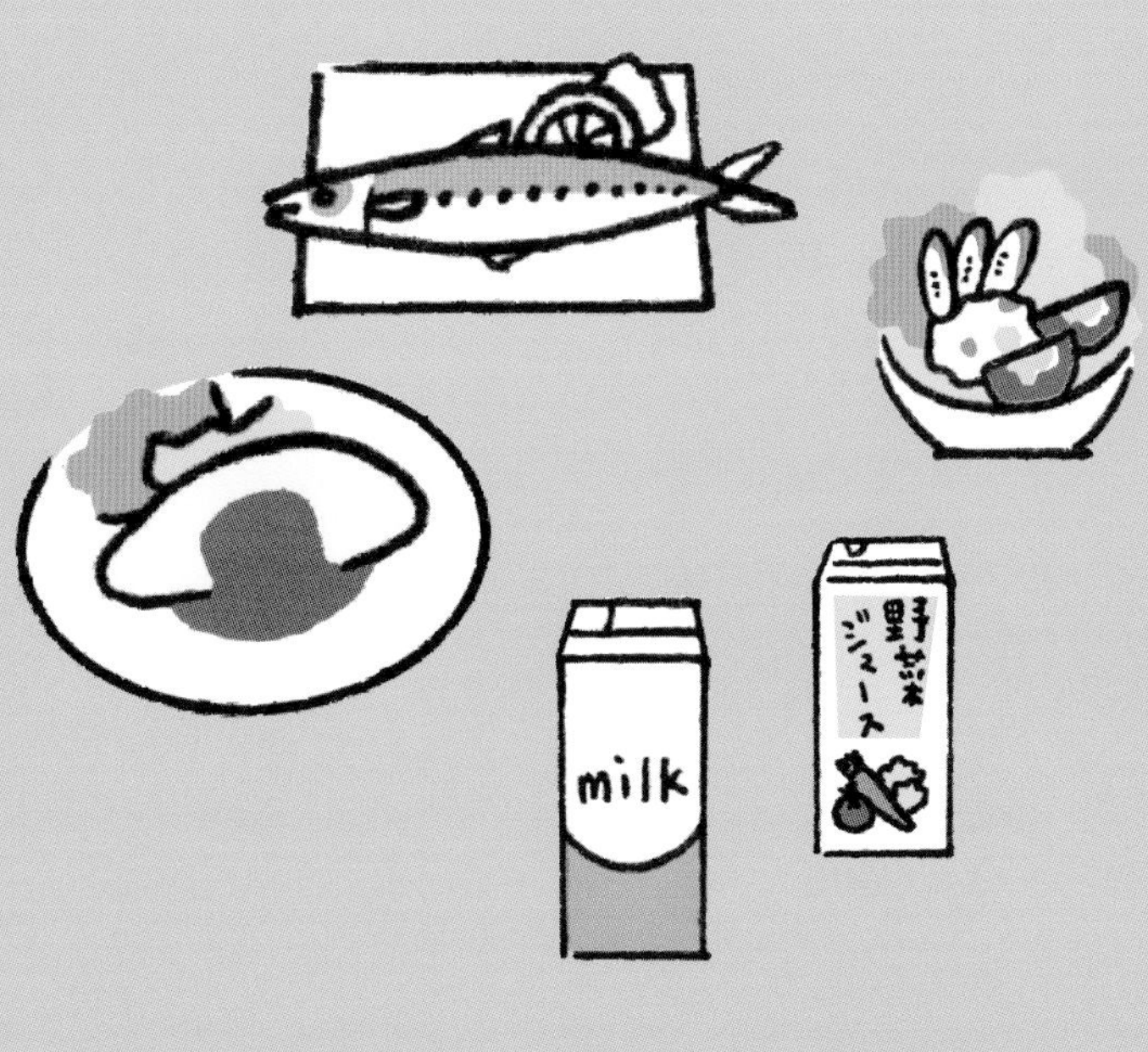

Q

〝食品群〟って何のこと？

食品を栄養素の働きごとに分けると、3つ、4つ、6つのグループができます。

「3つ」「4つ」「6つ」の分け方がある

＼子どもにもわかりやすい／

3色食品群

各食品群から2種類以上とると栄養バランスが整う。簡単なので、子どもに教えるのにもよい。

赤群	緑群	黄群
体をつくるもととなる	体の調子を整える	エネルギーのもととなる
肉、魚、卵、豆、牛乳・乳製品　など	野菜、果物、きのこ類　など	穀類、めん類、いも類、油、砂糖 など
筋肉や血液、骨など、体の構成成分となるたんぱく質を含む。	ビタミンやミネラルなど、身体機能を調節する栄養素を含む。	熱を生み、エネルギーをつくり出す糖質や脂質を多く含む。

＼1日20点数えるだけ／

4つの食品群

牛乳・乳製品と卵を1群として独立させた点などで3色食品群と異なる。1～3群で3点ずつ、4群から11点の計20点とると、1日1600kcalの栄養をバランスよく補える。

♠ 第1群	♥ 第2群
骨をつくり、成長を促す	筋肉や血液をつくる
牛乳・乳製品、卵　など カルシウムやビタミンB_2などを多く含む。 ・牛乳コップ2杯……2点 ・卵1個……1点	肉、魚、豆、豆製品　など たんぱく質や鉄などを多く含む。 ・魚料理と肉料理、合わせて2皿……2点 ・絹ごし豆腐1/2丁弱……1点
♣ 第3群	♦ 第4群
体の調子を整える	エネルギー源になる
野菜、きのこ類、海藻、いも類、果物　など ビタミンCやカロテン、食物繊維などを多く含む。 ・緑黄色野菜120g以上＋淡色野菜で計350g以上……1点 ・りんご1個……2点	穀類、油脂、砂糖　など 糖質や脂質、ビタミンB_1などを多く含む。 ・ごはん茶椀2杯＋うどん1玉＋食パン1枚……9点 ・油大さじ1強……1.5点 ・砂糖大さじ1強……0.5点

＼しっかり管理したい人向き／

6つの基礎食品群

各群から２～３種類以上を組み合わせると、１日に必要な栄養素をバランスよく補える。３色食品群より細かく管理したい人向き。

3色食品群の赤群	3色食品群の緑群	3色食品群の黄群
1群 たんぱく質が豊富。 筋肉や血液をつくる 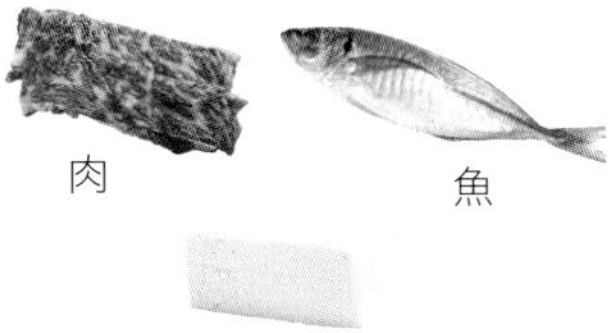 肉 魚 大豆製品 など	**3群** カロテン、ビタミンが豊富。 皮膚や粘膜を守る 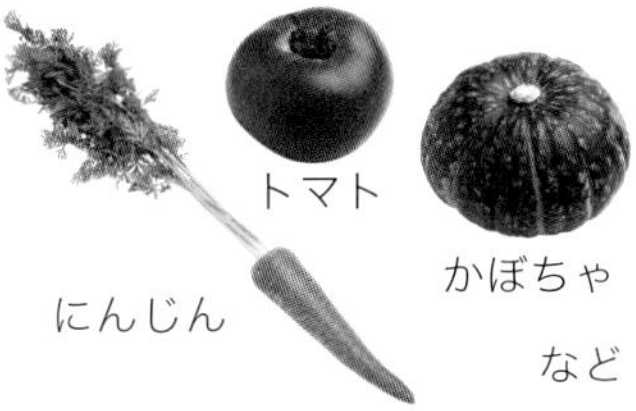 トマト かぼちゃ にんじん など	**5群** 炭水化物が豊富。 エネルギー源になる 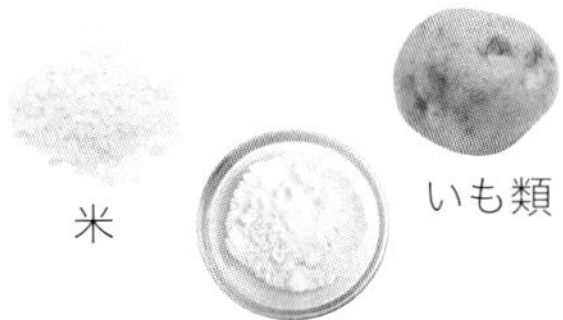 米 いも類 砂糖 など
2群 カルシウムが豊富。 骨や歯をつくる 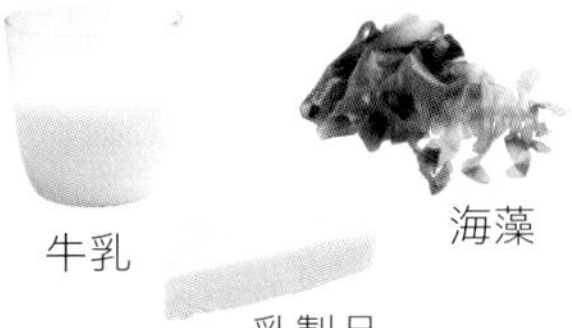 牛乳 海藻 乳製品 など	**4群** ビタミン、ミネラルが豊富。 体の調子を整える 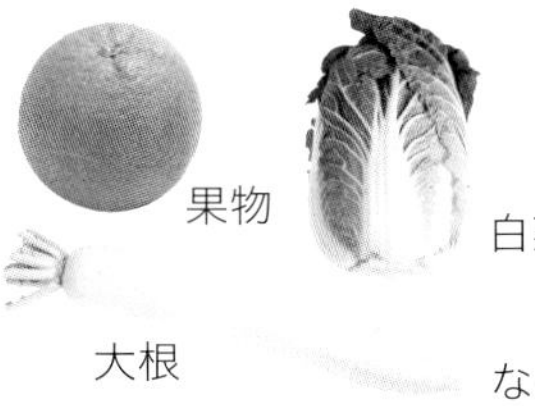 果物 白菜 大根 など	**6群** 脂質が豊富。 エネルギー源になる 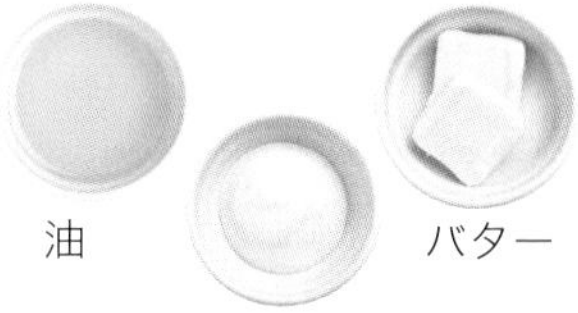 油 バター マヨネーズ など

細かく分けると…

各食品群から まんべんなく食べる

何をどれくらい食べれば健康によいのかを考えるときに役立つのが、「食品群」です。食品に含まれている栄養素を体内での働きごとにグループ分けしたもので、各食品群からまんべんなく食品を選べば、栄養バランスを整えられます。

3色食品群は子どもにも簡単。4つの食品群は女子栄養大学の創立者、香川《かがわ》綾《あや》が考案したもの。牛乳・乳製品や卵を意識してとることで、カルシウムなど不足しがちな栄養素を効率よく補えます。6つの基礎食品群は、3色食品群より細かく1日の栄養バランスを管理したい人におすすめです。自分にとって使いやすいものを参考にしましょう。

Q

バランスよく食べるコツは？

どんな食事をどのくらい食べればバランスがとれるのか、チェックしてみましょう。

自分の〝適量〟の目安を意識して食べる

食品群（P44～45参照）を意識すれば栄養バランスは整いますが、次に重要なのは、どのくらい食べればよいかということ。その指針となるのが、厚生労働省と農林水産省が決定した「食事バランスガイド」です。

食事バランスガイドでは、食品を「主食」「副菜」など料理別に5つに分け、1日の望ましい摂取量を「SV＝サービングサイズ」という単位で示しています。自分の適量を知っておきましょう。

1日の食事を振り返ってみよう

ある日のAさんの食事内容

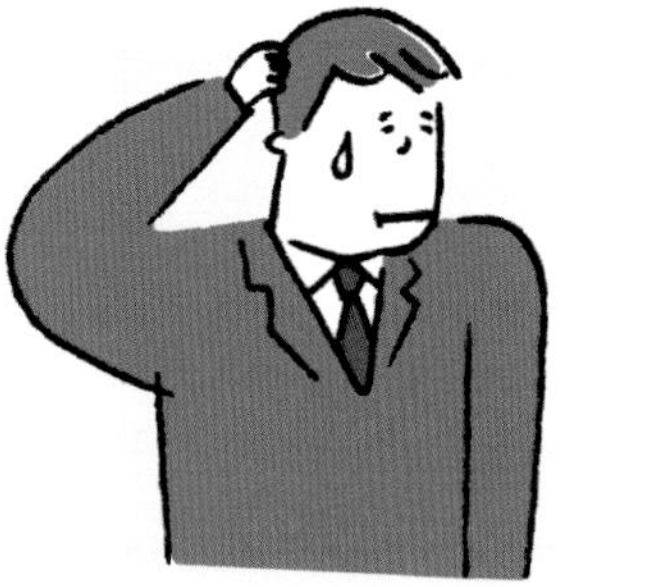

35才男性。独身。
食事は外食が中心。最近おなかまわりが目立ってきた。

朝 トースト1枚と牛乳コップ1/2杯のみ

昼 ひとりで牛丼大盛り（単品）を食べる

夜 部下を連れて焼肉へ。野菜はそこそこに、肉とごはんをたくさん食べる

左ページの「食事バランスガイド」に当てはめると……

SV
主食5つ／副菜3つ／主菜6つ／牛乳・乳製品1つ／果物0

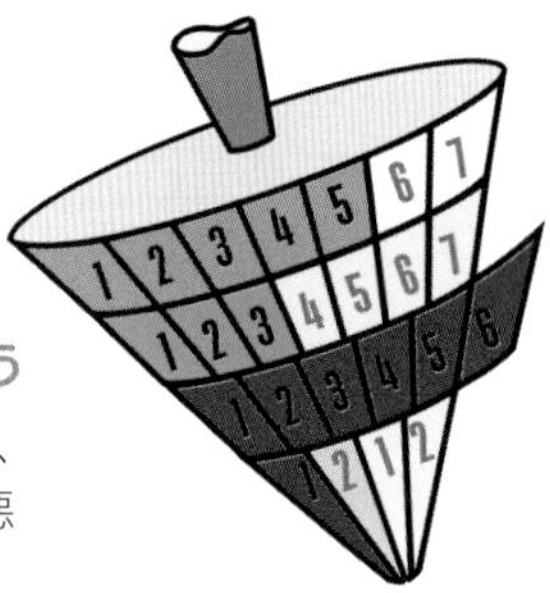

栄養バランスが悪く、コマが倒れてしまう

主菜をとり過ぎている一方、副菜、牛乳・乳製品、果物は適量を満たしておらず、栄養バランスの悪い状態。

「食事バランスガイド」で適量を知ろう

1日に必要なエネルギーが 2000～2400kcalの場合

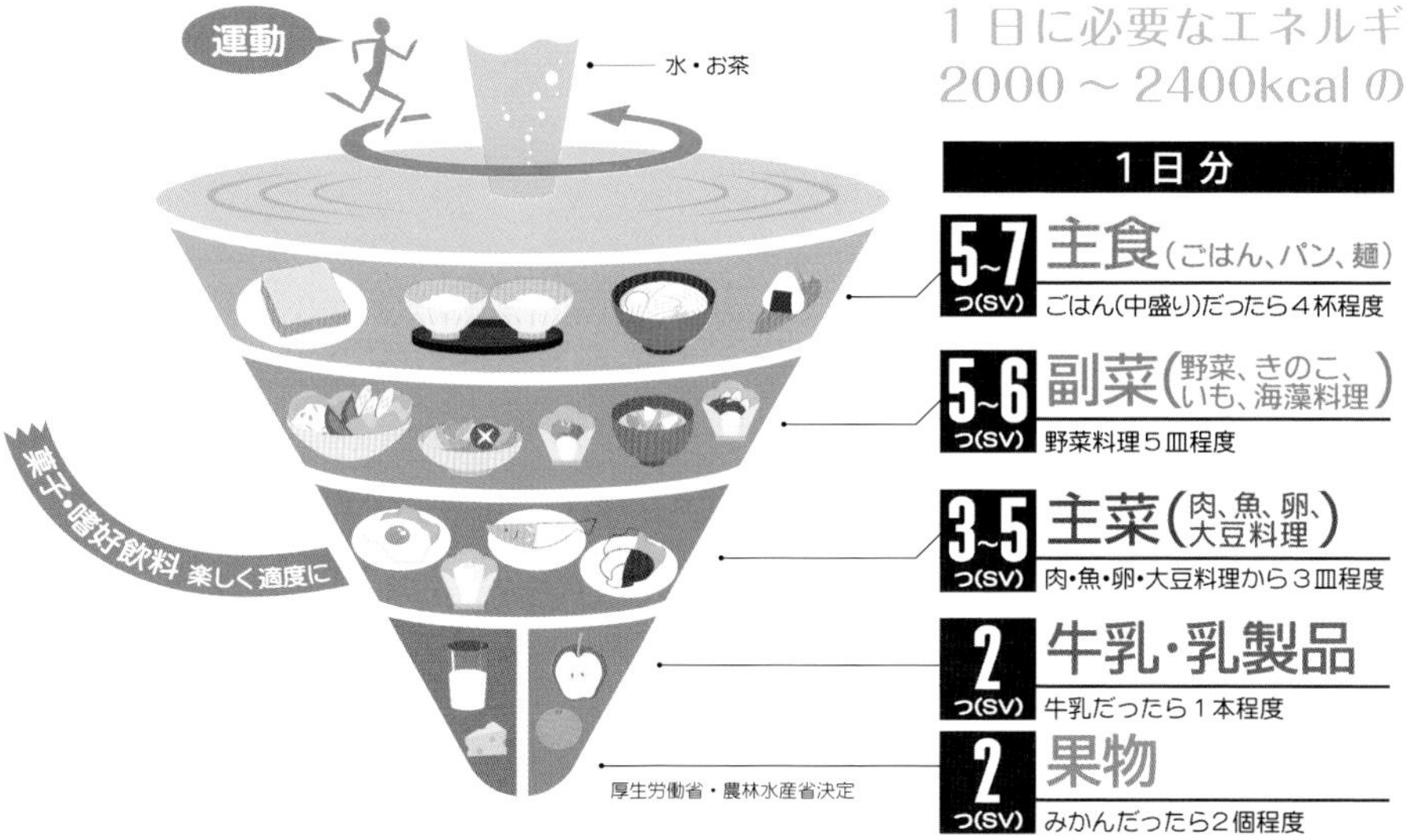

1日に必要なエネルギーから適量がわかる

料理例はP48～51へ

エネルギー必要量(kcal)	料理別・1日にとりたい量の目安(SV)				
	主食	副菜	主菜	牛乳・乳製品	果物
1400～2000	4～5つ	5～6つ	3～4つ	2つ	2つ
2000～2400	5～7つ		3～5つ		
2400～3000	6～8つ	6～7つ	4～6つ	2～3つ	2～3つ

Check　自分のエネルギー必要量の目安は？

1日のエネルギー必要量は、年齢や身体活動レベルからおおよそを導き出せる（詳しくは、P22～25の「推定エネルギー必要量」参照）。

1400～2000kcal

・6～9才男女
・身体活動レベルが低い10才以上女性
・身体活動レベルがふつうの18才以上女性
・75才以上男性　など

2000～2400kcal

・10～11才男女
・身体活動レベルが低い12～74才男性
・身体活動レベルが高い18～74才女性　など

2400～3000kcal

・身体活動レベルがふつう以上の12～74才男性
・身体活動レベルがふつう以上の12～17才女性　など

※成長期などで身体活動レベルが特に高い場合は、必要に応じて「主食」「主菜」「副菜」の目安を増やす。
※成人でBMIが25以上（肥満）の場合は、主食や主菜を少なめにするなどして、摂取エネルギー量を控えめに。

「主食」でエネルギー源の炭水化物をとる

Check1

主食となる料理は？

1つ分

・ごはん小盛り1杯
・おにぎり1個
・食パン1枚
・ロールパン2個
・クロワッサン2個
・白がゆ1杯　など

2つ分

・ごはん大盛り1杯
・うどん1杯
・もりそば1杯
・スパゲッティ1皿
・中華めん1杯
・うな重1人前　など

エネルギー必要量はP47へ

Check2

自分の適量の目安は？

エネルギー必要量が1400～2000kcal

1日に合計 4～5つ

- 朝　食パン1枚
- 昼　うどん1杯
- 夜　おにぎり1～2個　など

エネルギー必要量が2000～2400kcal

1日に合計 5～7つ

- 朝　おにぎり1～3個
- 昼　ごはん大盛り1杯
- 夜　ラーメン1杯　など

エネルギー必要量が2400～3000kcal

1日に合計 6～8つ

- 朝　おにぎり1～3個
- 昼　ごはん中盛り2杯
- 夜　スパゲッティ1皿　など

“1品料理”はどう計算すればいい？

ラーメンや鍋、丼物、カレーライスなどの1品料理は、使われている材料を見て、主食、主菜、副菜に換算してカウントする。

ラーメン

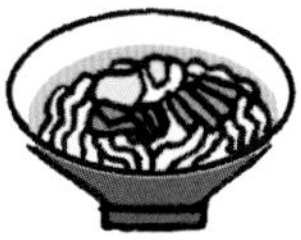

［材料］
中華めん（主食・2つ）
豚肉（主菜・1つ）
トッピングの野菜（副菜・1つ）

寄せ鍋

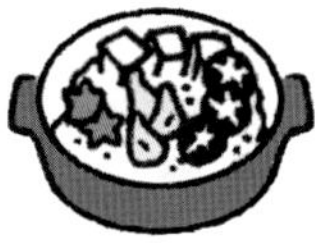

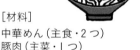

［材料］
雑炊用ごはん（主食・1つ）
豆腐・鶏肉（主菜・各1つ）
にんじん・きのこ（副菜・各1つ）

炭水化物は穀類に豊富。ごはんなどからしっかりとる

主食は体のエネルギーとなる糖質の供給源。炭水化物が主成分のごはんやパン、めん類をとります。食事バランスガイドでは、主食の「1つ（SV）」は炭水化物が約40gとなる量に設定されています。

ダイエットのために主食を減らす人もいますが、栄養バランスが崩れてしまうので、適量をしっかり食べましょう。ただ、チャーハンなど油を加えて調理したものは高エネルギーなので、食べ過ぎに注意します。

また、アルコールは栄養面で炭水化物の代わりにはなりません。お酒を飲むなら、主食を食べたうえで、1日の適量（日本酒なら約1合、ビールなら500ml缶約1本）を守ります。

「主菜」でたんぱく質をしっかり補う

Check 1

主菜となる料理は？

1つ分

- ウインナーのソテー1皿
- 納豆1パック
- 目玉焼き／卵焼き1皿
- 冷ややっこ1/3丁　など

2つ分

- 焼き鳥2本
- 焼き魚／天ぷら1皿
- オムレツ1皿　など

3つ分

- から揚げ3個
- とんかつ1皿
- ハンバーグ1皿　など

エネルギー必要量はP47へ

Check 2

自分の適量の目安は？

エネルギー必要量が1400～2000kcal

1日に合計 **3～4つ**

朝	卵焼き1皿（卵1～2個分）
昼	ウインナーのソテー1皿
夜	焼き魚1皿　など

エネルギー必要量が2000～2400kcal

1日に合計 **3～5つ**

朝	納豆1パック
昼	天ぷら1皿
夜	焼き鳥2本　など

エネルギー必要量が2400～3000kcal

1日に合計 **4～6つ**

朝	冷ややっこ1/3丁
昼	とんかつ1皿
夜	煮魚1尾　など

揚げ物などは1日1品までにする

揚げ物や炒め物といった油を使う料理は、脂質が多く高エネルギー。できるだけ1日1品までに抑えたい。

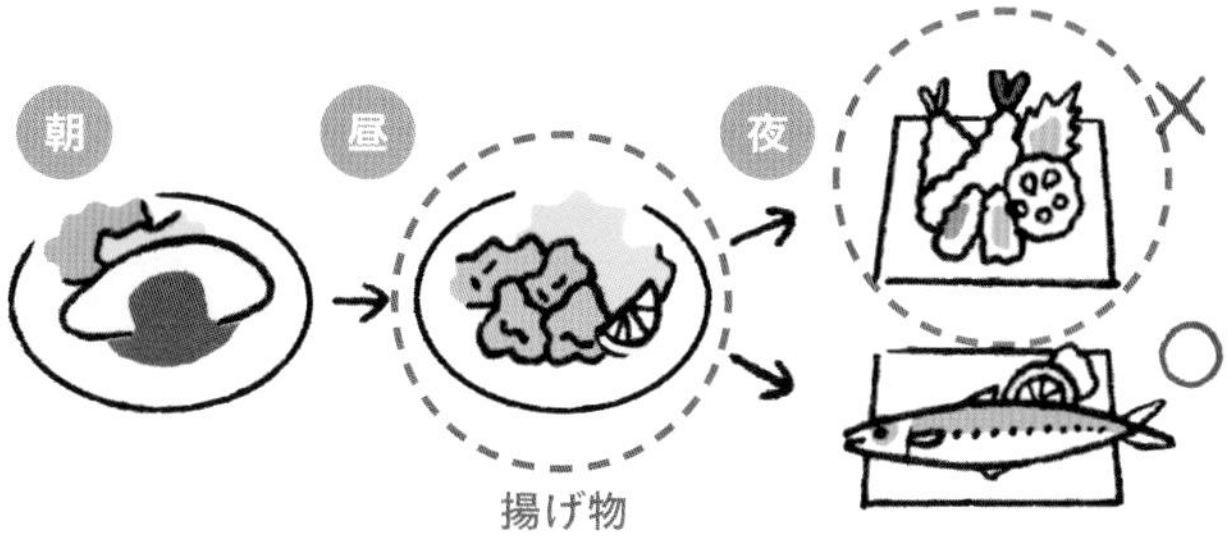

肉や魚、大豆製品、卵料理をいずれか1品、毎食とる

主菜とは献立のメインとなるおかずのことで、1食につき1品が原則です。主菜としてとりたいのは、筋肉や血液など、体をつくるもととなるたんぱく質です。

食事バランスガイドの基準量「1つ（SV）」は、主成分のたんぱく質が約6gとなる量です。たんぱく質は、肉、魚、卵、大豆製品などに豊富に含まれているので、これらを主菜として取り入れましょう。

注意が必要なのは、ハンバーグやしょうが焼きなどの肉料理。1品で「3つ」に相当するものもあります。肉の部位や調理法によっては脂質が多くなりがちなので、1日の中でもとり過ぎないよう注意しましょう。

「副菜」でビタミン、ミネラル、食物繊維を補う

エネルギー必要量はP47へ

Check 1

副菜となる料理は？

1つ分

- 野菜や海藻、いも類のサラダ1皿
- 酢の物／和え物／おひたし1皿
- 野菜の煮物（小鉢）1皿
- 具だくさんの汁物1杯
- 野菜ジュース200ml　など

2つ分

- 野菜炒め1皿
- 野菜の煮物（中鉢）1皿
- 根菜の煮物1皿
- コロッケ1皿　など

Check 2

自分の適量の目安は？

エネルギー必要量が1400～2400kcal

1日に合計 5～6つ

朝	海藻とツナのサラダ1皿、キャベツとわかめのみそ汁1杯
昼	かぼちゃの煮物（小～中鉢）1皿
夜	さといもの煮物1皿　など

エネルギー必要量が2400～3000kcal

1日に合計 6～7つ

朝	野菜サラダ1皿、ほうれん草のおひたし1皿
昼	野菜炒め1皿
間食	野菜ジュース200mlパック1本
夜	根菜のスープ1～2杯　など

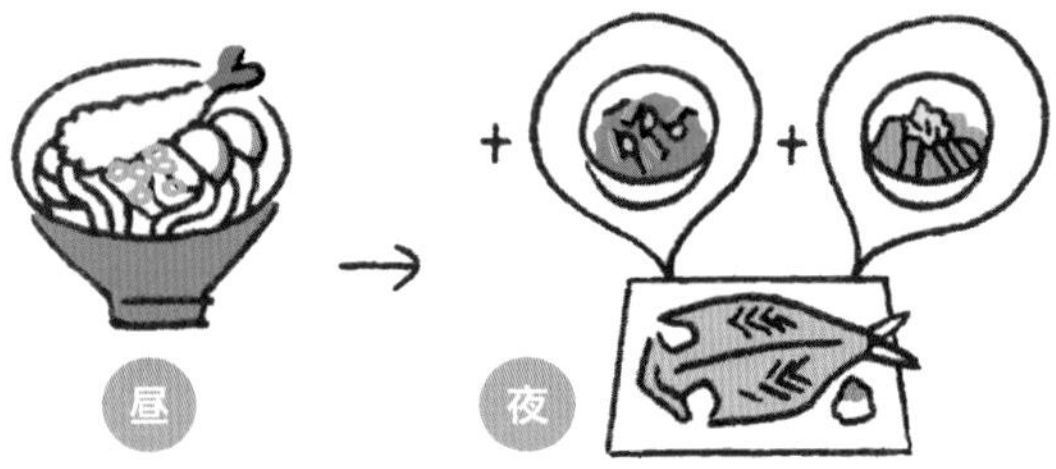

副菜をとりそこねたら次の食事で補う

仕事などで忙しいと、昼食を単品の丼物などで済ませて、副菜をとりそこねることも。夕食で副菜を2つ分以上とるなどして調節する。間食で補ってもよい。

緑黄色野菜を中心に、海藻やきのこなどをとる

副菜とは、サラダやおひたしなどの小鉢や汁物のことで、主菜だけでは必要量をまかなえないビタミンやミネラル、食物繊維の供給源です。食事バランスガイドの基準量「1つ（SV）」は、野菜の重量約70gに相当します。

緑黄色野菜、きのこ、海藻、豆類を中心に多くの食品を組み合わせると、栄養バランスにすぐれた副菜になります。また、何品かの料理をつくるのが難しいときには、汁物を具だくさんにしてもよいでしょう。

野菜ジュース（100%のもの）200mlも「1つ」分に相当するので、忙しいときや野菜不足を感じたときにはおすすめです。

牛乳・乳製品でカルシウム、果物でビタミンCをとる

Check 1 牛乳・乳製品、果物の1つ分は？

牛乳・乳製品

- 牛乳 100ml
- ヨーグルト 1 パック
- プロセスチーズ 1 枚　など

果物

- みかん／柿 1 個
- りんご／梨 1/2 個
- ぶどう 1/2 房
- いちご 6 個
- バナナ 1 本
- 果汁 100%ジュース 200ml
　など

エネルギー必要量は P47 へ

Check 2 自分の適量の目安は？

エネルギー必要量が 1400 ～ 2400 kcal

1 日に合計 各2つ

朝	バナナ 1 本
昼	牛乳 200ml パック 1 本
夜	りんごジュース 1 杯　など

エネルギー必要量が 2400 ～ 3000 kcal

1 日に合計 各2～3つ

朝	プロセスチーズ 1 ～ 2 枚
昼	オレンジジュース 1 杯
間食	ヨーグルト 1 パック
夜	りんご 1/2 ～ 1 個　など

子どもは牛乳・乳製品を少し多めにとる

成長期の子どもには、骨の発育を促すために十分なカルシウムが必要。1 日２～３つ分、または２～４つ分を目安にとる。

成長期の子どもに必要な牛乳・乳製品の目安

1400 ～ 2400kcal の場合

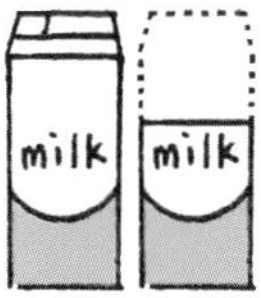

1 日に
2～3つ分
（牛乳 200ml ×
1 ～ 1.5 本分）

2400 ～ 3000kcal の場合

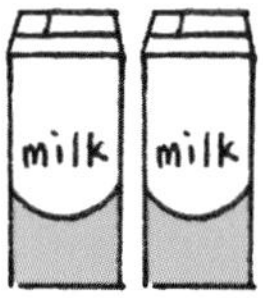

1 日に
2～4つ分
（牛乳 200ml ×
1 ～ 2 本）

デザートや間食などを利用して忘れずにとる

「牛乳・乳製品」は、日本人に不足しがちなカルシウムの供給源です。食事バランスガイドの「1つ（SV）」はカルシウム約100mgに相当します。

「果物」はビタミンCやカリウムの供給源で、「1つ（SV）」は果物の重量約100gです。ビタミンCは体内に貯蔵できず、2～3時間で排泄されてしまうので、食事のたびに野菜や果物から補給したいものです。

どちらも食後のデザートなどで取り入れると、不足を防ぐことができます。子どもの場合は間食にしてもよいでしょう。間食に菓子類を食べ過ぎると肥満をまねくので、1日200kcal以内とし、できるだけ乳製品や果物を食べるようにします。

Q 献立をつくるポイントは？

毎食なるべく多種類の食品をとり、さまざまな栄養素をとれるよう工夫します。

献立の組み合わせ方にはルールがある

何をどれだけ食べればよいのかわかったら、献立を考えてみましょう。

ポイントは「同じ食品を重ねない」「同じ調理法を重ねない」「主食・主菜・副菜の適量を守る」の3点です。このルールは1食の中だけでなく、1日の中でも守るようにします。例えば、昼の主菜が鶏のから揚げだったなら、夜の主菜は煮魚にする、といった具合です。3つのルールを意識することで、自然に栄養の偏りを防ぐことができます。

毎食気をつけたい献立ルール

Rule 1　同じ食品を重ねない

例えば主菜をイカフライ、副菜をイカとタコのマリネというふうに、同じ食品を使うと、1食でとれる食品の種類が減ってしまう。できるだけ多様な食品を組み合わせること。

Rule 2　同じ調理法を重ねない

主菜も副菜も炒め物、というふうに、調理法を重ねると脂質や塩分のとり過ぎにつながりやすい。1品が炒め物ならもう1品は酢の物にするなど、変化をつける。

Rule 3　「主食」「主菜」「副菜」の適量を守る

必要以上に大盛りにしたり、おかわりをしたりすると、エネルギー過多になりやすい。食事バランスガイド（P46～51参照）などで自分の適量を知り、守る。

3食の合計が、1日に必要なエネルギー量を超えないように調節する

（エネルギー量はP22～25でチェック）

バランスのよい献立にするにはココをチェック

Check!

副菜で、不足しがちな野菜を補っているか

1日にとりたい野菜の目安は約350gで、両手に約1杯ほど。主菜だけでは補いにくいため、副菜でしっかり取り入れる。

Check!

主菜は肉、魚、卵、大豆製品を取りそろえているか

肉や魚、卵には動物性たんぱく質、大豆製品などには植物性たんぱく質が多く含まれる。朝は大豆製品、昼は肉、夜は魚か卵などとローテーションし、バランスよくとる。

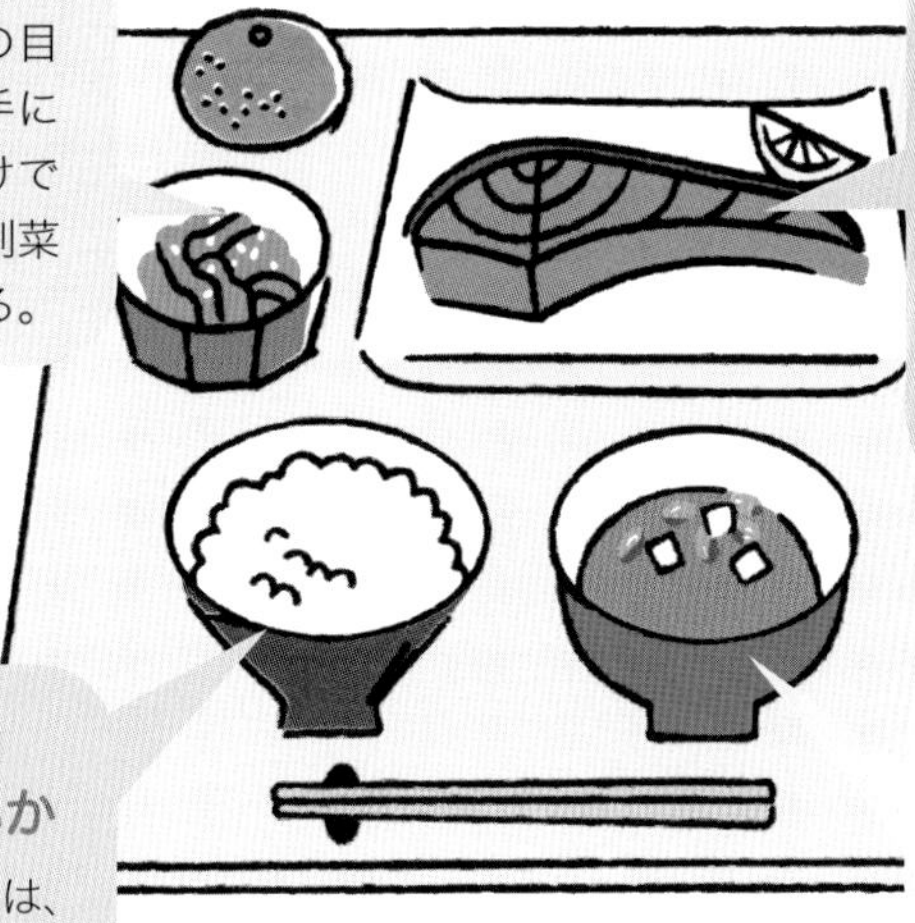

Check!

ごはんを盛り過ぎていないか

炭水化物であるごはんは、食べ過ぎるとエネルギー過多になりやすい。大盛りは控え、基本的に1食につき小盛り〜中盛り1杯までとする。

Check!

汁物や果物で足りない栄養素を補っているか

主食、主菜、副菜でとり切れない栄養素は、みそ汁やスープなどを足したり、デザートに果物をつけたりして補う。

主食、主菜、副菜のほか、汁物や副々菜を活用する

献立を考えるときは、基本である「主食・主菜・副菜」をベースに、できるだけ旬の食材を取り入れるようにします（P36コラム参照）。

理想は「一汁三菜」です。三菜とは、主菜、副菜、副々菜を指し、副々菜とは箸《はし》休め的な漬物やおひたしなどのことです。主食・主菜・副菜いずれも摂取量の目安は50g以上ですが、副菜が50gに満たないときには副々菜を足します。食材には、豆や果物など摂取量が不足しがちなものを使うとよいでしょう。

子どもや高齢者、妊婦・授乳婦のいる家庭は、各自に必要なエネルギーと栄養素がとれるよう、調理や食材を工夫します（P26〜35参照）。

Q

外食でも、偏らずに栄養をとるヒケツは？

外食の基本は定食。コンビニ食にはおかずをプラスするクセをつけて。

すぐにできる外食のルール

Rule 1
できるだけ魚の定食を。丼物には副菜をプラスして

魚に豊富な不飽和脂肪酸は、血液をきれいにして記憶力や集中力を高めてくれる。野菜もとれる定食にし、丼物などの単品にはサラダや小鉢を足す。

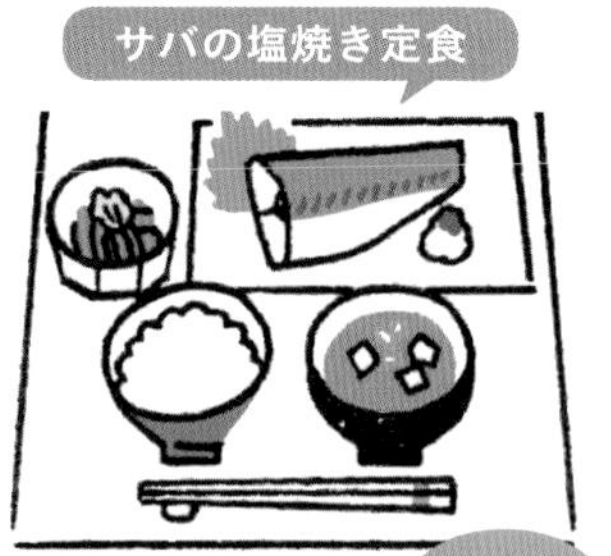

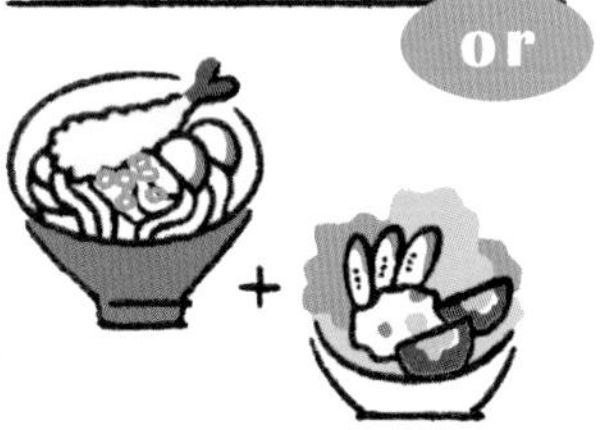

Rule 2
エネルギー過多にならないよう、組み合わせや量に注意する

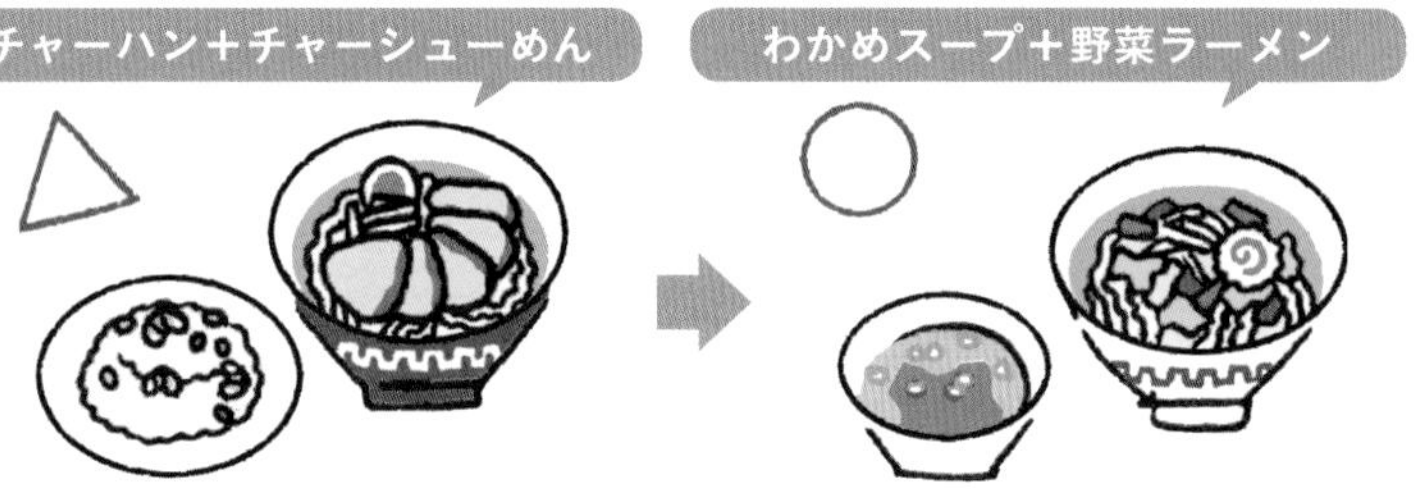

外食は脂質や塩分が多く、組み合わせ方によっては適量を簡単にオーバーしてしまう。食材や調理法が重ならないようにし、食べ過ぎに注意する。

副菜や汁物のつく定食に。主菜は魚料理を選ぶ

外食は一般的に高エネルギーで味付けも濃いので、選び方に工夫が必要です。特に丼物やめん類などの単品は炭水化物が多く、食材が偏りがちなので、定食を選びましょう。

主菜は肉よりも魚のほうがヘルシーです。魚に含まれる不飽和脂肪酸（DHA）は血液中の余分な脂質を取り除き、血液をきれいにします。さらに、DHAを摂取すると集中力が高まるので、昼食に魚を食べれば仕事の効率アップが期待できます。

コンビニ食は組み合わせに工夫を

A お弁当にするなら……

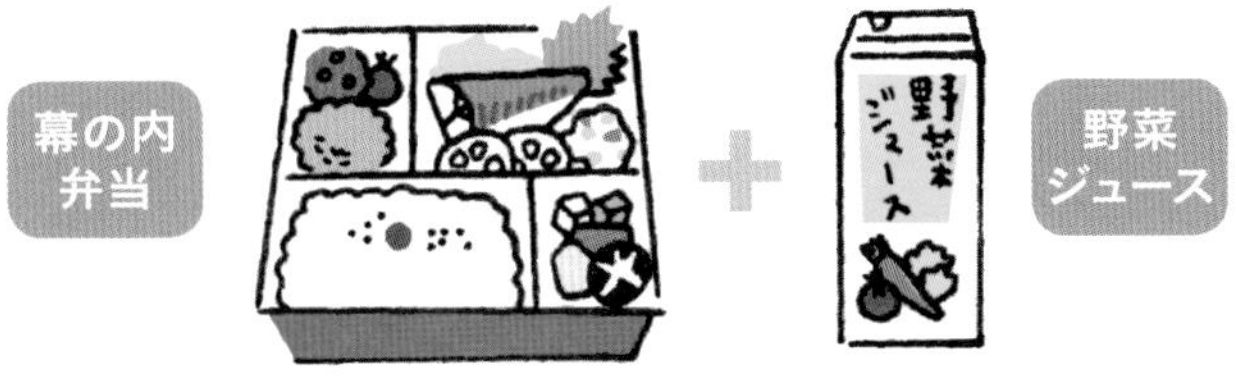
幕の内弁当
野菜ジュース
野菜ジュース

バランスのとれた幕の内弁当を選ぶ

主食、主菜、副菜がバランスよく入っている幕の内弁当や、それに近いものを選ぶ。内容によっては、野菜ジュースや果汁100%ジュースで不足分を補って。

B おにぎりにするなら……

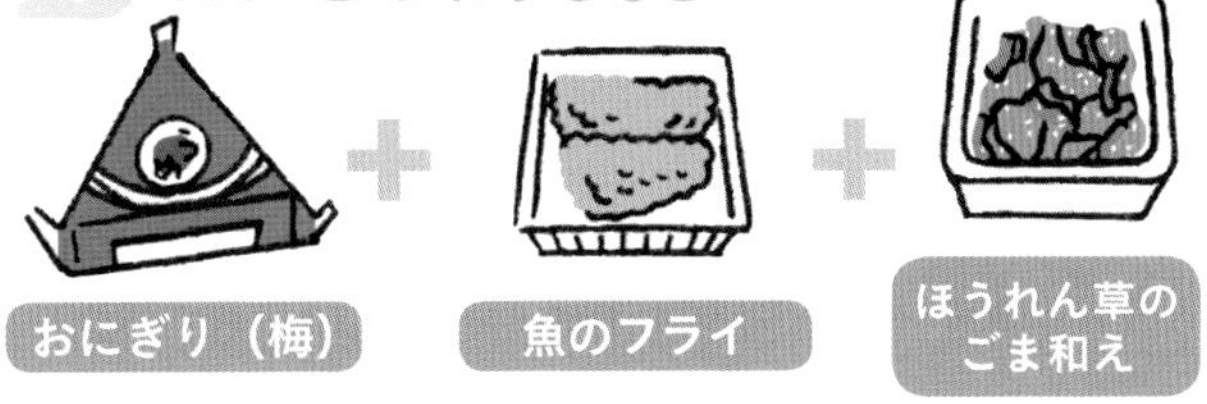
おにぎり（梅）
魚のフライ
ほうれん草のごま和え

魚や野菜などの惣菜をプラスする

おにぎりは具の入ったものを選ぶ。副菜として魚のフライや煮魚、ほうれん草のごま和えなど惣菜をつけて、定食風に。

C サンドイッチにするなら……

主菜になる具を選び、果物や牛乳をプラスする

カツサンドや卵サンドなど、サンドイッチの具は主菜となるものを選ぶ。単品で果物やパックの牛乳などをつけると、ビタミン・カルシウムを補える。

単品を食べたいときは、サラダなどの副菜も注文しましょう。また、めん類の汁は塩分が多いので、飲み干さないようにします。

夜に会食や宴会があるときには、昼食または翌日の食事を軽めにするなど、食事量を調節してください。

コンビニ食なら、惣菜などのおかずをいっしょに買う

コンビニなどでお弁当を買うときには、幕の内弁当を選び、まだ不足している栄養素を1～2品プラスして補います。主食をおにぎりやサンドイッチにする場合も同様に、おかずをプラスして足りない栄養素を補ってください。外食もコンビニ食もできるだけ1日1回までにし、不足しがちな野菜などは前後の食事でしっかり食べるようにしましょう。

Q 太ってきたかも、と感じたら？

肥満の原因は食べ過ぎや運動不足。まずはBMIをチェックしてみましょう。

1日の適正摂取エネルギー量を求める

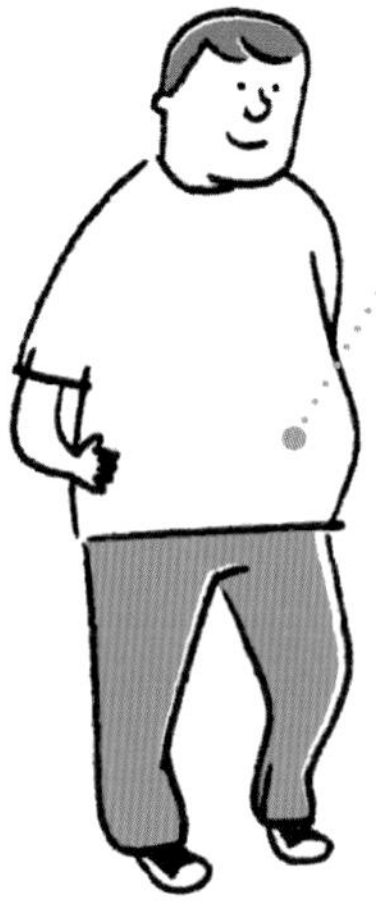

BMI（ボディ・マス・インデックス）
体格指数のこと。身長と体重から計算でき、肥満の基準値として用いられる。

現在の体重（kg） ÷（ 身長（m） × 身長（m） ）

BMIから肥満度をチェック！

BMI	18.5 未満	18.5 ～ 25 未満	25 以上
体格	やせ	標準	肥満

BMIが25以上の人は、肥満解消の必要性あり！

“標準体重”を目指して減量する

身長（m） × 身長（m） × 22 ＝ 標準体重（kg）

日本人では、BMIが22のときがもっとも病気になりにくいとされる。

〃これを目指す〃

！減量に取り組むときはここをチェック

- ☑1カ月で1kg減くらいのペースで、無理はしない
- ☑意識して運動量を増やす
- ☑BMIの変化にも注目する

体重だけでなくBMIにも注目を。もっとも病気になりにくいとされる数値は22だが、目標BMIは年齢によって幅がある。減量の際はこの範囲を目安に。

年齢	目標とするBMI
18～49才	18.5～24.9
50～64才	20.0～24.9
65～74才	21.5～24.9
75才以上	21.5～24.9

ふだんの活動量を高めて、エネルギーを消費する

1日30分間以上の有酸素運動を週3日以上行う

ウォーキングなどの有酸素運動は、効率よく脂肪を燃やせるため、肥満解消におすすめ。息が弾んで汗をかく程度のものを、1日30分間以上、週3日以上行おう。

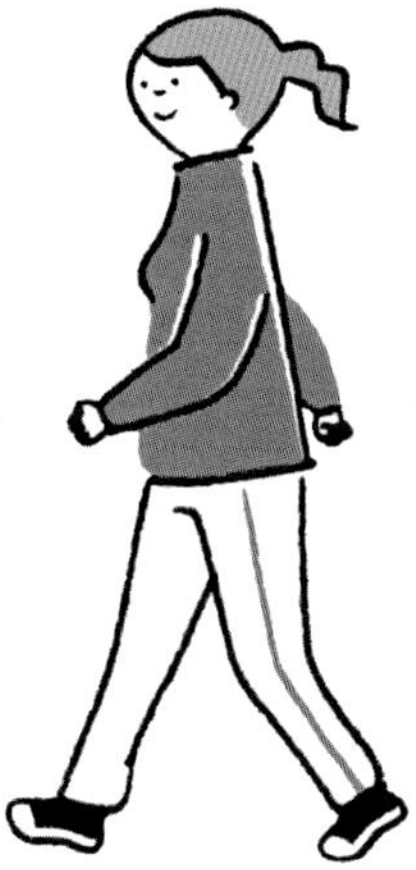

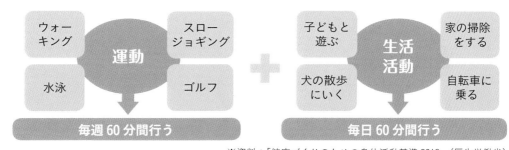

ふだんの生活の中で意識して体を動かす

窓拭きや床掃除、買い物や散歩に出かけるなど、生活の中で積極的に体を動かすこともよい運動になる。エレベーターより階段を使うなど、歩く時間を増やすことから始めてみよう。

合わせて“身体活動量”を高める

肥満を予防・解消し、生活習慣病を予防する身体活動の例

運動：ウォーキング／スロージョギング／水泳／ゴルフ
→ 毎週60分間行う

＋

生活活動：子どもと遊ぶ／家の掃除をする／犬の散歩にいく／自転車に乗る
→ 毎日60分間行う

※資料：「健康づくりのための身体活動基準2013」（厚生労働省）

エネルギーのとり過ぎを抑え、運動量を増やす

〝太ってきたかも〟と感じたら、体重を測り、BMIを計算して肥満度をチェックしてみましょう（右ページ参照）。肥満は生活習慣病をまねいたり、膝《ひざ》関節を痛めたりする原因になります。標準体重をオーバーしていたら、減量に努めます。

ただし、食事を極端に減らす、特定の食品だけを食べるなど、無理なダイエットは体によくありません。1日に必要とされるエネルギー量の目安（P24参照）を確認し、その範囲内におさまるように食事量を調整しましょう。

食事の改善に加えて、運動量を増やすことも大切です。まずはたくさん歩くことから始めてみましょう。

Q どうして1日3食が基本なの？

1日に必要な栄養素やエネルギーは、3食しっかり食べて補うことが大切です。

朝食を食べない子どもや大人が増えてきている

大人ばかりでなく子どもでも朝食を抜く人が増えていますが、これは大きな問題です。

糖質が分解されて生じるブドウ糖は、脳の唯一のエネルギー源です。しかし、夕食で摂取したブドウ糖は寝ている間に消費され、朝にはからっぽの状態に。朝食を食べないとブドウ糖が補給されず、頭が働かなくなる、つまずきやすくなるなど身体機能も鈍くなります。仕事も勉強も、能率が上がりません。

ブドウ糖は寝ている間に使われる

摂取したブドウ糖はグリコーゲンとなり、肝臓に蓄えられる

食品に含まれる糖質は体内でブドウ糖に分解され、肝臓でグリコーゲンとなり、約60gまで蓄えられる。

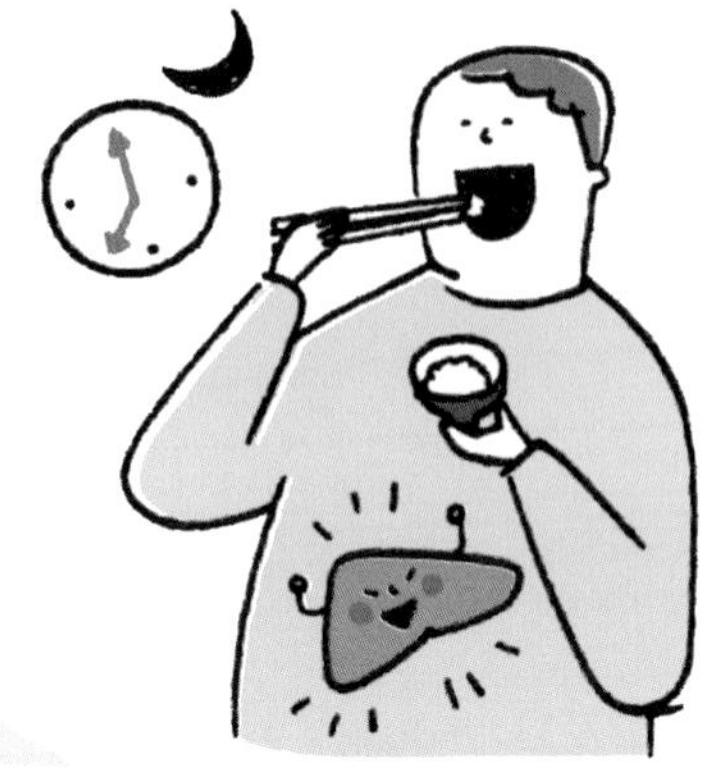

肝臓に蓄えられたグリコーゲンは、基礎代謝によって1時間につき約5g消費される

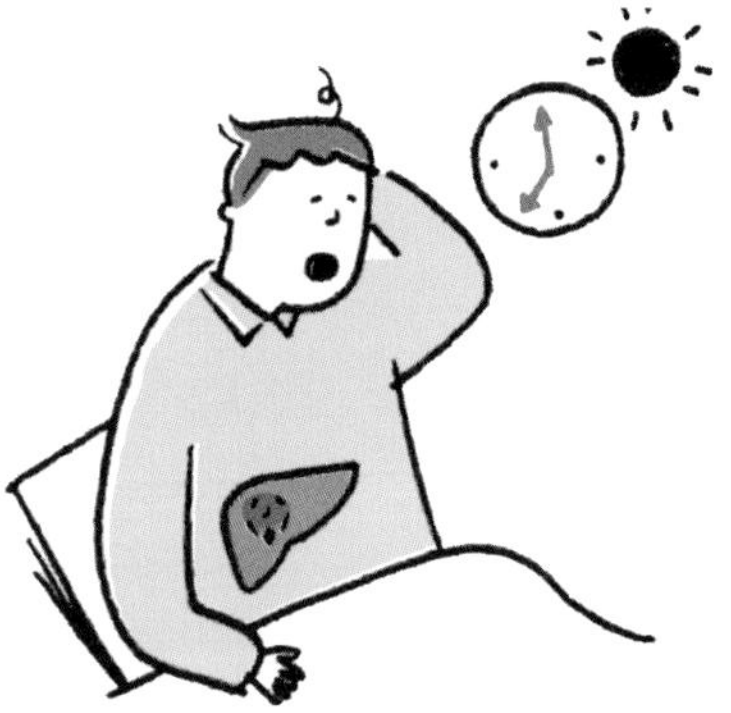

寝ている間にグリコーゲンが使われ、朝、頭がぼんやりする

夕食で摂取したグリコーゲンは寝ている間に使い果たされ、朝起きる頃にはからっぽの状態に。ブドウ糖は脳のエネルギー源であるため、頭が働かず、ぼーっとする。

1日に必要な栄養素を3回+1回に分けてとる

朝食

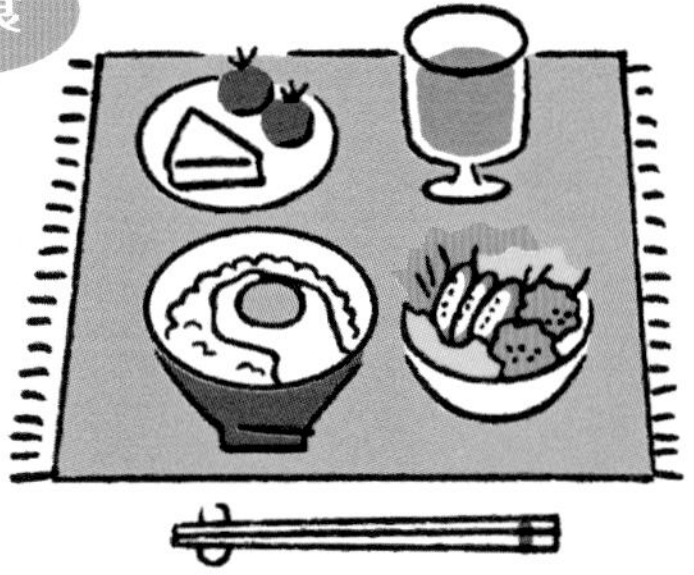

夜のうちにサラダをつくる、皿に盛るだけで済むものにするなど、工夫する。曜日ごとに献立のパターンを決めれば迷わない。

準備をラクにするコツ

コツ1　前日の夜に下ごしらえしておく

コツ2　調理する手間のいらないものにする

コツ3　曜日ごとにパターンを決めておく

昼食

5大栄養素を意識して、バランスよくとる

午前中のうちに消費されたエネルギーを補給する。午後を活発に過ごすために、糖質、脂質、たんぱく質、ビタミン、ミネラルを含む食品をまんべんなくとる。

間食

夕食が遅くなるときは軽めにとる

軽い食事をすることで空腹感を和らげ、夕食の食べ過ぎを防ぐ。不足しがちな乳製品などをとっても。

夕食

朝と昼を振り返り、とれなかった分を補う

朝食と昼食で不足した栄養素を補う。食べ過ぎると脂肪として体内にたまるため、適量を守ること。夕食が遅くなる場合は、低エネルギーで消化のよいものにする。

頭を働かせて活動的に過ごすためには、しっかり朝食を食べることが大事なのです。

朝食だけでなく昼と夜も欠かさず食べる

1食で食べられる食事量は限られていますし、ビタミンCなど水溶性の栄養素は体内に蓄えておくことができません。体に必要な栄養素を十分にとるためには、朝・昼・夕と1日3度の食事が必要です。

朝忙しい人は、準備をラクにするコツ（上段参照）を参考にしてみましょう。より簡単にするなら、主食はクラッカーやおせんべい、主菜・副菜・副々菜にチーズ、キウイフルーツ、野菜ジュースでもかまいません。これで3大栄養素とカルシウム、ビタミン、食物繊維を補えます。

Q

足りない栄養素は、サプリメントで補ってもいい？

サプリメントのメリットとデメリットをきちんと理解しておきましょう。

サプリメントは「健康食品」の一つ

〝何となく体によさそう〟という理由から、サプリメントを買って飲んでいる、という人もいるでしょう。しかし、体にとり入れるものですから、その成分や品質についてきちんと知っておく必要があります。

日本では、サプリメントは「健康食品」に分類されています。健康食品は、国が機能表示を許可した「保健機能食品」とそれ以外のものに大別されます。錠剤、カプセル、粉末、液状など形状もさまざまです。

サプリメントは「食品」に分類される

薬

医薬品（医薬部外品を含む）

病気の予防・治療に使われる。医師の処方箋が必要となる医療用医薬品と、処方箋がなくても薬局や薬店などで購入できる一般用医薬品がある。医薬部外品は主に予防効果が期待できるもの。

健康食品

保健機能食品

国によって特定の機能の表示などが許可されているもの。

●**特定保健用食品**（トクホ）

国により、製品ごとに栄養素の機能の有効性と安全性が審査されているもの。特定の保健の用途を表示する。

消費者庁許可 特定保健用食品

●**特別用途食品**

乳幼児、妊産婦、高齢者、病気の人などの発育や、健康の保持・回復に適するなど、特別の用途を表示しているもの。

消費者庁許可 区分

●**栄養機能食品**

12種類のビタミンと5種類のミネラルの補給のために利用される。表示できる栄養成分と量に基準がある。特定保健用食品と異なり、国による個別の審査を受けていない。

保健機能食品以外のもの

国によって機能の表示が認められていないもの。

サプリメントはここに入る（→栄養機能食品、保健機能食品以外のもの）

サプリメントをとる前に知っておきたい

Rule1
ビタミンを補うなら総合ビタミン剤を

例えば、ビタミンEをとり過ぎると骨粗しょう症をまねく場合があるなど、ビタミンを単品で補うのはリスクが高い。総合ビタミン剤を選び、用法･用量を守って使用する。

Rule2
海外製品に注意する

海外製品のサプリメントには、薬の成分が添加された「無承認無許可医薬品」が含まれている危険性が。薬の含有量や種類によっては健康被害を受ける恐れもあるので要注意。

Rule3
持病のある人はかかりつけ医に相談を

持病があって薬を服用している場合、薬によってはサプリメントといっしょに使用すると効果が変動したり、治療の妨げとなったりする。使用前にかかりつけ医に相談を。

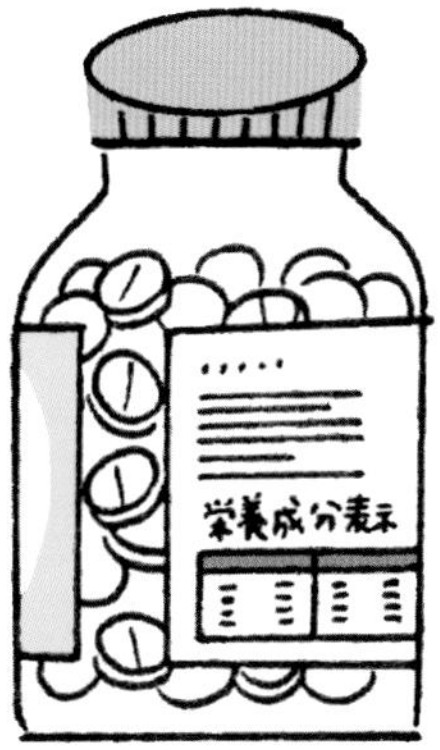

表示内容をチェックしてみよう

✔ **成分名は明確に表示されているか**

「○○エキス」など、具体的な原材料名が不明なものは、安全性が乏しい。明記されているものを選ぶ。

✔ **含有量は明記されているか**

含有量が明確に表示されていない場合、製造側の品質管理ができていない可能性があるため、避ける。

✔ **問い合わせ先は確認できるか**

通常は食品衛生法により、成分や含有量について気になることや不都合があったときのため、問い合わせ先を表示するよう定められている。表示がないものは避ける。

あくまでも〝補助〟として利用する

本来、栄養素は3度の食事からとるべきで、バランスのよい食生活を心がけていれば、栄養素が極端に不足することはありません。ただし、「妊娠中に不足しがちな葉酸（P32参照）をサプリメントで補給する」など、どうしても不足する場合に、補助としてサプリメントを利用するのは効果的といえます。

問題なのは、サプリメントを飲んでいるからと食事がいい加減になったり、ビタミンAやEなど、過剰摂取が健康被害をまねくものを必要以上にとり過ぎてしまうことです。

利用する際は、成分表示をよくチェックしたうえで慎重に検討し、一時的な使用に留めましょう。

Q 着色料や保存料などの食品添加物が心配です。家庭で知っておきたいことや、気をつけるポイントは？

A 安全を確認できるよう、厚生労働省が取り組んでいますが、心配なら栄養成分表示を見て確認を。

食品添加物は、食品の保存性や、味、発色、香りなどをよくするために加える成分です。厚生労働省では、安全性と有効性を確認した成分を「指定添加物」と「指定外添加物」（さらに既存添加物、天然香料、一般飲食物添加物の３種に分けられる）に分類し、成分の純度や上限値などの使用基準を定めたうえで添加を認めています。

通常の摂取量であれば心配し過ぎる必要はありません。厚生労働省による調査でも、食品添加物の摂取量は１日の許容摂取量を大きく下回っているという結果が出ています。

とはいえ、気になる人もいるでしょう。その場合は、食品のパッケージに記載されている栄養成分表示をよく見て、添加物不使用のものや、使用されている添加物の数が少ないものを選ぶとよいでしょう。

日本で認められている食品添加物

●指定添加物

食品衛生法に基づき、国が使用してよいと認めたもの。食品安全委員会の評価を受けている。約400品目ある。

・ソルビン酸（保存料）
・キシリトール（甘味料）　など

●既存添加物

国内で長年使用されてきた天然添加物として、使用・販売が認められているもの。約300品目ある。

・クチナシ色素（着色料）
・ペクチン（増粘料）　など

●天然香料

動植物から得られる香料。約600品目あり、主に香り付けの目的で食品に使用される。使用量はごくわずか。

・バニラ香料
・レモン香料　など

●一般飲食物添加物

通常は食品として使われており、食品添加物として使用されるもの。約100品目ある。

・ゼラチン（製造用剤）
・ココア（着色料）　など

STAGE
3

栄養素の効能と“かしこい”とり方

栄養は、必要量を満たすことも大事ですが、
ほんのちょっとの工夫で、
その効能を一段とアップすることができます。
各栄養素の効能と合わせて、
いっしょにとるとよい栄養素や、調理のコツをお教えします。

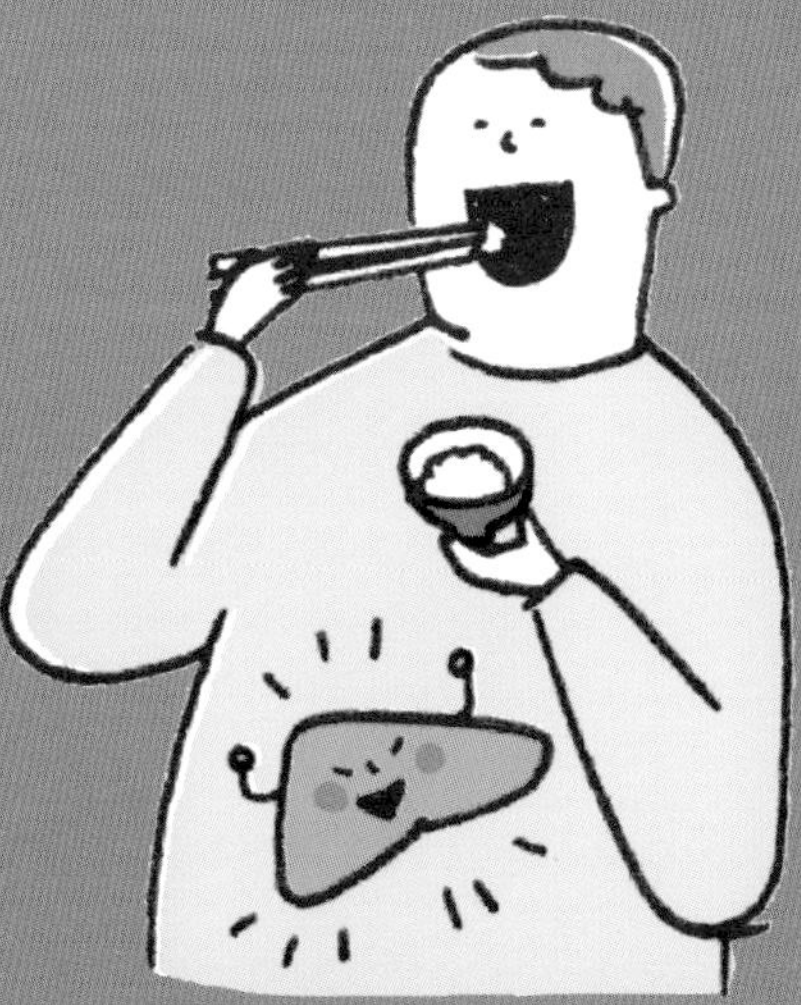

saccharides
糖質

糖質

- ✔ 脳や神経系にとって、唯一のエネルギー源
- ✔ 穀類やいも類、果物などに多く含まれる
- ✔ ビタミン B_1 と合わせてとると、効率よくエネルギーに変えられる

糖質（炭水化物）を多く含む主な食品

（食品 100g あたりの糖質量）

米やパンなど穀類に多く、かぼちゃなど根菜にも豊富。果物には果糖の状態で含まれる。

穀類

コーンフレーク……82.2g
もち……45.5g
食パン……44.2g
精白米（ごはん）……34.6g
胚《はい》芽《が》精米（ごはん）……34.5g
玄米（ごはん）……32.0g

野菜

さつまいも……28.4g
かぼちゃ……15.9g
じゃがいも……14.2g
とうもろこし……12.0g

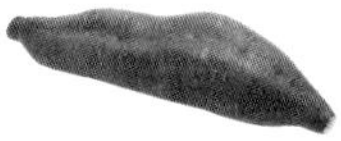

果物

バナナ……18.5g
ぶどう……17.0g
柿……13.1g

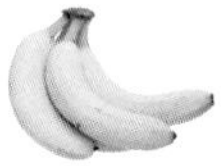

1日の摂取基準

年齢	目標量（%エネルギー）
	男女
0～5カ月	−
6～11カ月	−
1～2才	50以上65未満
3～5才	50以上65未満
6～7才	50以上65未満
8～9才	50以上65未満
10～11才	50以上65未満
12～14才	50以上65未満
15～17才	50以上65未満
18～29才	50以上65未満
30～49才	50以上65未満
50～64才	50以上65未満
65～74才	50以上65未満
75才以上	50以上65未満

＊目標量は全年齢で同じ。「%エネルギー」は、1日に摂取するエネルギーに占める炭水化物の割合。

脳や神経系の唯一のエネルギー源

糖質とは炭水化物から食物繊維を除いたもので、炭素(C)、水素(H)、酸素(O)からできています。1gで約4kcalのエネルギーになり、血糖となって全身にエネルギーを供給します。「糖質＝砂糖」というイメージがありますが、米やパンなどの穀類、根菜などにも含まれます。

糖質は大きく「単糖類」「少糖類」「多糖類」に分けられます（P66〜67参照）。摂取した糖質は単糖類まで分解されてから、小腸で吸収され、血液によって全身に運ばれます。

脳や神経系の唯一のエネルギー源となるほか、「グリコーゲン」として筋肉や肝臓に蓄えられ、また、アミノ酸をつくる材料にもなります。

糖質といっしょにとりたい栄養＆とり方

血糖値の上昇をゆるやかにし、糖尿病を防ぐ

＋食物繊維

糖質は、食後に血糖値が上昇する「食後高血糖」を進めやすく、摂取量が多いと糖尿病のリスクを高める。この糖質の消化・吸収をおだやかにするのが、食物繊維。合わせてとることで食後の血糖値の上がり方がゆるやかになり、糖尿病の予防につながる。

豊富な食品

- ごぼう
- さつまいも
- こんにゃく
- 納豆　など

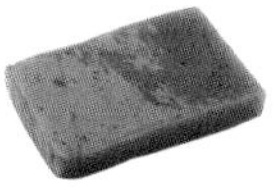

糖質の分解に不可欠。エネルギーを生み出す

＋ビタミンB_1

糖質を分解するビタミンB_1を合わせせることで、糖質をエネルギーに変えやすくなる。ビタミンB_1は豚肉などに豊富なので、食事の主菜に取り入れよう。また、主食そのものを、ビタミンB_1を含む玄米や胚芽米にすれば、糖質もビタミンB_1も同時にとれる。

豊富な食品

- 豚肉
- ブリ
- ひじき
- 大豆製品

など

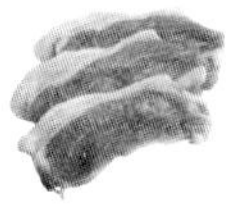

知っトク！　調理や食事のひと工夫

食事と食事の間隔をあけ過ぎないようにする

食事の間隔があくと、その分、糖質の吸収率が高まり、食後高血糖をまねきやすくなります。特に、朝食を抜くと昼や夜に食欲が増し、つい食べ過ぎてしまいがちに。糖尿病や肥満などの生活習慣病を防ぐためにも、1日3食、規則正しくとりましょう。

糖質オフはほどほどに。適量をしっかりとって

糖質を控える食事、いわゆる「糖質オフ」は、短期的に見ればダイエット効果などが期待できますが、極端に制限するのは健康面への悪影響が心配です（左下参照）。とり過ぎている場合のみ、P48 を参考に適量になるようオフするとよいでしょう。

不足すると…

疲れを感じたり、意識を失うことも

エネルギー源が不足してしまうため、疲れを感じやすく、病気に対する免疫力が弱くなる。特に脳や神経系にエネルギーが行き渡らなくなると、脳の働きが低下し、意識を失うことも。筋肉などの体たんぱく質を壊してブドウ糖をつくり出す「糖新生反応」が起こることもある。

とり過ぎると…

肥満や虫歯、糖尿病などをまねく

とり過ぎた糖質は脂肪となってたまり、肥満や脂肪肝をまねくほか、虫歯菌のエサとなって虫歯につながる。また、血液中に糖質が増えた状態が続くと糖尿病をまねく。さらに、高血糖は血管を傷つけるため、血管が硬くもろくなる。動脈硬化が進み、心疾患のリスクが高まる。

糖質の種類＆働き

糖質は、構造上の違いから「単糖類」「少糖類」「多糖類」に分けられます。
主に「単糖類」まで分解されてから体内に吸収されます。

主な3つの単糖類

糖質がもっとも小さい単位まで分解されたもの。体内に吸収され、エネルギーとして利用される。

ブドウ糖（グルコース）

自然界にもっとも多く存在する糖で、脳や体の重要なエネルギー源。血液に溶けて「血糖」となり、全身に運ばれる。血糖値を保つ作用がある。

豊富な食品

穀類、いも類、ぶどう、バナナ　など

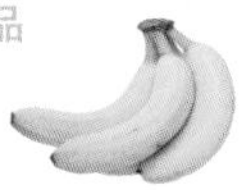

果糖（フルクトース）

単糖類でもっとも小さく、甘みが強い。素早く吸収され、即効性のあるエネルギーとなる。体内で脂肪に変わりやすいため、とり過ぎに注意。

豊富な食品

はちみつ、ぶどう、りんご、バナナ、梨　など

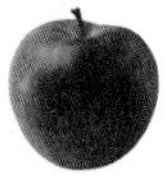

ガラクトース

ほかの糖と結びついて二糖類や多糖類として存在する。乳児の脳や体の組織にとって重要で、成長を促す作用がある。母乳にも多く含まれる。

豊富な食品

牛乳、ヨーグルト、スイカ、納豆、寒天　など

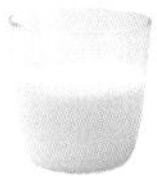

主な2つの多糖類

糖類が数百～数千個結びついてできたもの。デンプンとグリコーゲン、食物繊維を含む。甘みはない。

デンプン

多数のブドウ糖が結合してできたもので、主に植物に貯蔵されている。体内に入ると、デンプンの分解酵素であるアミラーゼによって分解され、デキストリンという成分になり、さらにそこから二糖類の麦芽糖《ばくがとう》になり、最終的にブドウ糖まで分解される。

豊富な食品

- 穀類
- いも類
- 豆類

など

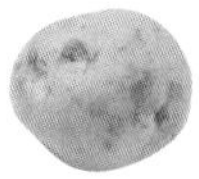

グリコーゲン

動物の体内に吸収されたブドウ糖が、肝臓や筋肉に蓄えられるときにつくられる化合物。主にエネルギー源として使われる。人間の場合、肝臓に最大約60gのグリコーゲンが貯蔵される。夜寝ている間も1時間につき約5g消費され、朝にはからっぽの状態に。

豊富な食品

- レバー
- エビ
- 貝類

など

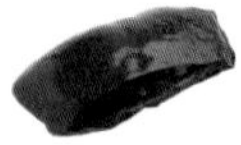

そのほかの多糖類

セルロース　ヘミセルロース　ペクチン

いずれも食物繊維の一種。
詳細は ➡P128

主な4つの少糖類

単糖が複数結合してできたもの。ショ糖やオリゴ糖が有名。2つ結合したものは「二糖類」と呼ばれる。

ショ糖（スクロース）

二糖類の一種。ブドウ糖と果糖が結合してできたもの。砂糖の主成分となる。甘味料としてもっとも広く使われており、強い甘みがある。

豊富な食品
- 清涼飲料水
- ジャム
- 砂糖　など

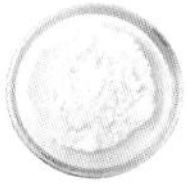

麦芽糖（マルクトース）

二糖類の一種。ブドウ糖が2つ結びついてできたもの。デンプンが分解されるときに生じる。甘みはそれほど強くないが、うまみがある。

豊富な食品
- 麦芽
- さつまいも
- 水あめ など

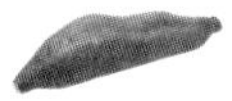

オリゴ糖

単糖が2個以上結合してできたもの。吸収されにくいため、ダイエット効果が期待できる。虫歯の原因になりにくく、腸内の善玉菌を増やして腸内環境を整える働きがある。

豊富な食品
- 牛乳
- たまねぎ
- 大豆 など

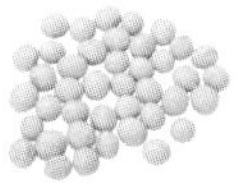

乳糖（ラクトース）

二糖類の一種。ブドウ糖とガラクトースが結合したもの。乳汁《にゅうじゅう》にのみ存在し、母乳にも含まれる。大人になると消化されにくくなり、おなかを壊すことも（乳糖不耐症）。

豊富な食品
- 牛乳
- ヨーグルト
- チーズ など

主なオリゴ糖は6種類

ガラクトオリゴ糖

母乳や牛乳に多く含まれる、ガラクトースを含むオリゴ糖。消化管の中で、整腸作用のあるビフィズス菌を増殖させる。甘みは控えめ。

フラクトオリゴ糖

ショ糖に果糖が結びついたもの。分解されにくい低カロリーの甘味料。にんにく、アスパラガス、ねぎ、たまねぎ、ごぼう、大豆などに多い。

大豆オリゴ糖

大豆や大豆製品に多く含まれる。天然に存在するオリゴ糖のラフィノースと、単糖のスタキオースで構成される。腸の働きを活発にする。

イソマルオリゴ糖

しょうゆ、みそ、はちみつなど、コクのある甘みをもつ食品に多く含まれる。うまみがあり、熱や酸に強く、調理に使いやすい。防腐《ぼうふ》性がある。

パラチノース

ショ糖に酵素の働きが加わってできたもの。天然にも存在し、はちみつやサトウキビなどに含まれる。虫歯予防の甘味料として使われる。

トレハロース

エビやきのこ類などに含まれる、天然の糖。甘みは砂糖の45％程度で、さっぱりとしている。熱や酸に強い。食品の変質を防ぐ効果もある。

ちょっと気になる栄養のギモン

糖質の“量”はどうやって求めるの？

炭水化物を構成する成分のうち、デンプン、単糖類、二糖類など、ヒトの消化酵素で消化できる糖質を「利用可能炭水化物」といいます。食物繊維や糖アルコールなど、体内で利用できない成分は含まれないため、糖質の摂取量やエネルギー量を算出するにはこの数値を用います＊。

＊本書 P64 の食品の糖質量の数値は、成分表 2020 年版（八訂）の「利用可能炭水化物（質量計）」を採用。

脂質

- ✔ 脂肪酸とアルコールからできる高分子化合物
- ✔ 体のエネルギー源となり、余ると体脂肪として蓄えられる
- ✔ 細胞膜や核膜、ホルモンなどの材料になる

脂質を多く含む主な食品

（食品 100g<ナッツ類は 10g> あたりの脂質量）

脂肪分の多い肉や、脂《あぶら》ののった魚などに多い。油やバターなどの油脂類にも豊富に含まれる。

乳製品
生クリーム（動物性）……43.0g
クリームチーズ……33.0g
カマンベールチーズ……24.7g

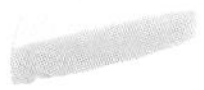

肉
牛バラ肉……39.4g
豚バラ肉……35.4g
手羽先……16.2g

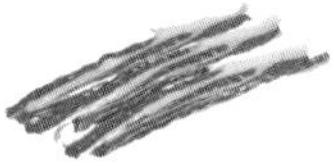

魚介
あんこうの肝……41.9g
クロマグロ（脂身）……27.5g
サンマ……25.6g

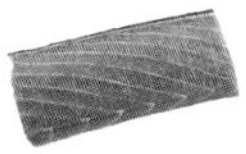

その他
オリーブ油……100.0g
バター……81.0g
油揚げ……34.4g
くるみ……6.9g（※ 10g 相当）

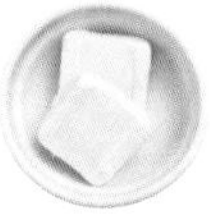

1日の摂取基準

年齢	目標量（%エネルギー）
	男女
0～5カ月	50※
6～11カ月	40※
1～2才	20以上30未満
3～5才	20以上30未満
6～7才	20以上30未満
8～9才	20以上30未満
10～11才	20以上30未満
12～14才	20以上30未満
15～17才	20以上30未満
18～29才	20以上30未満
30～49才	20以上30未満
50～64才	20以上30未満
65～74才	20以上30未満
75才以上	20以上30未満

＊目標量は全年齢で同じ。「% エネルギー」は、1日に摂取するエネルギーに占める脂質の割合。「※」は目安量。

エネルギー源となるほか、細胞膜やホルモンをつくる

脂質は、脂肪酸とグリセリンなどのアルコールが結合してできた、高分子化合物です。水には溶けず、エーテルやクロロホルムなどの有機溶媒《ようばい》に溶ける性質をもちます。

体にとって重要なエネルギー源で、1gあたり約9kcalのエネルギーを生み出します。余った分は体脂肪となり、貯蔵エネルギーとして体内に蓄えられ、必要に応じて使われます。主に体温の調節や、内臓を守るクッションの役割をします。

さらに、細胞壁《さいぼうへき》や、細胞の核を包む核膜、副腎皮質《ふくじんひしつ》ホルモンや性ホルモン、脳の神経組織をつくる材料となるなど、生命を維持するうえで欠かせない働きを担っています。

脂質といっしょにとりたい栄養素＆とり方

ビタミンＥの吸収を助け、若返り効果がアップ

＋ビタミンE

ビタミンEなどの脂溶性のビタミンは、脂質と合わせることで吸収がグッと高まる。ビタミンEには強力な抗酸化作用があり、細胞の老化を防ぐため、アンチエイジングに効果的。また、ビタミンEが不飽和脂肪酸の酸化を防ぐという効果も期待できる。

豊富な食品

- 赤ピーマン
- モロヘイヤ
- かぼちゃ
- アーモンド

など

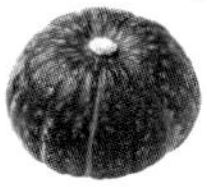

油といっしょにとると、酸化を防いでくれる

＋ビタミンC

油脂類の主成分である脂肪酸は、空気に触れると酸化が進み、老化を進め、発ガンのリスクを高める過酸化脂質をつくってしまう。予防するには、ビタミンCが効果的。油の酸化を防いでくれるため、揚げ物にレモンやかぼすを搾るなど、料理に取り入れて。

豊富な食品

- 緑黄色野菜
- いも類
- 果物

など

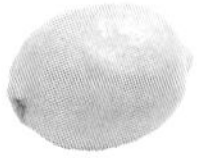

知っトク！　調理や食事のひと工夫

消化しやすいように、酢と合わせてとる

酢に含まれる酢酸《さくさん》は、胃壁《いへき》を刺激して胃液の分泌を促し、消化を助けてくれます。脂質は消化スピードが遅く、胃もたれや消化不良をまねくこともあるため、脂質を含む料理には酢を使ったり、食事の前に酢の物などを食べたりすると◎。

ふだん使用する調理油は、酸化しにくい植物油に

オリーブ油やごま油、ひまわり油、コーン油、菜種油など、植物性の油は比較的酸化しにくく、調理油として使うのにおすすめです。基本的には２～３カ月で使い切ること。保存するときは、油の容器を密閉し、冷暗所に保存しましょう。

不足すると…

脳出血のリスクが高まる

脂質は細胞膜や核膜、ホルモン、神経組織などの材料になるなど、体を構成する成分として使われる。不足すると細胞膜や血管が弱くなり、脳出血などを起こすリスクが高まる。また、体の重要なエネルギー源であるため、エネルギー不足をまねき、疲れやすくなることも。

とり過ぎると…

肥満や動脈硬化をまねく

1g あたり約 9kcal と高エネルギーなため、とり過ぎは肥満につながる。特に、肉やバターなどの動物性脂肪には、血液中のコレステロールや中性脂肪を増やす飽和脂肪酸が多く含まれ、とり過ぎると動脈硬化の原因に。脳卒中や心筋梗《こう》塞《そく》といった、心疾患のリスクを高める。

脂質の種類＆働き

脂質は大きく分けて３種類。中性脂肪やコレステロールも脂質の１つです。

脂質のタイプは3つある

脂質が何と結合するかによってタイプが分かれる。
脂質が分解されると、コレステロールなどができる。

単純脂質
［脂肪酸＋アルコール］

中性脂肪、ろう　など

脂肪酸とアルコールが結合してできたもので、主にエネルギー源として使われる。脂肪酸＋グリセリンで中性脂肪、脂肪酸＋高級アルコールでろう（油脂状の化合物の一種）になる。

複合脂質
［単純脂質＋リン酸、糖］

リン脂質、糖脂質　など

単純脂質の一部に、リン酸や糖を含んだもの。主に細胞膜の材料として使われる。脂肪酸＋グリセリン＋リン酸でリン脂質に、脂肪酸＋グリセリン＋糖で糖脂質になる。

誘導脂質
［脂質が分解されてできる］

コレステロール、脂肪酸　など

単純脂質や複合脂質が分解されたときに生じる化合物。脂質の主成分である脂肪酸や、細胞膜の材料となるコレステロール、摂取した食べ物の消化・吸収を助ける胆汁《たんじゅう》酸など。

構造上の違いから3タイプに分かれる

脂質は大きく「単純脂質」「複合脂質」「誘導脂質」の3つに分けられます（上図参照）。健康診断の結果などに表示される「中性脂肪」は、脂肪酸とグリセリンからできる単純脂質、「コレステロール」は、脂質が分解されてできる誘導脂質です。

また、脂質には常温で固まる「脂《あぶら》」と、固まらない「油」があります。前者は肉の皮や脂身などに、後者は魚や植物性食品などに多く含まれます。食品として摂取されるのは、サラダ油やオリーブ油などの「見える脂質」よりも、これらの「見えない脂質」が大半を占めています。どちらかに偏るのではなく、いずれもバランスよくとることが大切です。

中性脂肪はどんな働きをするの？

体のエネルギー源に。余ると脂肪となってたまる

食品に含まれる脂質のうち、大部分を占めているのが中性脂肪。主に、体を動かすためのエネルギー源として使われ、余った分は腹腔《ふくくう》内の脂肪細胞に蓄えられる。必要に応じて分解され、利用されるが、とり過ぎると体内に脂肪がたまってしまい、肥満の原因に。また、糖質も中性脂肪の材料となる。

とり方のポイント

POINT 1 中性脂肪をため込まないように**不飽和脂肪酸**をとる

POINT 2 糖質を多く含む**菓子類は、1 日 200kcal** を目安に

POINT 3 お酒は 1 日の**適量**を守る
（日本酒なら 1 日約 1 合、ビールなら 500ml 缶約 1 本）

〈多く含まれる食品の例〉

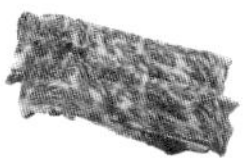
牛肉

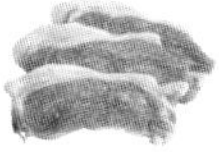
豚肉

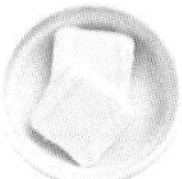
バター

肉やバターなど、動物性食品に多い。鶏肉や豚肉よりも牛肉のほうが、ヒレやむね肉よりバラ肉のほうが高脂肪。

コレステロールはどんな働きをするの？

全身の細胞膜やホルモンをつくるもとになる

コレステロールは、細胞膜や胆汁酸、副腎《ふくじん》皮質《ひしつ》ホルモンや性ホルモンをつくる。LDL コレステロールによって全身に運ばれ、余った分は HDL コレステロールによって回収される。とり過ぎると血液中にあふれ、血管壁《けっかんへき》に入り込んで“こぶ”をつくり、血管を狭くする動脈硬化を引き起こす。

とり方のポイント

POINT 1 魚などに豊富な**不飽和脂肪酸**をとり、体内の余分な LDL コレステロールを減らす

POINT 2 野菜や海藻、きのこに豊富な**食物繊維**をとり、余分なコレステロールの吸収を抑える

〈多く含まれる食品の例〉

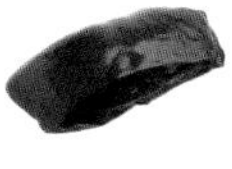
レバー

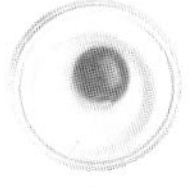
卵

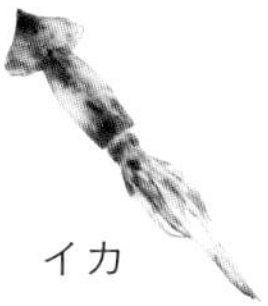
イカ

レバーや卵、イカなどに豊富。また、ベーコンなどの食肉加工品は血液中の LDL を増やし、コレステロール値を上げる。

＼ まとめてチェック③ ／

脂肪酸の種類＆働き

脂肪酸は、炭素と水素、酸素からできています。構造上、４つのタイプに分かれます。

構造によってタイプが分かれる

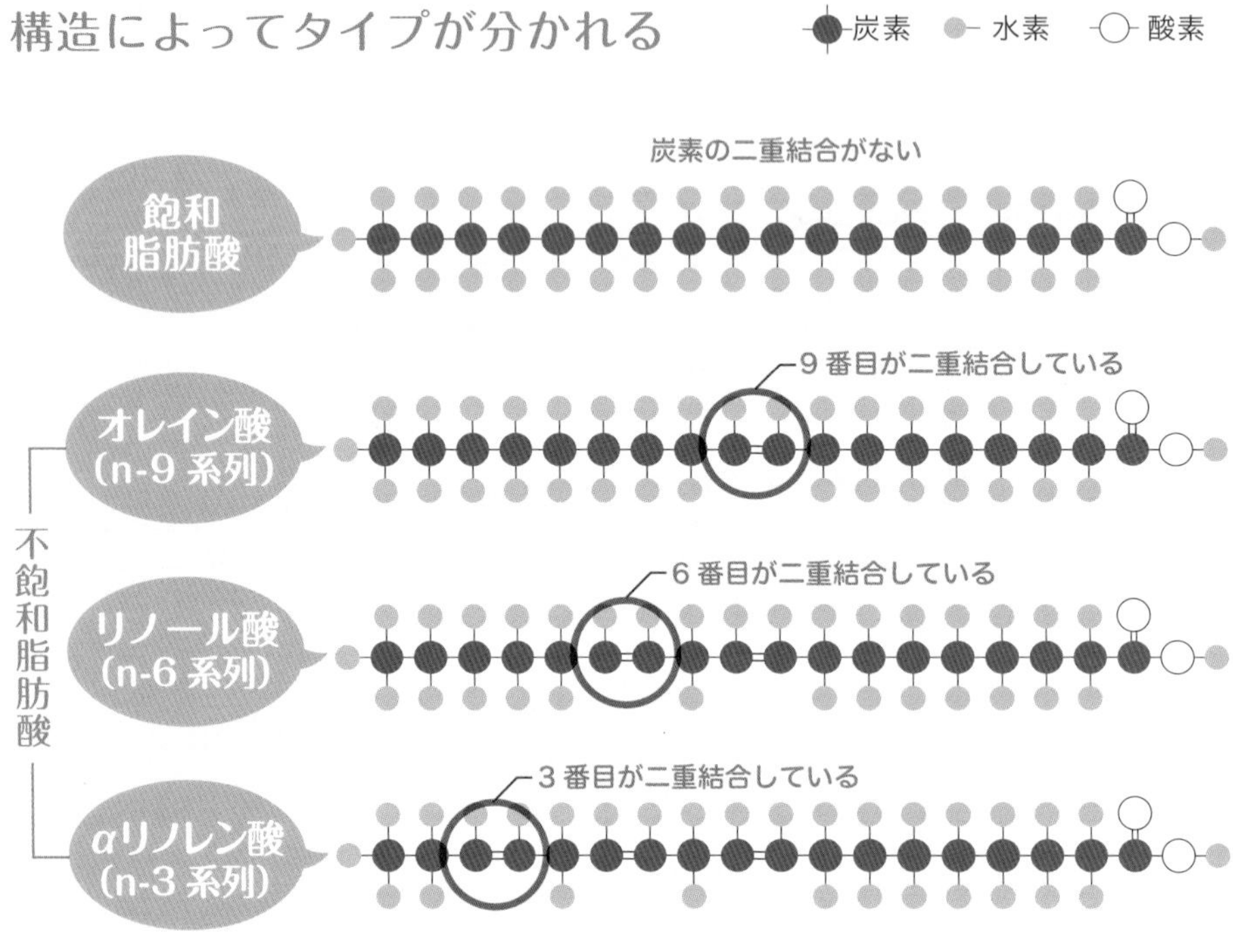

さまざまな脂肪酸をバランスよくとる

脂肪酸とは、脂質を構成する主成分です。主に炭素(C)、水素(H)、酸素(O)からでき、結合のし方で種類が分かれます(上図、P73参照)。

食品ごとに、含まれる脂肪酸や比率は異なります。厚生労働省の調べによると、飽和脂肪酸：一価不飽和脂肪酸：多価不飽和脂肪酸を3：4：3、n-6系列：n-3系列を4：1の割合でとると、生活習慣病の予防に効果的であるとされています。

また、マーガリンやショートニングなどに含まれる「トランス脂肪酸」は、血液中の悪玉コレステロールを増やし、善玉コレステロールを減らします。動脈硬化の原因となるため、とり過ぎないよう注意しましょう。

脂肪酸はこのように分類される

脂肪酸

とり過ぎに注意！

飽和脂肪酸

構造上、炭素の二重結合がない脂肪酸。血液中の中性脂肪やコレステロールを増やして血液をドロドロにし、血流を悪くする。

豊富な食品
動物性脂肪の多いもの
[肉類、バター　など]

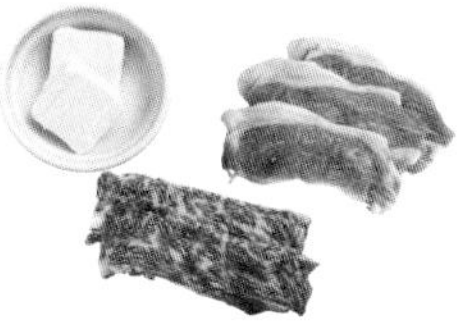

不飽和脂肪酸

構造上、炭素の二重結合がある脂肪酸。血液中の余分な中性脂肪やコレステロールを減らしたり、血栓《けっせん》を防ぐなどの作用がある。

豊富な食品
植物性脂肪の多いもの
[魚介類、大豆、
植物油　など]

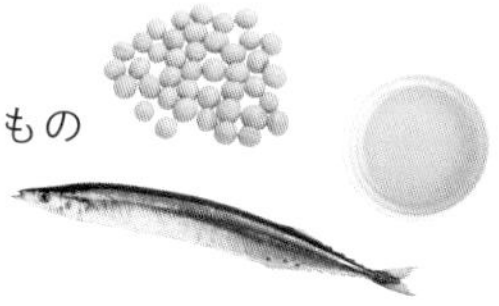

体内で合成できる

一価不飽和脂肪酸

不飽和脂肪酸のうち、炭素と炭素の二重結合が１カ所だけある脂肪酸。酸化しにくいため、比較的長期間の保存が可能。

食品からとる（必須脂肪酸）

多価不飽和脂肪酸

不飽和脂肪酸のうち、炭素と炭素の二重結合が２カ所以上ある脂肪酸。最初の二重結合がどこにあるかで種類が分かれる。

意識してとる！

n-9 系列

オレイン酸

血液中のコレステロールを減らし、動脈硬化を予防する。酸化しにくいため、調理油などにおすすめ。

豊富な食品　オリーブ油、ひまわり油、菜種油　など

アラキドン酸

血中コレステロール値や血圧を下げる。とり過ぎるとアレルギーや、動脈硬化のリスクを高める。

豊富な食品　レバー、卵白、アワビ　など

とり過ぎに注意！

n-6 系列

リノール酸

血中コレステロール値や血圧を下げるが、とり過ぎると、余分なコレステロールを回収する善玉の HDL まで減らしてしまう。

豊富な食品　サフラワー油、大豆油、ごま油　など

γリノレン酸

血中コレステロール値や血圧、血糖値を下げ、血栓を防ぐ効果がある。さまざまな生活習慣病予防に効果的。

豊富な食品　天然の食品にはあまり含まれない

意識してとる！

n-3 系列

αリノレン酸

ガンや高血圧の予防に効果的で、アトピーなどのアレルギー疾患も防ぐ。DHA や EPA を合成する。

豊富な食品　しそ、しそ油、亜《あ》麻《ま》仁《に》油　など

DHA（ドコサヘキサエン酸）
EPA（エイコサペンタエン酸）

青背の魚に多く含まれる。余分なコレステロールや中性脂肪を減らす。脳の働きを高め、記憶力や集中力のアップにも効果的。

豊富な食品　マグロ、サバ、サンマ　など

たんぱく質

- ✔筋肉や内臓、骨など、体を構成する主成分になる
- ✔常に合成と分解を繰り返し、新しくつくり替えられる
- ✔アミノ酸から構成され、食品によってそのバランスが異なる

たんぱく質を多く含む主な食品
（食品100gあたりのたんぱく質量）

肉、魚介、大豆製品、卵、乳製品に多い。アミノ酸バランスは植物性より動物性食品のほうが優秀。

乳製品
プロセスチーズ……22.7g
ヨーグルト……3.6g
牛乳……3.3g

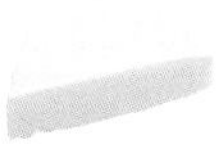

肉
鶏むね肉（皮なし）……23.3g
豚ヒレ肉……22.2g
牛もも赤身肉……21.9g

魚介
カツオ（秋）……25.0g
キハダマグロ……24.3g
アジ……19.7g
サンマ……18.1g

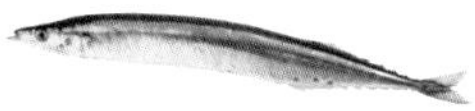

その他
納豆……16.5g
卵……12.2g
高野豆腐（水煮）……10.7g

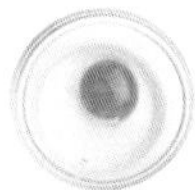

1日の摂取基準

年齢	推奨量（g）	
	男	女
0～5カ月	10※	10※
6～8カ月	15※	15※
9～11カ月	25※	25※
1～2才	20	20
3～5才	25	25
6～7才	30	30
8～9才	40	40
10～11才	45	50
12～14才	60	55
15～17才	65	55
18～29才	65	50
30～49才	65	50
50～64才	65	50
65～74才	60	50
75才以上	60	50

＊「※」は目安量。妊婦は妊娠中期に＋5、妊娠後期に＋25、授乳婦は＋20を付加。

20種類のアミノ酸からでき、筋肉や骨のもととなる

人間の体は10万種類以上のたんぱく質で構成され、体内で常に合成と分解を繰り返しています。

たんぱく質は筋肉や内臓、骨、皮膚、髪、血液をはじめ、ホルモンや酵素、免疫物質などの材料となります。最近は、コラーゲンなど、特定の食品に含まれるたんぱく質の効能も注目されています（P76参照）。

そして、たんぱく質をつくるのが20種類のアミノ酸です（P77参照）。体内で合成できないものは「必須アミノ酸」と呼ばれ、1つでも不足すると、たんぱく質の効能が低下します。アミノ酸の構成は食品により異なるため、さまざまな食品を食べ合わせ、不足分を補うことが大切です。

たんぱく質といっしょにとりたい栄養素＆とり方

たんぱく質の代謝を高め、美肌効果がアップする

＋ビタミンB_2

ビタミンB_2は、たんぱく質をエネルギーに変える大切な栄養素。皮膚や粘膜《ねんまく》、髪などはたんぱく質でできているため、代謝が高まることで肌荒れや口内炎、抜け毛や白髪などの予防に。うなぎやサバにはたんぱく質もビタミンB_2も含まれていて、おすすめ。

豊富な食品

- チーズ
- レバー
- うなぎ
- サバ
- 納豆　など

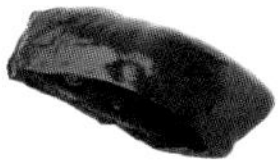

アミノ酸の代謝が高まり、体の発育を促す

＋ビタミンB_6

ビタミンB_6は、たんぱく質や脂質の代謝に不可欠な栄養素。たんぱく質を構成するアミノ酸の代謝を促すため、合わせてとると体の発育に効果的。ビタミンB_2と同様、健康な皮膚や髪をつくるもとになり、皮膚炎などの予防をはじめ、美肌効果が期待できる。

豊富な食品

- サバ
- さつまいも
- にんにく
- バナナ

など

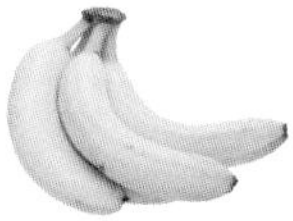

知っトク！　調理や食事のひと工夫

動物性と植物性のたんぱく質を半分ずつとる

含まれるアミノ酸のバランスは、大豆や野菜などに豊富な植物性たんぱく質よりも、肉や魚に多い動物性たんぱく質のほうがすぐれています。ただし、動物性は脂肪分が多く、とり過ぎると肥満をまねくため、5:5の割合でとるよう心がけます。

“グルテンフリー”の効果は体質による

たんぱく質は小麦製品にも含まれます。そのうちグルテンといって、パンや麺類のモチモチした食感を生み出すたんぱく質は、体質によっては分解されにくく、消化不良を起こすことも。小麦製品を控える「グルテンフリー」で改善する場合があります。

不足すると…

疲れやすくなり、免疫力が下がる

極端に不足した場合、筋肉など、体内のたんぱく質を分解して不足分を補おうと体が作用するため、筋肉量が減って体力が落ち、疲れやすくなる。また、免疫力を高める効果や、脳の働きを活性化させる効果も低下し、病気にかかりやすくなったり、記憶力が減退したりする。

とり過ぎると…

腎臓の働きが低下する

たんぱく質は体に蓄積されず、余った分は尿となって排泄されるため、とり過ぎると尿をつくる腎臓《じんぞう》に負担をかける。慢性化すると腎機能が低下し、腎臓病をまねく恐れも。また、たんぱく質とともにカルシウムの排泄量も増えるため、骨粗しょう症のリスクも高まる。

＼ まとめてチェック❹ ／

たんぱく質と アミノ酸の種類&働き

特定の食品に含まれるたんぱく質や、体内で合成できない必須アミノ酸など、気になる健康効果について解説します。

食品に多く含まれる6つのたんぱく質

健康な肌と骨をつくる

コラーゲン

動物の体内において、皮や骨の中、骨と骨をつなぐ筋など、結合組織に多く存在するたんぱく質。体を構成するたんぱく質の約3分の1を占め、たっぷりとることで美肌効果が期待できる。骨を強くしなやかに保つ効果もある。

豊富な食品

鶏の手羽、牛すじ肉、
カレイ、
うなぎ など

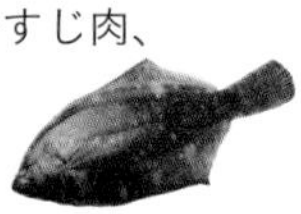

母乳に含まれる

ラクトフェリン

母乳などに多く含まれているたんぱく質で、鉄の吸収を高め、貧血を予防する。免疫細胞を活性化させるため、免疫力もアップ。さらに、胃潰瘍《かいよう》などの原因となるピロリ菌の繁殖を防ぎ、胃の調子を整える作用も期待できる。

豊富な食品

牛乳、
チーズ など

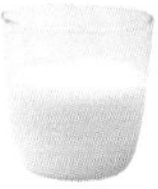

免疫力を高める

レクチン

細胞膜の表面にある糖たんぱく質や糖脂質と結びつき、細胞を活性化させる。免疫力を増強するため、体内で有害な微生物が増えるのを防いだり、ガン細胞の増殖を抑えたりする効果が期待できる。赤血球をかためる作用もある。

豊富な食品

じゃがいも、大豆、
いんげん豆 など

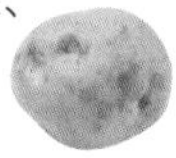

小麦たんぱく質の主成分

小麦アルブミン

小麦に含まれるたんぱく質を精製した成分。デンプンを分解する作用のある消化酵素、アミラーゼの働きをおだやかにし、糖質の消化・吸収を遅らせる作用がある。食後の急激な血糖値の上昇を防ぐ効果が期待できる。

豊富な食品

小麦、
パン（小麦製品）
など

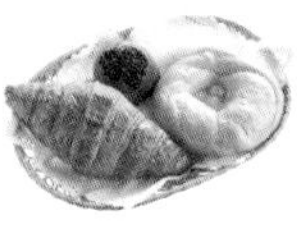

大豆たんぱく質の成分

グリシニン

大豆に含まれるたんぱく質のうち、約半分を占める。アミノ酸バランスがよい良質のたんぱく質。余分な中性脂肪やコレステロールを減らし、肥満や高血圧、動脈硬化による心筋梗塞《こうそく》など、生活習慣病の予防効果がある。

豊富な食品

大豆、豆腐、
納豆、油揚げ
など

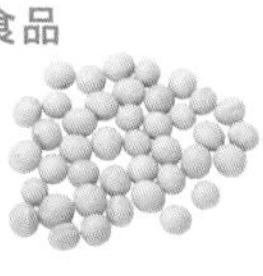

牛乳たんぱく質の成分

カゼイン

牛乳に含まれるたんぱく質の約7～8割を占める成分。カルシウムの吸収を高めたり、胃や腸などの消化管の働きを調節したりする。カゼインが分解されるとカゼインホスホペプチド（CPP）となり、カルシウムや鉄の吸収を助ける。

豊富な食品

牛乳、
チーズ など

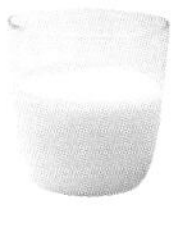

体内で合成できない9つの必須アミノ酸

ロイシン
筋肉組織の主成分となる。肝臓の働きをよくし、筋肉を強化する。肉や乳製品をはじめ多くの食品に含まれる。とり過ぎると免疫力が低下する。

イソロイシン
筋肉組織の主成分の1つ。体の成長を促し、筋肉を強化したり、肝臓や神経の働きを高めたりする。牛乳、プロセスチーズ、鶏肉などに豊富。

リジン
体の組織の修復や、成長を促す。穀類のたんぱく質に不足するため、肉や魚、卵など動物性たんぱく質を含む食品や、大豆製品と合わせて補う。

メチオニン
イオウを含むアミノ酸。かゆみやアレルギーの原因となるヒスタミンの血中濃度を下げる。抑うつ効果も。牛乳やレバー、ほうれん草などに多い。

フェニールアラニン
興奮作用のあるドーパミンやノルアドレナリンなど、神経伝達物質のもとになる。血圧を上げる作用も。乳製品、肉、魚介類、豆類などに豊富。

スレオニン
体の成長を促す。肝臓に脂肪がたまるのを防ぐため、脂肪肝の予防に効果的。スキムミルク、七面鳥、卵、ゼラチンなどに多く含まれている。

トリプトファン
脳や神経の働きを安定させる「セロトニン」のもととなる成分。鎮痛、催眠効果がある。乳製品、大豆製品、ナッツ類などに多く含まれる。

バリン
筋肉組織の主成分の1つ。筋肉を強化して、体の成長を促し、血液中の窒素のバランスを整える。プロセスチーズ、子牛肉、レバーなどに多い。

ヒスチジン
子どもの発育に特に重要となるアミノ酸。神経の働きを助けたり、ストレスを軽減したりする。チェダーチーズ、ハム、鶏肉、子牛肉などに豊富。

体内で合成できる11の非必須アミノ酸

アスパラギン　グリシン　グルタミン　アラニン

セリン　アスパラギン酸　システイン

グルタミン酸　プロリン　アルギニン　チロシン

"必須"ではないが、バランスよくとる
脳や神経の働きを助ける、免疫力を高めるなど、バランスよくとることで健康効果が期待できる。アルギニンは、子どものときは必須アミノ酸に数えられる。

アミノ酸スコアでアミノ酸のバランスがわかる

アミノ酸スコアって？
食品に含まれる必須アミノ酸のバランスを、点数で評価したもの。点数が高いほどバランスがよい。不足分はほかの食品と合わせることで補えるため、さまざまな食品と合わせてとることが大切。

動物性たんぱく質	牛乳、牛肉、豚肉、鶏肉、アジ、サケ、卵 スコア100
	エビ 84　アサリ 81　イカ 71
植物性たんぱく質	大豆 86　精白米 65　小麦粉 38　じゃがいも 68　ほうれん草 50

老化を防ぐ！

栄養素の働きを
スムーズに！

ビタミンの仲間は13種類

さまざまな栄養素の働きをサポートする、13の主要ビタミンを紹介します。

4つの脂溶性ビタミン

- ☑油脂やアルコールに溶ける
- ☑肝臓に蓄積される
- ☑体内に長く留まるため、とり過ぎに注意

ビタミンA

主に、肉や魚などの動物性食品に含まれる「レチノール」と、にんじんやほうれん草などの植物性食品に含まれる「カロテン」がある。目の働きに関わり、皮膚や粘膜《ねんまく》の健康を保つ。強い抗酸化力がある。 ➡P80

ビタミンD

魚介類やきのこなどに多い。骨の材料となるカルシウムやリンの吸収を高めたり、血液中のカルシウム濃度を調節して筋肉の収縮をコントロールしたりする。皮膚に紫外線があたると体内で合成される。 ➡P82

ビタミンE

魚介類や、にんじん、かぼちゃなどの緑黄色野菜、ナッツ類などに多く含まれる。強力な抗酸化作用があり、老化やガン、生活習慣病のリスクを高める活性酸素の害から細胞を守る。血行促進作用も。 ➡P84

ビタミンK

緑黄色野菜から摂取でき、体内の腸内細菌によっても合成される。血液を凝固させる成分を合成し、出血を止める。骨から血液中にカルシウムが溶け出すのを抑え、カルシウムを骨に沈着させる。 ➡P86

ほかの栄養素の働きを助け、血管や皮膚の健康を保つ

ビタミンの役目は、糖質や脂質、たんぱく質などの3大栄養素をはじめ、ほかの栄養素の代謝や吸収を高めることです。

血管を丈夫にする、肌にハリやうるおいをもたらす、活性酸素の害から体を守るなど、体を正常に機能させ、健康を維持するために利用されます。不足するとさまざまな欠乏症をまねくため、意識して摂取することが大切です。

水に溶けるものと、油脂に溶けるものがある

ビタミンは、大きく2つに分けられます。水に溶けるのが「水溶性ビタミン」で、8個のビタミンB群と、

9つの水溶性ビタミン

- ビタミンB群とCに分けられる
- 水に溶ける
- 2〜3時間で排泄される

ビタミン B_1

豚肉や玄米などに多く含まれる。糖質の分解を助け、疲労回復を促したり、イライラを抑えたりする。 ➡P88

ビタミン B_2

幅広い食品に含まれる。脂質の分解を助け、髪や肌を健康に保つ。口内炎やニキビなどを防ぐ。 ➡P90

ナイアシン

たんぱく質を含む食品に豊富。糖質、脂質、たんぱく質の代謝を促す。二日酔いの予防効果がある。 ➡P92

ビタミン B_6

たんぱく質の分解に働く。生魚に多い。皮膚病を防ぎ、体の成長を促す。抗アレルギー効果も。 ➡P94

ビタミン B_{12}

動物性食品に多く含まれる。葉酸と協力して赤血球を合成するほか、神経系の働きを正常に保つ。 ➡P96

葉酸

野菜や果物に豊富。ビタミン B_{12} と協力して血液をつくる。胎児に発達異常が起こるのを防ぐ働きも。 ➡P97

パントテン酸

幅広い食品に含まれる。3大栄養素の代謝を促すほか、抗ストレスホルモンの分泌を高める。 ➡P98

ビオチン

抜け毛や白髪、皮膚炎などを予防して髪や皮膚を健康に保つ。特に、レバーなどに多く含まれる。 ➡P100

ビタミンC

野菜や果物に豊富。皮膚などを丈夫にするコラーゲンの合成に不可欠。免疫力を高める。 ➡P102

ビタミンCがそれにあたります。油脂に溶けるのは「脂溶性ビタミン」。ビタミンA、D、E、Kの4つです。

水溶性ビタミンは2〜3時間ほどで排泄されるため、毎食補う必要があります。逆に、脂溶性ビタミンは体内に蓄積するため、とり過ぎると副作用を起こす可能性も。サプリメントなどを利用する場合は、1日の必要量を必ず守りましょう。

ちょっと気になる 栄養のギモン

PQQ（ピロロキノリンキノン）は14番目のビタミン

大豆や納豆、お茶などに多い有機化合物で、1979年に発見されました。子どもの発育を促し、ケガの回復を早める必須アミノ酸「リジン」の分解に関わります。摂取量の目安などわからないことも多く、研究が続けられています。

vitamin
脂溶性
ビタミン

ビタミンA

- ✔「レチノール」と、体内でビタミンAに変わる「カロテン類」がある
- ✔目の網膜にあり、光や色を識別する「ロドプシン」の主成分
- ✔皮膚や粘膜を正常に保つほか、強い抗酸化力でガンを防ぐ

ビタミンAを多く含む主な食品

（食品100gあたりのビタミンA含有量）

肉や魚などの動物性食品にはレチノール、緑黄色野菜などにはβカロテンなどの状態で含まれる。

肉

鶏レバー……14000 μg
豚レバー……13000 μg
牛レバー……1100 μg

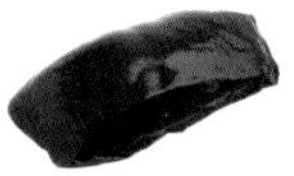

魚介

うなぎのかば焼き……1500 μg
ホタルイカ……1500 μg
しらす干し……190 μg

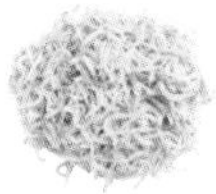

野菜

モロヘイヤ……10000 μg
にんじん……8600 μg
あしたば……5300 μg
ほうれん草……4200 μg
大根の葉……3900 μg
小松菜……3100 μg
トマト……540 μg

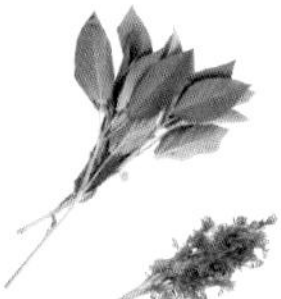

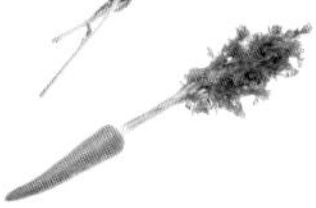

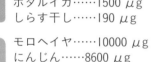

1日の摂取基準

年齢	推奨量（μgRAE）		耐容上限量（μgRAE）
	男	女	男／女
0～5カ月	300※	300※	600
6～11カ月	400※	400※	600
1～2才	400	350	600
3～5才	450	500	700/850
6～7才	400	400	950/1200
8～9才	500	500	1200/1500
10～11才	600	600	1500/1900
12～14才	800	700	2100/2500
15～17才	900	650	2500/2800
18～29才	850	650	2700
30～49才	900	700	2700
50～64才	900	700	2700
65～74才	850	700	2700
75才以上	800	650	2700

＊「※」は目安量。妊婦は妊娠後期に＋80、授乳婦は＋450を付加。

「目のビタミン」と呼ばれ、疲れ目や視力回復に役立つ

ビタミンAには、動物性食品に含まれるレチノールと、植物性食品に含まれ、体内でビタミンAに変わるα《アルファ》カロテン、β《ベータ》カロテンなどのカロテン類があります。体内での利用率は、レチノールのほうが高めです。

ビタミンAは「目のビタミン」と呼ばれますが、これはビタミンAが目の網膜《もうまく》にある「ロドプシン」という物質の主成分だからです。ロドプシンを活性化させることで、眼精疲労や、視力の回復も期待できます。

また、皮膚や目、口、内臓などの粘膜《ねんまく》を健康に保つ作用があり、美容にも大きく影響します。さらに、強い抗酸化力をもち、アンチエイジングや、ガン予防にも効果的です。

ビタミンAといっしょにとりたい栄養素＆とり方

＋脂質

ビタミンAの吸収率が高まり、目の疲れを回復する

ビタミンAは脂溶性なので、脂質と合わせると吸収率がアップ。目の網膜にあり、光の明暗を感じたり色を識別したりする「ロドプシン」の生成を助けるため、目の機能が正常に保たれる。パソコンやテレビの見過ぎによる疲れ目や、ドライアイなどに効果的。

豊富な食品
・肉類
・魚介類
・バター
・植物油
など

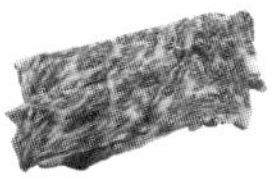

＋ビタミンE

抗酸化力がアップし、美肌効果が高まる

ビタミンAにもEにも、活性酸素の害から細胞を守る、強い抗酸化作用がある。合わせてとると、ビタミンEがAの働きを活性化させ、相乗効果で抗酸化力が高まり、老化を防いで美肌づくりに役立つ。また、肌だけでなく髪を健康に保つ作用も期待できる。

豊富な食品
・うなぎ
・モロヘイヤ
・かぼちゃ
・アーモンド
など

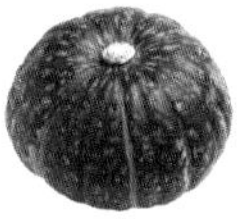

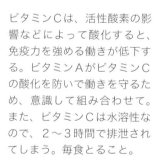

＋ビタミンC

ビタミンCの酸化を防ぎ、免疫力を高める

ビタミンCは、活性酸素の影響などによって酸化すると、免疫力を強める働きが低下する。ビタミンAがビタミンCの酸化を防いで働きを守るため、意識して組み合わせて。また、ビタミンCは水溶性なので、２〜３時間で排泄されてしまう。毎食とること。

豊富な食品
・緑黄色野菜
・いも類
・果物
など

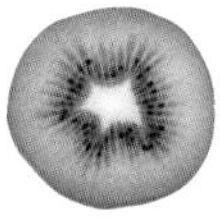

知っトク！　調理や食事のひと工夫

炒め物にしたり、肉や魚と合わせる

ビタミンAを含む食品は、油で炒めたり、脂肪分の多い肉や魚などと合わせて吸収を高めましょう。サラダなら、オリーブ油を少量ふりかけて食べるのがおすすめです。ただし、油は高エネルギーなので、使い過ぎに注意。

不足すると…

目や肌が乾燥しやすくなる

目や皮膚などの粘膜を健康に保つ働きが低下するため、ドライアイや乾燥肌、肌荒れを起こしやすくなる。抜け毛や白髪、爪がもろくなるなどの症状も、ビタミンA不足のサイン。また、光をまぶしく感じ過ぎたり、暗い中で目が見えにくくなる「夜《や》盲症《もうしょう》」のリスクが高まる。

とり過ぎると…

頭痛や吐き気、疲労感が出る

副作用として、頭痛や吐き気をもよおしたり、疲労感が出ることも。また、妊娠初期に大量にとると、おなかの赤ちゃんの発育に悪影響を及ぼす危険性を高めるという報告がある。サプリメントなどを使うと過剰摂取になりやすいため、原則として食品からとるようにする。

vitamin

脂溶性ビタミン

ビタミンD

- ✔ 紫外線にあたると、体内で合成される
- ✔ 骨の材料となるカルシウムやリンの吸収を高め、骨や歯を強くする
- ✔ 血液中のカルシウム濃度を調節し、筋肉の収縮をコントロールする

ビタミンDを多く含む主な食品

(食品100g<乾物は10g>あたりのビタミンD含有量)

主に魚介類やきのこ類に豊富。しいたけは日にあてて乾燥させたもののほうが、含有量が多い。

魚介

イクラ……44.0μg
イワシ……32.0μg
サケ……32.0μg
うなぎのかば焼き……19.0μg
サンマ……16.0μg
しらす干し……12.0μg
かつお節……4.0μg

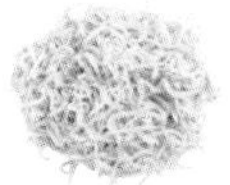

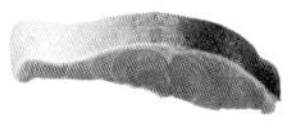

きのこ・その他

きくらげ(乾)……8.5μg(※10g相当)
まいたけ……4.9μg
卵……3.8μg
しいたけ(乾)……1.7μg(※10g相当)
エリンギ……1.2μg
ぶなしめじ……0.5μg

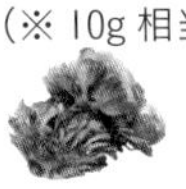

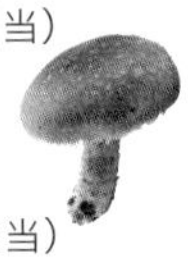

1日の摂取基準

年齢	目安量(μg)	耐容上限量(μg)
	男/女	男女
0～5カ月	5.0	25
6～11カ月	5.0	25
1～2才	3.0/3.5	20
3～5才	3.5/4.0	30
6～7才	4.5/5.0	30
8～9才	5.0/6.0	40
10～11才	6.5/8.0	60
12～14才	8.0/9.5	80
15～17才	9.0/8.5	90
18～29才	8.5	100
30～49才	8.5	100
50～64才	8.5	100
65～74才	8.5	100
75才以上	8.5	100

カルシウムの吸収を高め、骨を丈夫にする

ビタミンDは、皮膚に紫外線があたると、コレステロールの一種を材料に体内で合成されます。植物性食品に多いD_2と、動物性食品に多いD_3がありますが、体内での効能に差はありません。骨の材料となるカルシウムやリンの吸収をよくし、骨に沈着させる作用があり、丈夫な骨や歯をつくるためには不可欠です。

カルシウムは血液中や筋肉にも存在し、筋肉を収縮させる役割を担います。ビタミンDは、このカルシウム濃度を調節する働きがあります。血液中のカルシウムが減ると、骨から血液中にカルシウムを放出させ、また、腎臓《じんぞう》に働きかけてカルシウムの排泄を抑え、再吸収させます。

ビタミンDといっしょにとりたい栄養素&とり方

＋カルシウム

カルシウムの吸収を助け、骨粗しょう症を防ぐ

カルシウムは日本人に不足しがちなミネラルの１つで、吸収されにくい性質をもつ。ビタミンDと合わせると吸収率が高まり、骨に沈着しやすくなる。骨がスカスカになってもろくなり、骨折などを起こしやすくなる「骨粗しょう症」の予防につながる。

豊富な食品

- 牛乳
- チーズ
- 煮干し
- 納豆

など

＋脂質

ビタミンDの吸収が高まり、骨や歯を丈夫に

ビタミンDには、カルシウムやリンの吸収を高める働きがある。脂溶性なので、肉や油など脂質を含むものと合わせると吸収がよくなり、骨や歯の発育を促す。特に成長期の子どもや、閉経後の女性、高齢者はカルシウム不足になりやすいため、意識してとる。

豊富な食品

- 肉類
- 魚介類
- バター
- 植物油

など

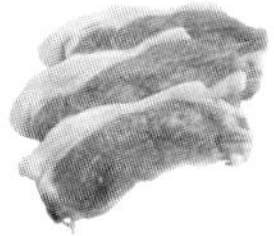

知っトク！　調理や食事のひと工夫

しいたけは、紫外線に２～３時間あてる

しいたけを紫外線にあてると、エルゴステールという成分がビタミンDに変わります。生のしいたけを買ってきたら、２～３時間日光にあて、ビタミンDを増やしてから調理しましょう。ネットなどに入れ、日当たりのよいところにつるしておけばOK。

きのこ類を、炒め物や天ぷらなどにしてとる

ビタミンDは、きのこ類全般に含まれています。吸収を高めるなら、炒めたり天ぷらにしたり、油で調理しましょう。また、細かく刻んでハンバーグなどの肉ダネに混ぜれば、肉の脂身で吸収が高まるうえ、かさが増し、満腹感も得られます。

不足すると…

骨が弱く、もろくなる

カルシウムやリンが骨に沈着しにくくなり、骨が弱くなる骨軟《こつなん》化症《かしょう》（子どもの場合は「くる病」と呼ぶ）や、骨がスカスカになって骨折しやすくなる骨粗しょう症の原因に。歯が弱くなるため、虫歯にもなりやすくなる。そのほか、X脚やO脚の原因になるともいわれている。

とり過ぎると…

血管や内臓にカルシウムが沈着する

１日に必要な摂取量の10倍以上をとり続けるなど過剰摂取すると、血管壁《けっかんへき》や肺、胃、腎臓など、カルシウムが体内に沈着するようになる。血管壁に沈着すると、血管の内腔《ないくう》が狭くなり、血管がもろくなる動脈硬化の原因に。悪化すると、心筋梗塞《こうそく》や脳卒中などのリスクが高まる。

vitamin

脂溶性
ビタミン

ビタミンE

- ✔強力な抗酸化作用があり、細胞を酸化から守る
- ✔老化予防や抗ガン作用、血行促進作用が期待できる
- ✔ビタミンCと合わせると、Eの抗酸化力がアップする

ビタミンEを多く含む主な食品

(食品100g<油脂、ナッツ類は10g>あたりのビタミンE含有量)

魚介類や緑黄色野菜、ナッツ類、植物油に多い。
油は高エネルギーなので、使い過ぎに注意する。

魚介
アユ（養殖）……5.0mg
うなぎのかば焼き……4.9mg
ツナオイル漬け缶……2.8mg
イカ……2.1mg

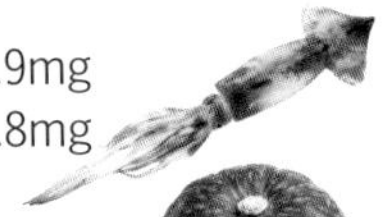
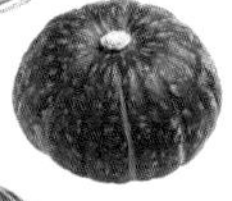

野菜
モロヘイヤ……6.5mg
かぼちゃ……4.9mg
赤ピーマン……4.3mg
ほうれん草……2.1mg

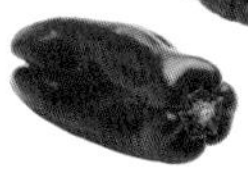

その他
ひまわり油……3.9mg（※ 10g 相当）
アボカド……3.3mg
アーモンド……2.9mg（※ 10g 相当）
ピーナッツ……1.0mg（※ 10g 相当）
オリーブ油……0.7mg（※ 10g 相当）

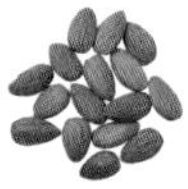

1日の摂取基準

年齢	目安量（mg）		耐容上限量（mg）
	男	女	男／女
0～5カ月	3.0	3.0	－
6～11カ月	4.0	4.0	－
1～2才	3.0	3.0	150
3～5才	4.0	4.0	200
6～7才	5.0	5.0	300
8～9才	5.0	5.0	350
10～11才	5.5	5.5	450
12～14才	6.5	6.0	650/600
15～17才	7.0	5.5	750/650
18～29才	6.0	5.0	850/650
30～49才	6.0	5.5	900/700
50～64才	7.0	6.0	850/700
65～74才	7.0	6.5	850/650
75才以上	6.5	6.5	750/650

＊数値はα-トコフェロール。妊婦は6.5、授乳婦は7.0。

高い抗酸化力で若返り効果。生活習慣病予防にも

ビタミンEは、トコフェロールとトコトリエノールに大きく分かれます。体内には、α-トコフェロールがもっとも多く存在しています。

ビタミンEの最大の特徴は、その強力な抗酸化力です。呼吸から取り入れた酸素は、一部から「活性酸素」が発生し、体内の物質を酸化させます。特に、細胞膜の構成成分である「不飽和脂肪酸」は酸化しやすく、老化やガンをまねく危険性のある「過酸化脂質」に変化して、細胞を壊します。ビタミンEは、主に細胞膜に存在し、不飽和脂肪酸を活性酸素から守ってくれるのです。

また、ビタミンEには毛細血管を拡げ、血行を促す作用もあります。

ビタミンEといっしょにとりたい栄養素＆とり方

抗酸化力がアップし、美肌効果が高まる　＋ビタミンC

ビタミンEには強い抗酸化力があるが、ビタミンCは、その抗酸化作用をもっと高めてくれる。どちらも肌によい効果をもたらす栄養素なので、合わせてとることで美肌効果がアップ。ビタミンCは熱に弱いため、調理する際は加熱は短時間で済ませて。

豊富な食品
- 緑黄色野菜
- いも類
- 果物

など

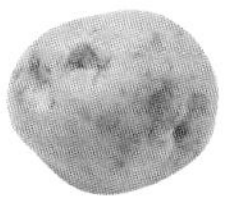

ビタミンAの働きを高め、目の疲れを回復する　＋ビタミンA

ビタミンEには、ビタミンAの効能を高める作用がある。ビタミンAは目の働きを助け、網膜《もうまく》などを健康に保つため、疲れ目やドライアイなどに効果的。うなぎやほうれん草などには、ビタミンEもAも豊富に含まれており、一度に摂取できておすすめ。

豊富な食品
- レバー
- うなぎ
- あしたば
- ほうれん草

など

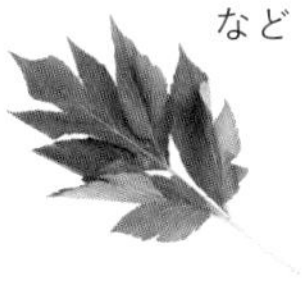

知っトク！　調理や食事のひと工夫

ビタミンEが豊富な植物油は、早めに使い切る

ビタミンEは、オリーブ油やごま油などの植物油に多く含まれるため、調理油に使うのがおすすめ。ただし、古くなるにつれ少しずつ酸化して、老化をまねく過酸化脂質を生み出します。２～３カ月を目安に、早めに使い切って。

抗酸化力がアップし、若返り効果が高まる　＋セレン

セレンはミネラルの一種。酸化した脂質を分解するために欠かせない成分であり、強力な抗酸化力をもつ。同じく抗酸化作用のあるビタミンEと合わせると、効果が増大。細胞の老化を防ぎ、若返り効果がアップする。血管がもろくなる動脈硬化を防ぐ働きも。

豊富な食品
- アジ
- カキ
- 食パン
- パスタ

など

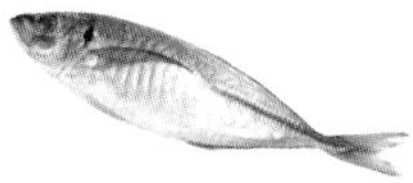

不足すると…

シミやシワができやすくなる

抗酸化力が低下するため、肌を紫外線などの刺激から守りにくくなり、シミやシワができやすくなる。また、血液中のコレステロールも酸化しやすくなるため、これが血管壁《けっかんへき》に入り込んでたまり、動脈硬化を進める。血行も悪くなり、冷え症や頭痛、肩こりなどを起こしやすくする。

とり過ぎると…

骨粗しょう症の原因になることも

１日の必要量の何十倍もとり続けるなど、過剰に摂取すると、骨の組織を壊す「破骨《はこつ》細胞」を巨大化させ、骨粗しょう症をまねく恐れがある。そのほか、血液が固まりにくくなるなどの症状も。サプリメントなどで補う場合は、必ず１日の耐容上限量を守るよう意識して。

vitamin
脂溶性
ビタミン

ビタミンK

- ✔緑黄色野菜に多いK_1と、腸内細菌によってつくられるK_2がある
- ✔血液を凝固させる成分をつくり、出血を止める
- ✔カルシウムが血液中に溶け出すのを抑え、骨に沈着させる

ビタミンKを多く含む主な食品

(食品100g<海藻は10g>あたりのビタミンK含有量)

モロヘイヤやあしたば、ほうれん草など、葉物に多く含まれる。納豆や海藻類などにも豊富。

野菜

モロヘイヤ……640 μg
あしたば……500 μg
かぶの葉……340 μg
ほうれん草……270 μg
春菊……250 μg
小松菜……210 μg
ブロッコリー……210 μg
にら……180 μg
チンゲン菜……84 μg

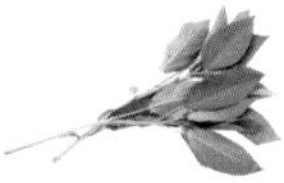
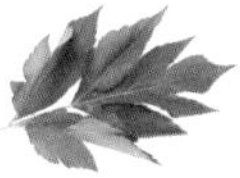
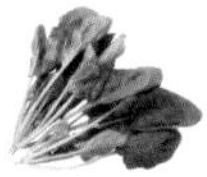

その他

納豆……600 μg
干しひじき……58 μg（※10g相当）
焼きのり……39 μg（※10g相当）
塩蔵わかめ……11 μg（※10g相当）

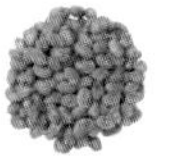

1日の摂取基準

年齢	目安量（μg）	
	男	女
0～5カ月	4	4
6～11カ月	7	7
1～2才	50	60
3～5才	60	70
6～7才	80	90
8～9才	90	110
10～11才	110	140
12～14才	140	170
15～17才	160	150
18～29才	150	150
30～49才	150	150
50～64才	150	150
65～74才	150	150
75才以上	150	150

出血を止めたり、骨や歯を強くしたりする

ビタミンKには、小松菜などの緑黄色野菜に含まれるK_1と、納豆などに豊富で、微生物によってつくられるK_2があります。K_2は腸内細菌によっても合成されますが、新生児は合成できないため、K_2シロップによって投与されます。

ビタミンKは、血液を凝固させる成分を合成し、出血を止める役割を担います。女性で、月経による出血量が多い人（月経過多）は、症状を軽減する効果も期待できます。

さらに、骨からカルシウムが血液中に放出されるのを抑え、カルシウムが骨に沈着するのを助けます。ビタミンDと並び、骨や歯を丈夫にするために欠かせないビタミンです。

ビタミンKといっしょにとりたい栄養素＆とり方

＋脂質

ビタミンKの吸収が高まり、出血を止めやすくなる

ビタミンKは脂溶性で、脂質と合わせると吸収が高まる。出血を止める作用があるため、歯ぐきからの出血などに効果的。また、潰瘍《かいよう》などで傷ついた胃の止血作用もあり、キャベツに豊富で胃の粘膜《ねんまく》を守るビタミンUと合わせると、胃腸の働きを回復してくれる。

豊富な食品

- 肉類
- 魚介類
- バター
- 植物油

など

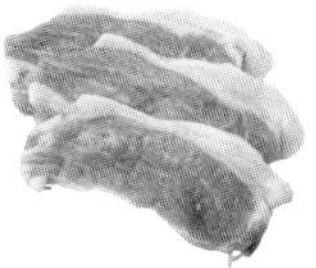

＋ビタミンD

ダブル効果で骨量が安定し、骨粗しょう症を防ぐ

ビタミンDは、血液中のカルシウムが減ると骨からカルシウムを配給し、逆にビタミンKは、骨からカルシウムが溶け出すのを抑える働きがある。互いに影響し合って骨量のバランスを保っているため、合わせてとることで骨粗しょう症の予防につながる。

豊富な食品

- サケ
- しらす
- 干ししいたけ
- きくらげ

など

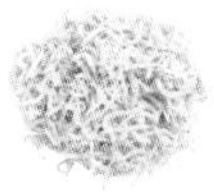

！

血行を促進する薬を飲んでいる人は、摂取量に要注意

ワーファリンなど血行促進作用のある薬は、体内でのビタミンKの合成を抑え、血液の凝固を防ぐ効果がある。ビタミンKをとり過ぎると薬の効能が弱まるため、自己判断によるサプリメントの使用などは危険。薬を服用している人は、かかりつけ医の指示に従おう。

知っトク！　調理や食事のひと工夫

加熱してOK。アルコールとはいっしょにとらない

熱に強いため、加熱調理しても大丈夫。特に野菜は、加熱するとかさが減り、量をたくさん食べられます。炒め物や、鍋物の具材に使っても。ただし、アルコールと合わせてとると壊れやすいため、お酒のつまみには不向き。

不足すると…

血が止まりにくくなる

血液を凝固させる作用が低下するため、鼻血が出やすくなったり、歯ぐきから出血しやすくなったり、ケガをしたときなどに出血が止まりにくくなる。そのほか、内出血によるあざができやすく、さらに、治りにくくなる。また、骨が弱くなり、骨折などのリスクを高める。

とり過ぎると…

貧血や血圧低下が起こることも

ふだんの食生活でとり過ぎることはほとんどなく、過剰症の心配は少ない。ごくまれに貧血や、血圧低下などの副作用が現れることがある。血《けっ》栓《せん》症など、血液の凝固が原因となる病気にかかっていて、血行促進作用のある薬を飲んでいる人は、摂取量に注意が必要となる。

vitamin

水溶性
ビタミン

ビタミンB_1

✔「脚気」が流行した際、予防と改善のために発見された

✔ 糖質の分解に欠かせない栄養素。疲労回復、精神安定作用がある

✔ 豚肉やうなぎ、玄米などに豊富に含まれる

ビタミンB_1を多く含む主な食品

(食品100gあたりのビタミンB_1含有量)

豚肉やうなぎなどに豊富。穀類の外皮《がいひ》にも含まれ、主食を玄米や胚芽《はいが》精米にすると効率よくとれる。

肉

豚ヒレ肉……1.32mg
豚もも肉……0.90mg
豚レバー……0.34mg

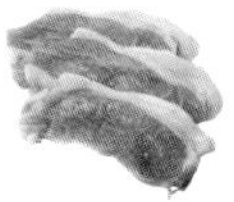

魚介

うなぎのかば焼き……0.75mg
ブリ……0.23mg
アユ（養殖）……0.15mg
しらす干し……0.11mg

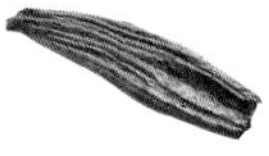

穀類

玄米（ごはん）……0.16mg
ライ麦パン……0.16mg
胚芽精米（ごはん）……0.08mg

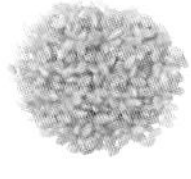

その他

そら豆……0.30mg
えのきたけ……0.24mg
ゆで大豆……0.17mg

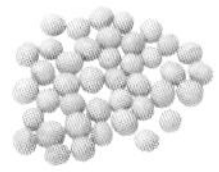

1日の摂取基準

年齢	推奨量(mg)	
	男	女
0～5カ月	0.1※	0.1※
6～11カ月	0.2※	0.2※
1～2才	0.5	0.5
3～5才	0.7	0.7
6～7才	0.8	0.8
8～9才	1.0	0.9
10～11才	1.2	1.1
12～14才	1.4	1.3
15～17才	1.5	1.2
18～29才	1.4	1.1
30～49才	1.4	1.1
50～64才	1.3	1.1
65～74才	1.3	1.1
75才以上	1.2	0.9

＊「※」は目安量。妊婦と授乳婦は＋0.2を付加。

糖質をエネルギーに変え、疲れを吹き飛ばしてくれる

ビタミンB_1(サイアミン)は、明治時代に「脚気《かっけ》」という病気が流行した際、農芸化学者の鈴木梅太郎によって米ぬかから発見されました。

ごはんやパンなどの糖質が分解され、エネルギーに変わるときには酵素が働きますが、ビタミンB_1はこの酵素の働きを促す補酵素の役割を担います。糖質をしっかりと分解して十分なエネルギーをつくり、体を元気にし、体内に乳酸などの疲労物質がたまるのを防ぎます。

さらに、糖質は脳や神経系のエネルギー源ですから、精神を安定させてイライラを抑えます。ふだんイライラしがちな人は、ビタミンB_1不足であると考えられます。

ビタミンB_1といっしょにとりたい栄養素＆とり方

＋アリシン

ビタミンB_1の働きを高め、疲れにくい体に

アリシンは、にんにくなどのにおいのもとで、イオウ化合物の一種。ビタミンB_1の吸収をよくして糖質の代謝を促し、疲労を回復する。スタミナがつくため、夏バテなどに効果的。アリシンは、切ったりつぶしたりすると働くため、細かく刻んで薬味などに。

豊富な食品
- にんにく
- ねぎ
- たまねぎ
- にら

など

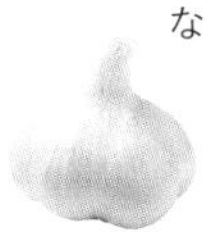

＋ナイアシン

糖質の代謝を高め、筋肉痛を予防する

ナイアシンは、糖質、脂質、たんぱく質の代謝に欠かせない水溶性ビタミン。ビタミンB_1と合わせてとることで糖質の代謝が高まり、効率よくエネルギーを生み出せる。乳酸などの疲労物質が筋肉にたまりにくくなるため、筋肉痛の予防にも効果的。

豊富な食品
- レバー
- カツオ
- マグロ
- アーモンド

など

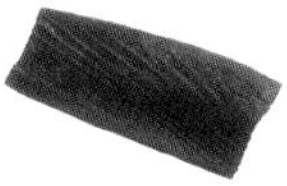

知っトク！　調理や食事のひと工夫

野菜はぬかみそに漬けて、ビタミンB_1を増やす

きゅうりや大根、なすなど、野菜をぬかみそ漬けにすると、ぬかみそに含まれるビタミンB_1が野菜に吸収されて、B_1の含有率が倍以上にアップします。さらに、胃腸の働きを助ける乳酸菌も増えるため、便秘や下痢の予防・改善にもなります。

熱に弱く、溶けやすいため、加熱は短時間で済ませる

水溶性で、加熱するとさらに溶けやすくなるなど、調理による損失が大きいのが難点。加熱は短時間で済ませ、煮汁やゆで汁も活用しましょう。また、水道水に含まれる塩素は、ビタミンB_1を減らします。炊飯はなるべくミネラルウォーターを使って。

不足すると…

イライラして、疲れやすくなる

精神を安定させる作用があるため、不足するとイライラして、それを抑えようとさらにビタミンB_1が失われるという悪循環に。また、糖質の代謝が低下してエネルギー不足になり、疲れやすくなる。悪化すると、手足のしびれや動悸《どうき》、食欲不振などが現れる「脚気」をまねくことも。

とり過ぎると…

特に心配はない

短時間で排泄され、とりだめができない分、過剰症の心配はない。また、にんにくに含まれるビタミンB_1は、にんにくのにおい成分アリシンと結合することでアリチアミンとなり、血液中に長く滞在する。余分にとったビタミンB_1も排泄されないため、疲労回復効果が持続する。

vitamin
水溶性ビタミン

ビタミンB_2

- ✔ 脂質の代謝に働き、老化をまねく過酸化脂質の発生を抑える
- ✔ 健康な髪や肌をつくる。不足するとニキビや口内炎ができやすい
- ✔ 脂質を含む食品と合わせると、肥満予防に効果的

ビタミンB_2を多く含む主な食品

（食品100gあたりのビタミンB_2含有量）

レバーやうなぎ、乳製品など動物性食品に豊富。納豆のビタミンB_2は、納豆菌がつくり出している。

乳製品
プロセスチーズ……0.38mg
ヨーグルト……0.14mg

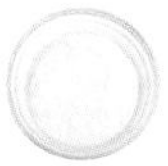

肉
豚レバー……3.60mg
牛レバー……3.00mg
鶏レバー……1.80mg

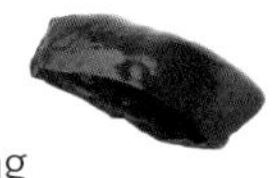

魚介
うなぎのかば焼き……0.74mg
ブリ……0.36mg
カレイ……0.35mg
ホタテ……0.29mg

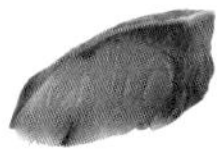

その他
納豆……0.56mg
卵……0.37mg
マッシュルーム……0.29mg
そら豆……0.20mg

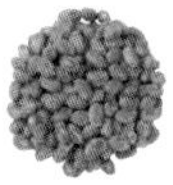

1日の摂取基準

年齢	推奨量（mg）	
	男	女
0～5カ月	0.3※	0.3※
6～11カ月	0.4※	0.4※
1～2才	0.6	0.5
3～5才	0.8	0.8
6～7才	0.9	0.9
8～9才	1.1	1.0
10～11才	1.4	1.3
12～14才	1.6	1.4
15～17才	1.7	1.4
18～29才	1.6	1.2
30～49才	1.6	1.2
50～64才	1.5	1.2
65～74才	1.5	1.2
75才以上	1.3	1.0

＊「※」は目安量。妊婦は＋0.3、授乳婦は＋0.6を付加。

髪や肌の健康を保つ。口内炎の予防にも

ビタミンB_2はリボフラビンとも呼ばれるビタミンで、牛乳から発見されました。動物性食品に多く、植物性食品にもわずかに含まれます。

ビタミンB_2は脂質とたんぱく質の分解に働きます。細胞の再生を助けて成長を促し、健康な髪や肌をつくり、口や目などの粘膜《ねんまく》を保護します。ニキビや口内炎はビタミンB_2不足のサインですから、症状のある人は意識してとるとよいでしょう。

また、活性酸素によって脂質が酸化してできる「過酸化脂質」を分解する働きもあります。過酸化脂質は細胞を壊し、老化やガンをまねく危険性があります。予防のためにも、進んでビタミンB_2をとりましょう。

ビタミンB_2といっしょにとりたい栄養素＆とり方

肌の再生力がアップし、美肌効果が高まる　＋ビタミンB_6

ビタミンB_6は、たんぱく質を代謝するために必要不可欠なビタミン。肌の新陳代謝を促すため、細胞の再生を助けるビタミンB_2と合わせてとることで、美肌効果が一段とアップ。また、どちらも口や舌などを健康に保つ作用があるので、口内炎の予防に◎。

豊富な食品
- カツオ
- マグロ
- にんにく
- バナナ

など

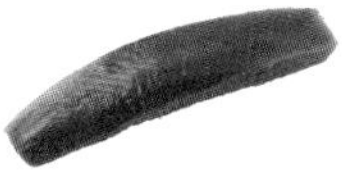

ビタミンB_2の働きが高まり、体の成長を助ける　＋ビタミンC

ビタミンCは、ビタミンB_2の成長促進作用を助るほか、脂質の代謝の効率を上げて、エネルギーを生み出しやすくする。ビタミンCは加熱すると失われるため、B_2の豊富な肉料理や魚料理にレモンを搾ったり、サラダを添えたりして、生のままとれるように。

豊富な食品
- 緑黄色野菜
- いも類
- 果物

など

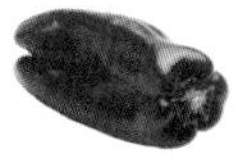

知っトク！　調理や食事のひと工夫

脂肪分が気になる人は、ビタミンB_2を含む食品を

肉料理や魚料理を食べたいけれど、脂肪分が気になるという人は、ビタミンB_2の豊富な食品をメインにするとよいでしょう。ビタミンB_2には脂質の代謝を促す作用があるため、肥満予防につながります。レバーやうなぎ、ブリなどに豊富です。

加熱調理してOK。ただし、煮汁やゆで汁ごととる

ビタミンB_2は熱に強いのですが、水溶性なので、煮たりゆでたりすると成分が流れ出てしまいます。調理するなら、煮汁やゆで汁ごととれるスープ、鍋物などに。牛乳やチーズなどの乳製品や納豆なら、そのまま食べられて、損失なく摂取できます。

不足すると…

ニキビや口内炎ができやすくなる

ビタミンB_2不足のサインは、ニキビと口内炎。そのほか、細胞の再生が間に合わず、肌のコンディションが悪くなり、舌や口の中が荒れる、目が充血するなど粘膜に異常が現れる。不足すると体の発育が止まってしまうため、特に成長期の子どもや妊娠中の女性は十分にとる。

とり過ぎると…

まれに、かゆみやしびれが現れる

肌のかゆみや体のしびれが起こることがあるが、水溶性で体内に蓄積しない栄養素なので、ふだんの食事でとり過ぎる心配はほとんどない。また、糖尿病の人や脂質異常症の人は、糖質および脂質の代謝を促すことが症状の改善につながるため、積極的にとるほうがよい。

vitamin

水溶性
ビタミン

ナイアシン

- ビタミンB群の一種で、アミノ酸のトリプトファンから合成される
- 糖質、脂質、たんぱく質を代謝する際、補酵素として働く
- 血行を促進するほか、アセトアルデヒドを分解して二日酔いを防ぐ

ナイアシンを多く含む主な食品

(食品100g<たらこ、ナッツ類は10g>あたりのナイアシン含有量)

たんぱく質を構成するアミノ酸からつくられるため、良質なたんぱく質を含む肉や魚介などに豊富。

肉

豚レバー……19.0mg
鶏ささみ……17.0mg
鶏むね肉……15.0mg

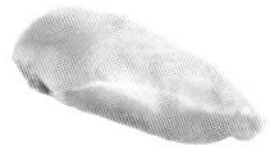

魚介

カツオ（秋）……23.0mg
キハダマグロ……22.0mg
サバ……16.0mg
サンマ……11.0mg
エビ……7.0mg
イカ……6.5mg
たらこ……5.4mg（※ 10g 相当）

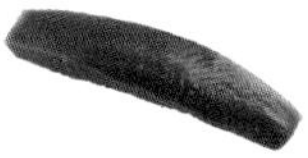

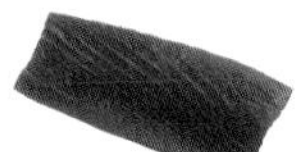

ナッツ類

ピーナッツ……2.8mg（※ 10g 相当）
アーモンド……0.8mg（※ 10g 相当）
くるみ……0.4mg（※ 10g 相当）

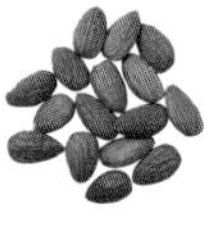

1日の摂取基準

年齢	推奨量 (mgNE)		耐容上限量 (mgNE)
	男	女	男 / 女
0～5カ月	2※	2※	－
6～11カ月	3※	3※	－
1～2才	6	5	60(15)
3～5才	8	7	80(20)
6～7才	9	8	100(30)
8～9才	11	10	150(35)
10～11才	13	10	200(45)/150(45)
12～14才	15	14	250(60)
15～17才	17	13	300(70)/250(65)
18～29才	15	11	300(80)/250(65)
30～49才	15	12	350(85)/250(65)
50～64才	14	11	350(85)/250(65)
65～74才	14	11	300(80)/250(65)
75才以上	13	10	300(75)/250(60)

*「※」は目安量。耐容上限量はニコチンアミド、（　）はニコチン酸のmg量。授乳婦は+3を付加。

血行をよくし、冷えを改善。二日酔いにもおすすめ

ナイアシンはビタミンB群の一種。動物性食品にはニコチンアミド、植物性食品にはニコチン酸の状態で含まれています。ほかのビタミンB群の協力により、アミノ酸の一種トリプトファンから合成されます。

ナイアシンは、糖質、脂質、たんぱく質の3大栄養素を代謝する際に、補酵素として酵素の働きを助けます。また、血行促進作用があるため、冷えを改善したり、血行不良による頭痛などにも効果的です。

さらに、アルコールの分解や、二日酔いのもととなるアセトアルデヒドの分解にも働きます。お酒を飲む前は積極的にナイアシンをとると、二日酔いや悪酔いを予防できます。

ナイアシンといっしょにとりたい栄養素＆とり方

糖質の代謝が高まり、疲れにくくなる

＋ビタミンB_1

糖質を代謝する作用のあるナイアシンとビタミンB_1のダブル効果で、糖質からエネルギーを生み出しやすくなり、体が疲れにくくなる。特に炭水化物をとるときに合わせると◎。B_1は、にんにくやたまねぎなどに多いアリシンと合わせるとさらに効果が高まる。

豊富な食品

- 豚肉
- うなぎ
- 大豆製品
- 玄米

など

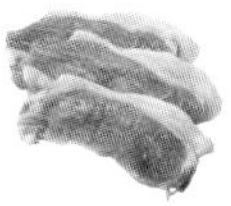

相乗効果でもっと美肌に

＋ビタミンB_2

ビタミンB_2は、皮膚や髪のもととなるたんぱく質の代謝に関わり、美容のビタミンとも呼ばれる。肌を健康に保つナイアシンと合わせてとると、相乗効果でさらに美肌に。サンマやブリ、サバなどには、B_2もナイアシンも多く含まれていて、おすすめ。

豊富な食品

- チーズ
- レバー
- ブリ
- 納豆

など

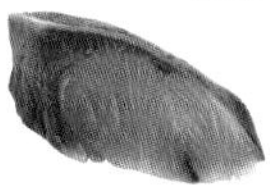

たんぱく質の代謝が高まり、免疫力がアップ

＋ビタミンB_6

ビタミンB_6は、ナイアシンとともにたんぱく質を代謝し、免疫機能を正常に保つ。ウイルスに対する免疫力が高まるため、かぜなどの予防に。また、ナイアシンはたんぱく質の材料となるアミノ酸からつくられるため、B_6によってナイアシンの合成も促進される。

豊富な食品

- レバー
- サケ
- さつまいも
- アボカド

など

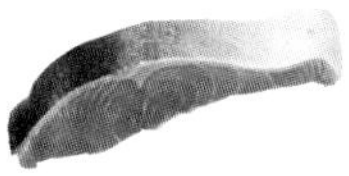

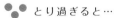

知っトク！　調理や食事のひと工夫

肉や魚からとると、効率よく摂取できる

肉や魚などの動物性食品には、ナイアシンに加え、ナイアシンの原料となる必須アミノ酸のトリプトファンも含まれます。効率よくとるため、進んで食事に取り入れましょう。トリプトファンには安眠効果や頭痛の鎮静《ちんせい》作用も。

不足すると…

ペラグラという皮膚病の原因に

ふだんの食生活で不足することはまれ。極端に不足すると、顔や手足など、露出している部分に皮膚炎や潰瘍《かいよう》などを引き起こす「ペラグラ」という皮膚病をまねく。歯ぐきがただれる、舌が腫《は》れるなどの症状が現れるほか、胃炎、食欲不振、便秘、下痢などを起こすこともある。

とり過ぎると…

肌にかゆみが起こる

食事からとる分にはとり過ぎることはないが、サプリメントなどで毎日100mg以上とるなど、推奨量を大幅に超えて摂取すると、肌が赤くなってひりひりし、かゆみなどをともなうことがある。大量にとると糖質の代謝を下げるという報告もあり、血糖値が高い人は注意。

vitamin
水溶性
ビタミン

ビタミンB_6

- ✔ たんぱく質の代謝に働く、主役級の栄養素
- ✔ 皮膚病やフケを防いで、肌、髪を健康に保ち、体の成長を促す
- ✔ 免疫機能を正常に保ち、アレルギー症状を抑える効果も

ビタミンB_6を多く含む主な食品

（食品100g<にんにくは10g>あたりのビタミンB_6含有量）

肉や魚、特に生魚に多い。にんにくは、10g でさつまいもの約半分のビタミン B_6 を摂取できる。

肉
- 牛レバー……0.89mg
- 鶏ささみ……0.62mg
- 豚レバー……0.57mg

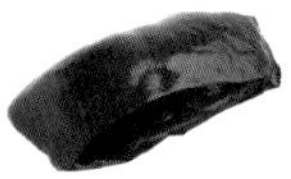

魚介
- カツオ（秋）……0.76mg
- キハダマグロ……0.64mg
- サケ……0.64mg
- サバ……0.59mg
- アジ……0.30mg

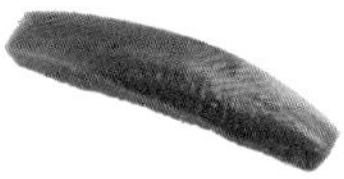

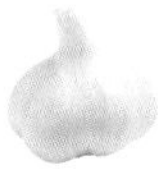

野菜
- モロヘイヤ……0.35mg
- さつまいも……0.20mg
- にんにく……0.15mg（※ 10g 相当）

果物
- バナナ……0.38mg
- アボカド……0.29mg

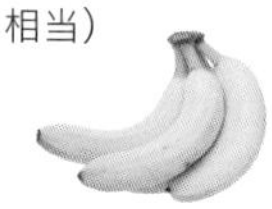

１日の摂取基準

年齢	推奨量（mg）		耐容上限量（mg）
	男	女	男 / 女
0 ～ 5 カ月	0.2※	0.2※	ー
6 ～ 11 カ月	0.3※	0.3※	ー
1 ～ 2 才	0.5	0.5	10
3 ～ 5 才	0.6	0.6	15
6 ～ 7 才	0.8	0.7	20
8 ～ 9 才	0.9	0.9	25
10 ～ 11 才	1.1	1.1	30
12 ～ 14 才	1.4	1.3	40
15 ～ 17 才	1.5	1.3	50/45
18 ～ 29 才	1.4	1.1	55/45
30 ～ 49 才	1.4	1.1	60/45
50 ～ 64 才	1.4	1.1	55/45
65 ～ 74 才	1.4	1.1	50/40
75 才以上	1.4	1.1	50/40

＊「※」は目安量。妊婦は＋ 0.2、授乳婦は＋ 0.3 を付加。

たんぱく質の代謝を促す。アレルギーを防ぐ効果も

　ビタミンB_6はピリドキシンとも呼ばれます。動物性食品にも植物性食品にも豊富ですが、体内での利用率は動物性食品のほうが上なので、肉や魚からとると効率よく補えます。

　ビタミンB_6は、たんぱく質を分解する際、主役として働く補酵素です。たんぱく質の摂取量が多い人は、同時にビタミンB_6の必要量も増えます。皮膚病やフケを防ぎ、体の成長を促すほか、血液のもととなる赤血球や、神経伝達物質のセロトニン、ドーパミンなどの合成に働きます。脂質の代謝にも関わります。

　また、免疫機能を正常に保つため、アレルギー症状の予防や、症状を軽くする効果が期待されています。

ビタミンB_6といっしょにとりたい栄養素＆とり方

たんぱく質の代謝を高め、体の発育を促す

＋たんぱく質

ビタミンB_6は、たんぱく質の代謝に働く主要成分。たんぱく質と合わせてとることで代謝を促し、細胞を新しくつくり替えたり、血液のもととなる赤血球の合成を助けたりと、体の発育を促す。病原菌に対する抗体を増やし、免疫力を高める作用もある。

豊富な食品

- 肉類
- 魚介類
- 大豆製品
- 卵

など

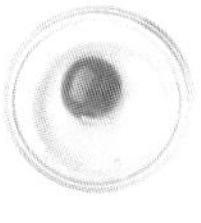

脂質の代謝を高め、脂肪肝などを防ぐ

＋ビタミンB_2

ビタミンB_6には脂質の代謝を助ける作用があり、同じく脂質代謝に働くビタミンB_2と合わせることで、効率がさらにアップ。体内に余分な脂肪がたまるのを防ぐ。肝臓に脂肪がついて肝機能が低下する脂肪肝も、B_2とB_6の組み合わせが予防・改善に効く。

豊富な食品

- レバー
- カレイ
- イワシ
- 納豆

など

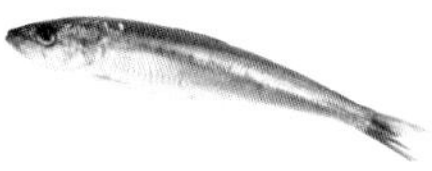

相乗効果でもっと美肌に。免疫力を高める効果も

＋ビタミンC

ビタミンCは、たんぱく質から美肌のもとになるコラーゲンをつくる。たんぱく質の代謝を促すビタミンB_6と合わせることで、肌細胞の新陳代謝が活性化し、美肌効果が一段とアップ。また、どちらも免疫力を高める効果があるため、病気にも強くなる。

豊富な食品

- 緑黄色野菜
- いも類
- 果物

など

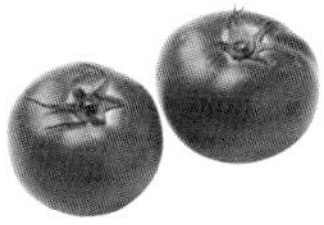

知っトク！　調理や食事のひと工夫

妊娠中は、意識して毎食とるよう心がける

“食べづわり”や“吐きづわり”など、妊娠初期に起こりやすいつわりの症状は、ビタミンB_6が和らげてくれます。B_6はおなかの赤ちゃんの脳神経の発達も助けるため、妊娠中は不足しがちな葉酸や鉄と同様に、意識してとって。

不足すると…

肌に炎症が起きやすくなる

皮膚をつくるたんぱく質の代謝が悪くなり、肌荒れや口内炎などができやすくなる。免疫機能も低下するため、湿疹やじんましんなどのアレルギー症状が現れる危険性も。一般には不足しにくいが、妊娠中の女性はホルモンバランスの関係で必要量が増し、不足しやすくなる。

とり過ぎると…

まれに、神経系の障害をきたすことも

必要量の何十倍もとり過ぎた場合、神経障害を起こすことがあるが、水溶性でとりだめができないため、ふだんの食事でとり過ぎる心配はほとんどない。また、月経前にイライラしたり憂うつになる「月経前症候群（PMS）」を和らげる作用があるため、女性は意識してとるとよい。

vitamin
水溶性
ビタミン

ビタミンB12

- ✔ 葉酸と協力し合い、赤血球をつくって血液を増やす
- ✔ 神経系の働きを正常に保つ。ミネラルのコバルトから合成される
- ✔ 肉や魚に含まれるため、野菜が中心の食生活の人は意識してとる

ビタミンB12を多く含む主な食品

(食品100g<乾物は10g>あたりのビタミンB12含有量)

植物性食品には存在せず、肉はレバー、魚は貝類が主な摂取源。例外として、のりにも含まれる。

肉

牛レバー……53.0 μg
鶏レバー……44.0 μg
豚レバー……25.0 μg

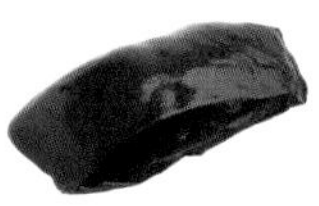

魚介

シジミ……68.0 μg
アサリ……52.0 μg
イワシ(丸干し)……29.0 μg
カキ……23.0 μg
サンマ……16.0 μg
サバ……13.0 μg
イカ……4.9 μg
煮干し……4.1 μg(※10g相当)
ツナオイル漬け缶……1.1 μg

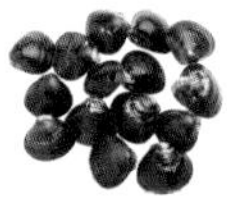

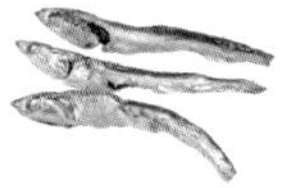

その他

焼きのり……5.8 μg(※10g相当)

1日の摂取基準

年齢	推奨量(μg)
	男女
0～5カ月	0.4※
6～11カ月	0.5※
1～2才	0.9
3～5才	1.1
6～7才	1.3
8～9才	1.6
10～11才	1.9
12～14才	2.4
15～17才	2.4
18～29才	2.4
30～49才	2.4
50～64才	2.4
65～74才	2.4
75才以上	2.4

＊「※」は目安量。妊婦は＋0.4、授乳婦は＋0.8を付加。

「赤いビタミン」と呼ばれる。血液をつくり、貧血を防ぐ

ビタミンB12はコバラミンという成分名で、赤色の結晶になるため「赤いビタミン」とも呼ばれます。

葉酸と協力して赤血球のヘモグロビンの合成を助けるほか、神経細胞内の脂質やたんぱく質、核酸の合成に働き、神経系を正常に保ちます。

ビタミンB12は動物性食品に含まれます。食事が野菜に偏りがちな人は、意識して補うことが大切です。

不足すると… 貧血を起こしやすくなる

血液のもととなる赤血球が減るため、貧血の原因に。倦怠感《けんたいかん》やめまい、息切れを起こすほか、神経の働きが低下して気分がふさぎがちになる。

とり過ぎると… 蓄積しないため、特に心配はない

極端に偏った食生活をしない限り、とり過ぎによる害はほとんどない。水溶性で体内に蓄積しないため、意識して毎食とることが大切。

葉酸

- ✔ ビタミンB_{12}と協力し合って、血液をつくる
- ✔ たんぱく質やDNAを合成し、発育を促す
- ✔ 妊娠中にしっかり補うことで、おなかの赤ちゃんの発達異常を防ぐ

葉酸を多く含む主な食品
（食品100gあたりの葉酸含有量）

生野菜や果物に多く含まれる。肉はレバーに豊富。妊娠中は不足しがちなので、毎食とること。

肉
- 牛レバー……1000 μg
- 豚レバー……810 μg

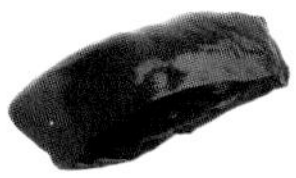

野菜
- 枝豆……320 μg
- モロヘイヤ……250 μg
- ブロッコリー……220 μg
- ほうれん草……210 μg
- アスパラガス……190 μg
- とうもろこし……95 μg
- ピーマン……26 μg

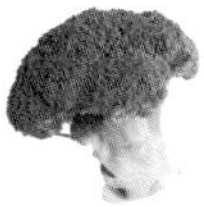

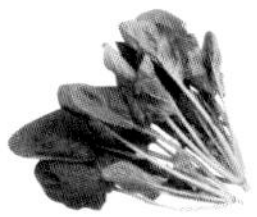

果物
- いちご……90 μg
- キウイフルーツ……37 μg
- オレンジ……32 μg
- グレープフルーツ……15 μg

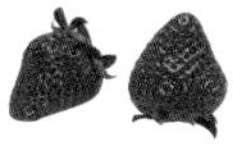

1日の摂取基準

年齢	推奨量（μg）	耐容上限量（μg）
	男女	男女
0～5カ月	40※	－
6～11カ月	60※	－
1～2才	90	200
3～5才	110	300
6～7才	140	400
8～9才	160	500
10～11才	190	700
12～14才	240	900
15～17才	240	900
18～29才	240	900
30～49才	240	1000
50～64才	240	1000
65～74才	240	900
75才以上	240	900

＊「※」は目安量。妊婦は＋240、授乳婦は＋100を付加。妊娠初期は＋400の摂取が望ましい。

貧血を防いで、体の発育をスムーズにする

葉酸はプテロイルグルタミン酸と呼ばれ、ほうれん草から発見されたビタミンB群の一種です。主な働きは、ビタミンB_{12}と協力して赤血球をつくること。さらに、たんぱく質や、遺伝情報をもつ核酸（DNA）を合成し、体の発育を促します。

妊娠中に不足すると、赤ちゃんの発育に悪影響を与えます。成人の摂取量の2倍はとるよう心がけます。

不足すると…　発育が遅れるなど、胎児に影響をきたす

たんぱく質やDNAの合成が不十分になり、体の発育が阻害される。特に妊娠中に不足すると、赤ちゃんに発達異常が起こる可能性がある。

とり過ぎると…　蓄積しないため、特に心配はない

水溶性で体内にたまらないため、食事でとり過ぎる心配はない。ただし、サプリメントなどで補う場合は、耐用上限量を超えないよう注意する。

vitamin
水溶性
ビタミン

パントテン酸

- ☑ 幅広い食品に含まれ、不足することが少ないビタミン
- ☑ 糖質、脂質、たんぱく質の代謝に関わり、エネルギーを生み出す
- ☑ 抗ストレスホルモンの分泌を促し、ストレスに強い体をつくる

パントテン酸を多く含む主な食品

(食品100g<たらこ、ナッツ類は10g>あたりのパントテン酸含有量)

肉や魚介などの動物性食品から、野菜やきのこなどの植物性食品まで、さまざまな食品に含まれる。

肉
豚レバー……7.19mg
鶏ささみ……2.07mg
鶏むね肉……1.74mg

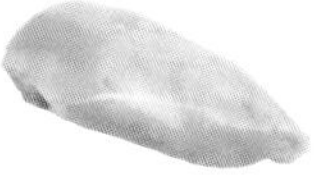

魚介
サケ……1.27mg
エビ……1.11mg
たらこ……0.37mg（※ 10g 相当）

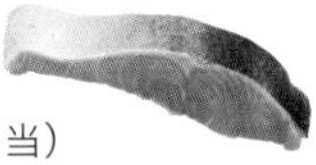

野菜
モロヘイヤ……1.83mg
カリフラワー……1.30mg
さつまいも……0.48mg

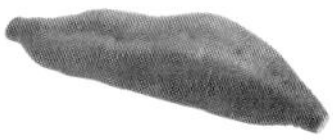

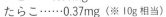

その他
納豆……3.60mg
マッシュルーム……1.54mg
エリンギ……1.16mg
ピーナッツ……0.22mg（※ 10g 相当）

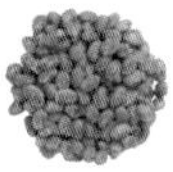

1日の摂取基準

年齢	目安量（mg）	
	男	女
0～5カ月	4	4
6～11カ月	5	5
1～2才	3	4
3～5才	4	4
6～7才	5	5
8～9才	6	5
10～11才	6	6
12～14才	7	6
15～17才	7	6
18～29才	5	5
30～49才	5	5
50～64才	6	5
65～74才	6	5
75才以上	6	5

＊授乳婦の目安量は6。

ストレスを和らげ、美容に効果的に働く

パントテン酸は、その名前が「どこにでも存在する」という意味のギリシア語からつけられているように、幅広い食品に含まれています。

3大栄養素である糖質、脂質、たんぱく質の代謝に働く補酵素コエンザイムAの成分となり、エネルギーの代謝を助けます。さらに、副腎《ふくじん》の働きを強化し、抗ストレスホルモンと呼ばれる副腎皮質ホルモンの分泌を高める作用も。血糖値やエネルギーを高め、ストレスに対抗します。

また、皮膚や髪の健康に関わるほか、免疫力を高めて感染症を防ぎます。血液中の余分なコレステロールを回収する、善玉のHDLコレステロールを増やす働きもあります。

パントテン酸といっしょにとりたい栄養素＆とり方

相乗効果でもっと美肌に。免疫力もアップする

＋ビタミンC

ビタミンCは、細胞の結合組織であるコラーゲンの生成を助け、さらにパントテン酸の、皮膚や髪を健康に保つ働きを高める。組み合わせてとることで、美肌効果がアップする。また、どちらも体の免疫力を高める効果があり、かぜなど感染症の予防にも効く。

豊富な食品

- 緑黄色野菜
- いも類
- 果物

など

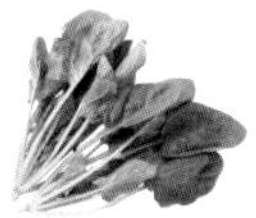

副腎の働きを助けて、ストレスに強くなる

＋ビタミンE

パントテン酸は副腎に働きかけ、抗ストレスホルモンの分泌を促す。酵素の力で副腎の働きを助けるビタミンEと合わせてとると、ストレスに強い体に。野菜や果物などに豊富なビタミンCも副腎の働きを強化するため、合わせるとよりストレス撃退に効果的。

豊富な食品

- アユ
- かぼちゃ
- アーモンド
- オリーブ油

など

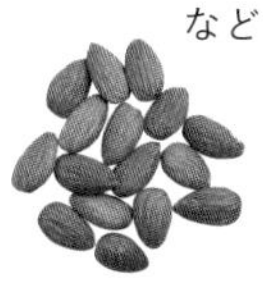

知っトク！　調理や食事のひと工夫

アルコールやカフェインとはいっしょにとらない

パントテン酸は、アルコールや、コーヒーや緑茶などに多いカフェインを分解するときに消費されます。合わせてとるのは、できるだけ避けましょう。ふだんコーヒーをたくさん飲む人は、意識してパントテン酸の摂取量を増やすようにします。

熱に弱く壊れやすいため、短時間で加熱する

パントテン酸は熱によって分解されやすいため、加熱調理は短時間でサッと済ませます。水溶性なので煮汁も利用するとよいでしょう。また、缶詰や冷凍食品では、加工の過程でパントテン酸が減りやすいので、新鮮な食品を使うのがおすすめです。

不足すると…

かぜをひきやすくなる

さまざまな食品に含まれるうえ、腸内細菌によっても合成されるため、不足する心配はほぼない。仮に、極端に不足した場合は、免疫力が低下して、かぜなどをひきやすくなる。また、ストレスによる抵抗力も低下するため、疲れやすくなり、怒りっぽくなることもある。

とり過ぎると…

食事でとり過ぎる心配はない

過剰症の心配はないため、多めにとってOK。特に、血液中の余分なコレステロールを回収してくれる善玉のHDLを増やす作用があるため、コレステロール値や中性脂肪値が高い人は積極的にとるほうがよい。ただし、レバーなど、コレステロールを多く含む食品は、控えめに。

vitamin
水溶性
ビタミン

ビオチン

- ✔ カルボキシラーゼという酵素の補酵素として働き、代謝を促進する
- ✔ 髪や皮膚の健康を保ち、抜け毛や白髪、皮膚炎を予防する
- ✔ 生卵のとり過ぎは、吸収を妨げるため、注意する

ビオチン酸を多く含む主な食品

(食品100g<ナッツ類は10g>あたりのビオチン含有量)

特にレバーに豊富で、ほかは魚介類やナッツ類、卵などに多い。果物にも少量だが含まれている。

肉
- 鶏レバー……230.0 μg
- 豚レバー……80.0 μg
- 牛レバー……76.0 μg

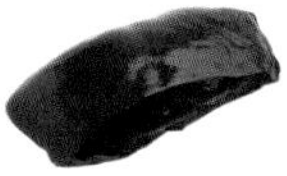

魚介
- アサリ……23.0 μg
- イワシ……15.0 μg
- サケ……9.0 μg

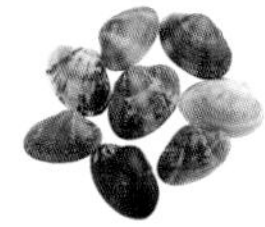

果物
- アボカド……5.3 μg
- 柿……2.0 μg
- バナナ……1.4 μg

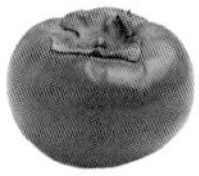

その他
- 卵……24.0 μg
- ピーナッツ……11.0 μg（※10g相当）
- ゆで大豆……9.8 μg
- くり……3.9 μg

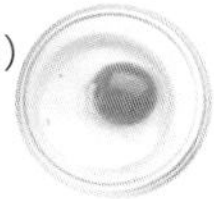

1日の摂取基準

年齢	目安量（μg）
	男女
0～5カ月	4
6～11カ月	5
1～2才	20
3～5才	20
6～7才	30
8～9才	30
10～11才	40
12～14才	50
15～17才	50
18～29才	50
30～49才	50
50～64才	50
65～74才	50
75才以上	50

髪の健康に大切なビタミン。白髪や抜け毛を防ぐ

ビオチンはビタミンB群の一種で、ビタミンHとも呼ばれます。糖質、脂質、たんぱく質を代謝する酵素のうち、カルボキシラーゼの補酵素として働き、代謝を助けます。糖質からつくられる疲労物質の乳酸を再度、糖につくり替えるため、疲労を回復し、筋肉痛を和らげます。

特に、髪や皮膚の健康を保つ作用があり、抜け毛や白髪などの予防効果があります。さらに、湿疹やアトピーなどの皮膚炎の予防にも効果を発揮するといわれています。

ビオチンは食品から摂取したときの利用率が高く、体内でも腸内細菌によって合成されるため、不足する心配はほとんどありません。

ビオチンといっしょにとりたい栄養素

酸化した脂質が代謝され、若返り効果がアップ

＋ビタミンB_2

ビオチンには皮膚や髪を健康に保つ作用があり、ビタミンB_2は、老化をまねく過酸化脂質を代謝する。合わせてとることで、肌のハリ・ツヤがキープされ、若返り効果が高まる。レバーやイワシ、卵などは、ビオチンもB_2も豊富。意識して食事に取り入れよう。

豊富な食品

・ヨーグルト
・レバー
・カレイ
・納豆

など

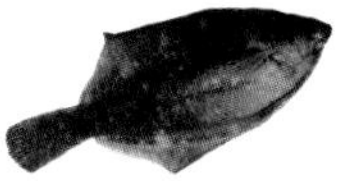

たんぱく質の代謝が高まり、美肌をつくる

＋ビタミンB_6

ビオチンもビタミンB_6も、肌細胞をつくるたんぱく質の代謝に欠かせない栄養素。合わせてとるとたんぱく質の代謝を助け、美肌効果がより高まる。湿疹や肌荒れの予防・改善にも。髪を健康に保つ効果もあり、抜け毛などの髪トラブルが気になる人にも◎。

豊富な食品

・カツオ
・サバ
・モロヘイヤ
・バナナ

など

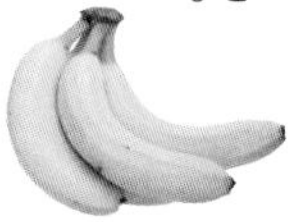

血行を促し、肌の新陳代謝を高めて美肌に

＋ナイアシン

ナイアシンには、ビオチンと同じく皮膚を健康に保つ作用があり、さらに血行を促して肌に栄養を届け、新陳代謝を高める。合わせてとると美肌効果がグンとアップし、冷え症や頭痛の改善にも効果的。また、余分なコレステロールを排出する作用もある。

豊富な食品

・鶏むね肉
・たらこ
・カツオ
・アーモンド

など

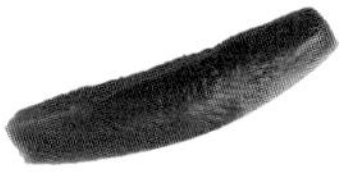

知っトク！　調理や食事のひと工夫

生卵のとり過ぎは避ける。加熱すればOK

生卵の卵白に含まれる成分、アビジンは、胃や腸の中でビオチンと結びつき、ビオチンの吸収を妨げます。極端にとらなければよいのですが、念のため食べ過ぎには注意を。ゆで卵や加熱した卵であれば、問題ありません。

不足すると…

抜け毛や白髪が増える

食生活で不足する心配はほぼない。長期間にわたる抗生物質などの服用で、ビオチンを合成する腸内細菌の働きが悪くなるなど、極端に欠乏した場合は、髪や頭皮に十分な栄養が届かなくなって、抜け毛や白髪の原因になる。憂うつになり、食欲不振や吐き気などを起こすことも。

とり過ぎると…

特に心配はない

水溶性で体内に蓄積しないため、とり過ぎの心配はほとんどない。抜け毛や白髪などの髪トラブルや、肌荒れなどの肌トラブルがある人は、進んでとるとよい。食品によっては、レバーや卵など、コレステロールを多く含むものがあるので、コレステロール値が高い人は注意する。

vitamin

水溶性ビタミン

ビタミンC

- ✔ 皮膚を丈夫にするコラーゲンの合成に必要不可欠
- ✔ 免疫力を高め、鉄の吸収を助ける効果も
- ✔ 水に溶け、熱に弱く、2～3時間で排泄される。毎食補うこと

ビタミンCを多く含む主な食品

（食品100gあたりのビタミンC含有量）

緑黄色野菜やいも類、果物に豊富。肉や魚、乳製品などの動物性食品にはほとんど含まれない。

野菜

赤ピーマン……170mg
黄パプリカ……150mg
ブロッコリー……140mg
カリフラワー……81mg
ゴーヤ……76mg
キャベツ……41mg
ほうれん草……35mg
じゃがいも……28mg
さつまいも……25mg
トマト……15mg

果物

レモン……100mg
キウイフルーツ……71mg
柿……70mg
いちご……62mg

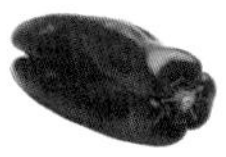

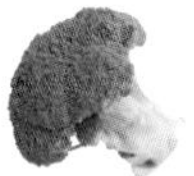

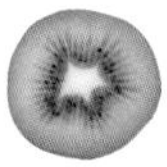

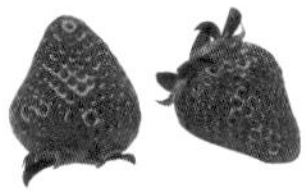

1日の摂取基準

年齢	推奨量（mg）
	男女
0～5カ月	40※
6～11カ月	40※
1～2才	40
3～5才	50
6～7才	60
8～9才	70
10～11才	85
12～14才	100
15～17才	100
18～29才	100
30～49才	100
50～64才	100
65～74才	100
75才以上	100

*「※」は目安量。妊婦は＋10、授乳婦は＋45を付加。

肌にハリを生み出し、かぜなどの病気を予防する

ビタミンCはアスコルビン酸と呼ばれるビタミンで、壊血《かいけつ》病の予防のために発見されました。

ビタミンCの働きで重要なのが、たんぱく質からコラーゲンを合成すること。コラーゲンは、細胞間の結合組織として血管や皮膚、骨、筋肉などを丈夫にします。コラーゲンがしっかり結合すれば、肌にハリ・ツヤが生まれます。シミのもとであるメラニン色素の合成も抑えるなど、美肌づくりに必須な栄養素です。

そのほか、ビタミンCは白血球を活性化させて免疫力を高める、鉄の吸収を助ける、コレステロール値を下げるなどの作用も。抗ストレスホルモンの合成にも欠かせません。

ビタミンCといっしょにとりたい栄養素＆とり方

＋たんぱく質

コラーゲンをつくり、肌のシミやたるみを解消

コラーゲンは、肌のハリやうるおいを保ってくれる成分で、合成にはたんぱく質とビタミンCが必要不可欠。紫外線から肌を守り、シミやたるみの解消に役立つ。たんぱく質もコラーゲンも豊富な、鶏の手羽先やカレイなどと合わせると、さらに美肌効果アップ。

豊富な食品

- 肉類
- 魚介類
- 大豆製品
- 卵

など

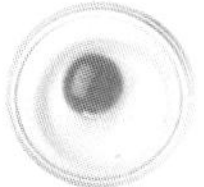

＋ビタミンE

抗酸化力がアップし、若返り効果が高まる

ビタミンEには強い抗酸化作用があり、老化をまねく活性酸素の害から細胞を守ってくれる。ビタミンCと合わせると抗酸化力が高まり、若返り効果が一段とアップ。ビタミンEは脂溶性なので、肉や魚など脂肪分を含む食材と合わせるか、油を使って調理して。

豊富な食品

- イカ
- 赤ピーマン
- モロヘイヤ
- ひまわり油

など

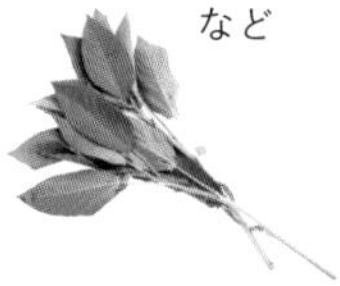

＋鉄

鉄の吸収が高まり、貧血を防ぐ

鉄は吸収率が低く、特に、ほうれん草や小松菜などの植物性食品に含まれる鉄（非ヘム鉄）の吸収率は、たった5％ほど。そこで、ビタミンCを合わせると、この非ヘム鉄の吸収が高まり、さらに赤血球のヘモグロビンの合成を助けてくれて、貧血予防に効果的。

豊富な食品

- レバー
- シジミ
- 小松菜
- ひじき

など

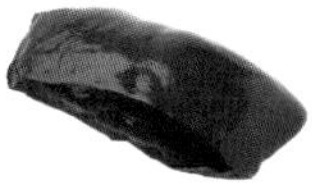

知っトク！　調理や食事のひと工夫

できるだけ生でとる。いも類は加熱してもOK

ビタミンCは熱に弱いため、野菜や果物は生のままとるのがベスト。特に果物はビタミンCが多く、効率よくとれておすすめです。また、じゃがいもやさつまいもなどのビタミンCは、加熱しても壊れにくいため、煮物などでも。

不足すると…

かぜをひきやすくなる

免疫力が低下したり、肌を守るコラーゲンをうまく合成できなくなったり、かぜなどの感染症にかかりやすくなる。ひどく欠乏すると「壊血病」という、歯ぐきや皮下などに出血が起こる病気をまねくことも。また、メラニン色素の生成を抑えられず、シミやソバカスが増える。

とり過ぎると…

まれに下痢やおう吐を起こすことも

サプリメントなどで必要量の何倍ものビタミンCをとると、一過性の下痢やおう吐などを起こすことがある。ふだんの食生活において食品から摂取する分には、水溶性で体内に蓄積されないため、過剰症の心配はない。摂取後、2～3時間で排泄されるので、毎食補うようにする。

貧血を防ぐ！

丈夫な血管や骨をつくる！

ミネラルの仲間は17種類

摂取基準が決められた13種類と、決められていない4種類のミネラルがあります。

5つの主要ミネラル

- ✓ 1日の必要量が100mg以上
- ✓ 体内に多く存在する

ナトリウム（Na）

主に食塩として摂取される。カリウムと協力し合って細胞の浸透圧《しんとうあつ》を保ち、体内の水分を調節する。慢性的なとり過ぎが続くと、高血圧や腎臓《じんぞう》病をまねく。 ➡P106

カリウム（K）

野菜、果物、海藻などに多く含まれる。細胞の内側に存在し、ナトリウムと作用して細胞の浸透圧を保つ。余分なナトリウムを排出し、血圧を下げる。 ➡P108

カルシウム（Ca）

牛乳や乳製品に豊富で、魚や野菜にも含まれる。骨や歯の材料となるほか、筋肉の収縮を円滑にしたり、精神を安定させてイライラを解消したりする効果がある。 ➡P110

マグネシウム（Mg）

貝類やドライフルーツ、ナッツ類などに多く含まれる。体内のカルシウムの量を調節して、筋肉の収縮をコントロールする。ストレスが生じると消費される。 ➡P112

リン（P）

幅広い食品に含まれる。カルシウムと結合して骨や歯の材料になるが、とり過ぎはカルシウムの吸収や排泄に悪影響を与えるため、バランスに気をつける。 ➡P114

骨や血液をつくり、体の調子を整える

ミネラルとは、酸素、水素、炭素、窒素以外の元素のことで、100種類ほど存在しています。そのうち、人の体内にあって、栄養素として重要なミネラルは17種類。そのなかでも、厚生労働省により摂取基準が定められているのは13種類で、体内に多く存在する5種類を「主要ミネラル」、ごくわずかしか存在しない8種類を「微量ミネラル」と呼びます。

ミネラルは体内で合成できないため、食事で補います。ただし、摂取量が多すぎても、少なすぎても体の不調をまねきます。吸収されにくいものもあるため、吸収を助ける栄養素と合わせたり、吸収率の高い食品を選んだりすることも大切です。

8つの微量ミネラル

- ✔1日の必要量が100mg未満
- ✔体内にごくわずかしか存在しない

鉄（Fe）

レバーや貝類のほか、野菜にも含まれる。赤血球の材料となって全身に酸素を運び、肝臓や筋肉に貯蔵される。吸収率が低いため、不足しがち。 ➡P116

亜鉛（Zn）

たんぱく質と結合するため、たんぱく質の豊富な食品に多い。約200種類もの酵素の働きをサポートする。傷の治りを早くしたり、味覚を正常に保つ。 ➡P118

銅（Cu）

レバー、魚介類、豆類などに幅広く含まれる。鉄を体内で利用しやすい形に変えて、赤血球の合成を助け、骨や皮膚を丈夫にするコラーゲンの材料となる。 ➡P120

マンガン（Mn）

多くの食品に含まれる。酵素の構成成分となって、骨の形成をサポートしたり、糖質、脂質、たんぱく質の代謝を助ける。過剰症や欠乏症の心配が少ない。 ➡P121

ヨウ素（I）

海産物に豊富。主に甲状腺《こうじょうせん》に存在し、甲状腺ホルモンの材料になる。3大栄養素の代謝を活発にし、余分な脂肪を燃やしたり、子どもの発育を促したりする。 ➡P122

セレン（Se）

肉、魚介類、パンなどに多く、抗酸化作用で細胞を守る。ビタミンEと合わせると効果がアップ。不足すると、ガンやさまざまな病気にかかるリスクが高まる。 ➡P123

クロム（Cr）

さまざまな食品に含まれる。インスリンの働きを助けて糖質の代謝を促し、血糖値を下げる。脂質の代謝を助けて、コレステロール値を下げる作用もある。 ➡P124

モリブデン（Mo）

さまざまな食品に含まれる。鉄の利用を助けて貧血を予防するほか、老廃物である尿《にょう》酸《さん》の代謝を促す。食事で不足したり、とり過ぎたりする心配はほぼない。 ➡P125

摂取基準は決められていないが重要なミネラル

イオウ(S)

肉、魚、卵などに豊富。アミノ酸の構成成分で、丈夫な髪や肌、爪をつくる。解毒作用もある。

フッ素(F)

骨や歯にごく少量存在する。歯のエナメル質を強化して虫歯を防ぐ。煮干しや芝エビなどに多い。

塩素(Cl)

胃液に含まれ、たんぱく質の消化を促進したり、食べ物に対する殺菌作用がある。食塩から摂取する。

コバルト(Co)

動物性食品に含まれる。ビタミンB_{12}の構成成分で、造血作用や、神経を正常に保つ作用がある。

mineral
ミネラル

ナトリウム(Na)

- ☑ カリウムと協力して、細胞の浸透圧を維持する
- ☑ 筋肉を弛緩させるなど、神経の伝達作用を助ける
- ☑ 塩分の多い食事はナトリウムの過剰摂取をまねき、高血圧につながる

ナトリウムを多く含む主な食品
(食品 10g あたりの食塩相当量)

加工食品や調味料に多く含まれる。食塩相当量は、ナトリウム(g)× 2.54 で求められる。

肉
ビーフジャーキー……0.5g
サラミ……0.4g
ロースハム……0.2g

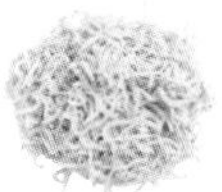

魚介
たらこ……0.5g
イワシ（丸干し）……0.4g
しらす干し……0.4g

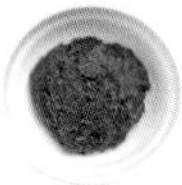

調味料
食塩……10.0g
コンソメスープの素……4.3g
薄口しょうゆ……1.6g
赤みそ……1.3g
ウスターソース……0.9g

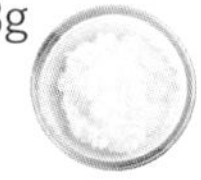

その他
梅干し……1.8g
たくあん……0.3g

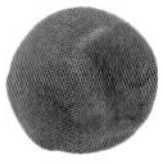

1日の摂取基準

年齢	目標量(mg)	
	男	女
0～5カ月	100(0.3)※	100(0.3)※
6～11カ月	600(1.5)※	600(1.5)※
1～2才	(3.0未満)	(3.0未満)
3～5才	(3.5未満)	(3.5未満)
6～7才	(4.5未満)	(4.5未満)
8～9才	(5.0未満)	(5.0未満)
10～11才	(6.0未満)	(6.0未満)
12～14才	(7.0未満)	(6.5未満)
15～17才	(7.5未満)	(6.5未満)
18～29才	(7.5未満)	(6.5未満)
30～49才	(7.5未満)	(6.5未満)
50～64才	(7.5未満)	(6.5未満)
65～74才	(7.5未満)	(6.5未満)
75才以上	(7.5未満)	(6.5未満)

＊「※」は目安量。(　) は食塩相当量 (g)。

細胞内外で水分を調節する。過剰摂取は高血圧のもとに

ナトリウムは、塩素と結びついた食塩の状態で摂取されます。神経の働きを正常に保ち、筋肉や心筋を弛《し》緩《かん》させる、ミネラルが血液に溶けるのを助けるなどの役目をします。

主な働きとして、カリウムとともに細胞の浸透圧《しんとうあつ》のバランスを保ちます。浸透圧とは、溶液の中で溶媒《ようばい》が濃度の高いほうから低いほうへと流れていく力のこと。細胞の外側にナトリウムが、内側にカリウムが存在し、互いに水分を引きつけ合って体内の水分量を調節しています。

ナトリウムが増えると浸透圧が高くなり、これを戻そうと血液量や尿量が増えます。慢性的なとり過ぎは、高血圧や腎機能低下をまねきます。

ナトリウムといっしょにとりたい栄養素＆とり方

＋カリウム

余分なナトリウムを排泄させ、血圧を下げる

カリウムは、ナトリウムを排出させて血圧を下げ、腎臓《じんぞう》からの老廃物の排泄を助ける。ナトリウムは摂取量が多いと血圧を上げ、腎臓に負担をかけるため、合わせてとって高血圧や腎臓病を予防したい。カリウムは過剰症の心配は少ないため、積極的にとって。

豊富な食品
- ほうれん草
- さといも
- 昆布
- ひじき

など

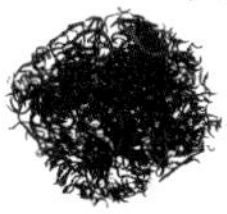

＋食物繊維

ナトリウムの吸収を妨げ、血圧の上昇を防ぐ

食物繊維は、腸の中で余分なナトリウムを吸着し、体外に排出させ、血圧の上昇を防ぐ。また、ナトリウムのほかにも、余分なコレステロールの吸収を妨げたり、糖質の吸収をゆるやかにして血糖値の上昇を防いだりと、さまざまな生活習慣病の予防にも役立つ。

豊富な食品
- ごぼう
- エリンギ
- 納豆
- そば

など

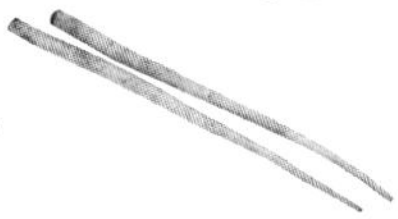

知っトク！　調理や食事のひと工夫

塩分を多く含む調味料は、使用量を控えめに

食塩、みそ、しょうゆ、ソースなど、調味料の多くは高塩分です。なるべく減塩のものを使う、目分量ではなく計量スプーンで量って使うなどして、とり過ぎに注意しましょう。酢やレモン汁、だしの風味を利用するなどの工夫も大切です。

塩分の多い料理には、野菜や海藻、果物を取り入れる

きゅうりやトマトなどの野菜類、わかめや昆布などの海藻類、りんごやももなどの果物には、体内の余分なナトリウムの排出を促すカリウムが豊富です。塩分の多い食品や調味料を使う料理には、これらの食材を取り入れ、血圧の上昇を抑えて。

不足すると…

体がだるくなり、食欲不振になる

ふだんの食生活で不足することはほぼないが、下痢や、大量に汗をかくなどしてナトリウムが急激に失われると、体がだるくなったり、意識がもうろうとしたり、吐き気やおう吐などの症状が現れたりする。胃や腸の消化液の分泌が低下するため、消化不良や食欲不振になることも。

とり過ぎると…

高血圧や動脈硬化をまねく

慢性的にナトリウムのとり過ぎが続くと、しだいに血圧が上がり、高血圧に。すると、心臓が血液を送り出す際、血管壁《けっかんへき》に大きな圧力がかかるため、血管が厚く硬くなる（動脈硬化）。放置すると血管が詰まりやすくなり、脳卒中や心筋梗塞《こうそく》など、命に関わる病気のリスクを高める。

mineral
ミネラル

カリウム（K）

- ✔ ナトリウムと協力して、細胞の浸透圧を維持する
- ✔ 余分なナトリウムを体外に排出し、血圧を正常に保つ
- ✔ 腎臓の老廃物の排出を助け、筋肉の収縮をスムーズにする

カリウムを多く含む主な食品

（食品100g<乾物は10g>あたりのカリウム含有量）

野菜、果物、海藻のほか、納豆にも多く含まれる。
ドライフルーツなどの乾物にも豊富。

野菜

- ほうれん草……690mg
- さといも……640mg
- モロヘイヤ……530mg
- 切り干し大根……350mg（※10g相当）
- 大根……230mg
- きゅうり……200mg

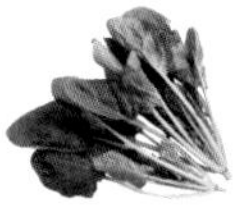

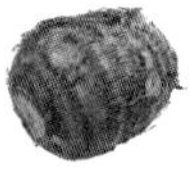

果物

- 干し柿……670mg
- アボカド……590mg
- バナナ……360mg
- スイカ……120mg

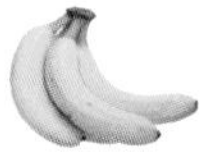

その他

- 納豆……660mg
- 干しひじき……640mg（※10g相当）
- 昆布……610mg（※10g相当）

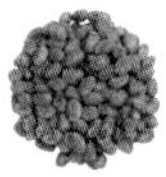

1日の摂取基準

年齢	目安量（mg）		目標量（mg）
	男	女	男／女
0～5カ月	400	400	－
6～11カ月	700	700	－
1～2才	900	900	－
3～5才	1000	1000	1400以上
6～7才	1300	1200	1800以上
8～9才	1500	1500	2000以上
10～11才	1800	1800	2200／2000以上
12～14才	2300	1900	2400以上
15～17才	2700	2000	3000／2600以上
18～29才	2500	2000	3000／2600以上
30～49才	2500	2000	3000／2600以上
50～64才	2500	2000	3000／2600以上
65～74才	2500	2000	3000／2600以上
75才以上	2500	2000	3000／2600以上

＊授乳婦の目安量は2200。

体内の余分なナトリウムや老廃物の排出を促す

カリウムは主に細胞の内側に多く、体内には体重1kgにつき約2gのカリウムが存在しています。

カリウムは、ナトリウムと協力して細胞の浸透圧《しんとうあつ》を維持します（P106参照）。体内に十分なカリウムがあると、余分なナトリウムを排出して血圧を正常に保ちます。しかし、カリウム不足やナトリウムの過剰摂取が続くと、この働きが追いつかなくなり、高血圧やむくみをまねきます。予防と改善には、ナトリウムを含む食塩の摂取量を減らし、カリウムの摂取量を増やすことが肝心です。

そのほか、腎臓《じんぞう》の老廃物の排出を助けたり、筋肉の収縮をスムーズにしたりする働きも担います。

カリウムといっしょにとりたい栄養素＆とり方

ちょうどよくとることで、体内の水分量を調節する

＋ナトリウム

ナトリウムは、カリウムと協力して体内の浸透圧のバランスをとり、水分量を調節している。このバランスが崩れると、脱水症状をまねいたり、逆にむくみの原因となったりする。ナトリウムとカリウムの割合が１：２くらいになるようにとると、ちょうどよい。

豊富な食品

- ロースハム
- しらす干し
- 梅干し
- 食塩

など

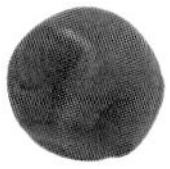

腎臓の働きが低下している人は、摂取量に注意する

カリウムは腎臓の働きによって排泄されるが、腎臓の機能が低下しているとカリウムがうまく排泄されず、血液中にたまる「高カリウム血症」をまねくこともある。おう吐などの胃腸症状や、不整脈などの原因となるため、摂取量はかかりつけ医の指示に従う。

知っトク！　調理や食事のひと工夫

生のままとるか、スープや汁物にして煮汁ごととる

カリウムは水溶性で、煮ると約30%が失われます。含まれる食材は、生でとるのがベスト。それがむずかしい場合は、スープやみそ汁などにして、カリウムが溶け出した煮汁ごととるとよいでしょう。また、塩分の摂取量が多いと、ナトリウムとともに排泄されてしまうので、味付けは薄めに。

ふだん使う塩は粗塩、白糖は黒糖にする

精製された食塩の成分が、ほぼナトリウムと塩素であるのに対し、粗塩には、カリウムやマグネシウムなどのミネラルが豊富に含まれます。また、黒糖は白糖よりもカリウム、鉄、カルシウムなどが豊富です。とり過ぎは肥満や高血圧をまねくためNGですが、適量を心がけることでカリウム源に。

不足すると…

高血圧をまねいて、疲れやすくなる

余分なナトリウムを排出できず、血圧が上がる。ほうっておくと動脈硬化が進み、脳卒中や心筋梗塞《こうそく》などをまねくことも。そのほか、筋肉の収縮がうまくいかず、疲れやすくなる。また、利《り》尿《にょう》作用のあるカフェインやアルコールはカリウムの排出量を増やすため、とり過ぎに注意する。

とり過ぎると…

排泄されるため、特に心配なし

カリウムは、とり過ぎても排泄され、体内に蓄積しないので、過剰症の心配はない。逆に、調理やほかの栄養素の働きによって失われやすく、量をとれないことのほうが多いため、摂取量を増やす工夫を。納豆や果物、ドライフルーツなど、調理せずに食べられるものがおすすめ。

mineral
ミネラル

カルシウム(Ca)

- ✔ 骨や歯の材料となり、骨粗しょう症を予防する
- ✔ 血液中に存在し、筋肉を収縮させたり、イライラを抑えたりする
- ✔ ビタミンDやたんぱく質を合わせると、骨に沈着しやすくなる

カルシウムを多く含む主な食品

(食品100g<乾物、海藻は10g>あたりのカルシウム含有量)

乳製品、魚介、野菜、海藻などに豊富。魚は骨にカルシウムがあるので、なるべく丸ごと食べる。

乳製品

プロセスチーズ……630mg
ヨーグルト……120mg
牛乳……110mg

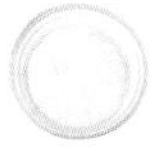

魚介

干しエビ……710mg（※10g相当）
しらす干し……280mg
煮干し……220mg（※10g相当）

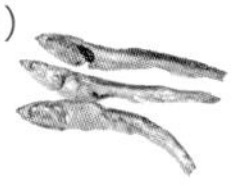

野菜

モロヘイヤ……260mg
小松菜……170mg
菜の花……160mg
レタス……19mg

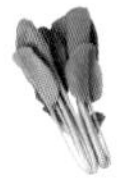

その他

干しひじき……100mg（※10g相当）
木綿豆腐……93mg
納豆……90mg

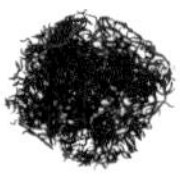

1日の摂取基準

年齢	推奨量(mg)		耐容上限量(mg)
	男	女	男女
0～5カ月	200※	200※	－
6～11カ月	250※	250※	－
1～2才	450	400	－
3～5才	600	550	－
6～7才	600	550	－
8～9才	650	750	－
10～11才	700	750	－
12～14才	1000	800	－
15～17才	800	650	－
18～29才	800	650	2500
30～49才	750	650	2500
50～64才	750	650	2500
65～74才	750	650	2500
75才以上	700	600	2500

＊「※」は目安量。

丈夫な骨や歯をつくったり、イライラを解消したりする

成人の体内には、標準体重で約1kgのカルシウムがあります。その99％は貯蔵カルシウムとして骨や歯の材料となります。残りの1％は機能カルシウムとして、血液や筋肉、細胞内などに存在し、筋肉を収縮させたり、精神を安定させたりします。

カルシウムが不足すると、骨から血液中に放出され、血液中のカルシウム濃度を保とうとします。カルシウム不足が続くと骨が弱くなり、やがて骨粗しょう症をまねきます。

カルシウムは、食品により吸収率が異なります。吸収がよいのは、牛乳や乳製品。野菜など、吸収率の低いものでも、吸収を助ける栄養素と合わせれば効率よく摂取できます。

カルシウムといっしょにとりたい栄養素＆とり方

カルシウムの吸収を促し、骨に沈着させる

＋ビタミンD

カルシウムの利用率を高めるには、ビタミンＤが必要不可欠。体内に入ったカルシウムは、ビタミンＤの力を借りて吸収され、骨に沈着される。さらに、ビタミンＤには血液中のカルシウム濃度を調節し、筋肉の収縮を促す作用も。合わせてとるよう心がけて。

豊富な食品

- サケ
- サンマ
- しらす干し
- 干ししいたけ

など

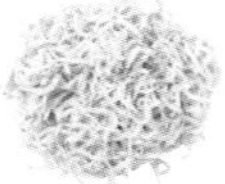

“キレート作用”でカルシウムの吸収アップ

＋クエン酸

レモンなどに豊富なクエン酸には、ミネラルなど吸収率の低い栄養素といっしょにとると、吸収しやすい状態に変化させる“キレート作用”がある。カルシウムを含む野菜や小魚などをとるときは、レモン汁を搾る、酢をかけるなどして、料理に取り入れて。

豊富な食品

- レモン
- グレープフルーツ
- 梅干し
- 酢

など

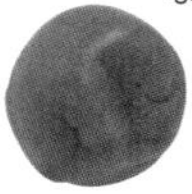

適度にとることで、カルシウムの吸収を高める

＋たんぱく質

たんぱく質は骨やコラーゲンの材料となり、カルシウムが骨に沈着するのを助ける。鶏の手羽先やカレイなどには良質のたんぱく質やコラーゲンが豊富なので、意識してとる。ただし、たんぱく質は大量にとるとカルシウムの排泄量が増えるため、とり過ぎに注意。

豊富な食品

- 肉類
- 魚介類
- 大豆製品
- 卵

など

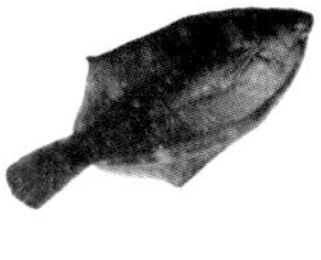

知っトク！　調理や食事のひと工夫

水につけ過ぎない。できるだけ煮汁ごと調理する

カルシウムは、下準備などで水に長くつけると溶け出してしまいます。手早く済ませ、煮汁も料理に利用しましょう。また、カルシウムの豊富な牛乳は、加熱しても栄養素が壊れにくいため、シチューやグラタンなどに使ってもOK。

不足すると…

骨粗しょう症をまねく

カルシウムが不足すると、血液中のカルシウム濃度を保つため、骨からカルシウムが血液中に放出される。慢性的な不足が続けば続くほど骨がスカスカになり、骨折しやすくなる骨粗しょう症をまねく。また、体がだるくなったり、イライラしたりといった症状も起こる。

とり過ぎると…

高カルシウム血症になることも

カルシウム自体は、とり過ぎた分が過剰に吸収されることはない。ただし、カルシウムを骨に沈着させるビタミンＤをとり過ぎて、カルシウムの吸収量が極端に増えると、高カルシウム血症を起こすことも。血管壁《けっかんへき》や肺、腎臓《じんぞう》などにカルシウムが沈着し、動脈硬化をまねく。

mineral
ミネラル

マグネシウム（Mg）

- ✔ 約300種類の酵素の働きをサポートする
- ✔ 体内のカルシウム量を調節し、筋肉の収縮を促す
- ✔ カルシウムとマグネシウムが2：1の割合になるようにとる

マグネシウムを多く含む主な食品

（食品100g<乾物、ナッツ類は10g>あたりのマグネシウム含有量）

貝類や干物のほか、ナッツ類、玄米などにも豊富。
果物はドライフルーツのほうが含有量が多い。

魚介
アサリ……100mg
イワシ（丸干し）……100mg
カキ……65mg

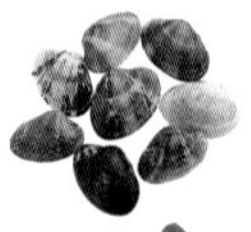

野菜
ほうれん草……69mg
枝豆……62mg
切り干し大根……16mg（※10g相当）

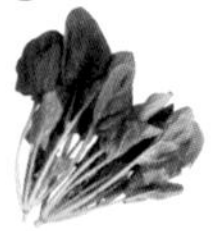

果物
プルーン（乾）……40mg
バナナ……32mg
干し柿……26mg

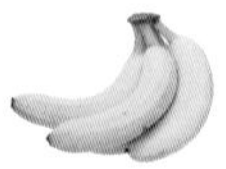

穀類
玄米（ごはん）……49mg
そば（ゆで）……27mg

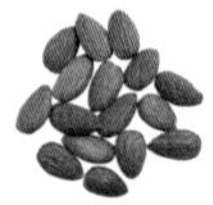

その他
油揚げ……150mg
アーモンド……31mg（※10g相当）

1日の摂取基準

年齢	推奨量（mg）	
	男	女
0～5カ月	20※	20※
6～11カ月	60※	60※
1～2才	70	70
3～5才	100	100
6～7才	130	130
8～9才	170	160
10～11才	210	220
12～14才	290	290
15～17才	360	310
18～29才	340	270
30～49才	370	290
50～64才	370	290
65～74才	350	280
75才以上	320	260

＊「※」は目安量。妊婦は＋40を付加。

筋肉の収縮を促す。ストレスに打ち勝つ効果も

体内のマグネシウムは、約60%が骨に含まれ、残りは筋肉、肝臓、血液中などに存在します。さまざまな酵素の働きを助け、その数は約300種類にものぼります。

カルシウムとの関わりが深く、筋肉細胞の中に入り込むカルシウムの量を調節して、筋肉の収縮を促します。また、とり過ぎたカルシウムが血管壁《けっかんへき》にたまるのを防ぎ、動脈硬化を予防する働きもあります。

ストレスが生じると、マグネシウムの消費量が増えます。しっかり補うことで、ストレスに負けない体をつくることができます。また、アルコールをとり過ぎると排出量が増えます。お酒は適量を守りましょう。

マグネシウムといっしょにとりたい栄養素＆とり方

お互いに協力し合って、利用率を高める

＋カルシウム

マグネシウムは、カルシウムが血管壁や肺、腎臓《じんぞう》などに沈着するのを防ぎ、骨を強くする。また、マグネシウムはストレスがたまると消費されるが、カルシウムにはイライラを鎮《しず》める作用があるため、ストレスによるマグネシウムの消耗を防いでくれる。

豊富な食品

- 牛乳
- ヨーグルト
- 干しエビ
- モロヘイヤ

など

ダブル効果でストレスに強くなる

＋ビタミンC

疲労や精神的なストレスなどを感じると、副腎皮質《ふくじんひしつ》が反応して、抗ストレスホルモンを分泌する。その際、マグネシウムが消費され、ビタミンCがホルモンの成分として使われる。どちらもしっかりと補給しておくことで、ストレスに打ち勝てる強い体に。

豊富な食品

- 緑黄色野菜
- いも類
- 果物

など

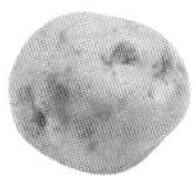

知っトク！　調理や食事のひと工夫

カルシウムとマグネシウムは２：１のバランスでとる

マグネシウムの摂取量は、カルシウムとのバランスを意識してとることが大切です。カルシウムの摂取量がマグネシウムより高まるほど、体内のカルシウムが血管壁などに沈着しやすくなります。カルシウム：マグネシウム＝２：１の割合がベスト。

主食は精白米ではなく玄米にする

穀類のマグネシウムは外皮《がいひ》に多く含まれます。米は精白米ではなく胚芽《はいが》精米や玄米を、パンは全粒小麦を使ったものを選びましょう。水溶性なので、果物などは生で、調理が必要なものは汁物などにして、煮汁ごといただくと効率よくとれます。

不足すると…

心疾患のリスクが高まる

マグネシウムが不足すると、血液中のカルシウムが血管壁に沈着しやすくなり、血管の内腔《ないくう》が狭くなって動脈硬化が進行する。さらに、筋肉の収縮がうまくいかなくなり、心臓の血管壁でけいれんなどが起こると、血管が詰まって、心筋梗塞《こうそく》や狭心症《きょうしんしょう》などを引き起こす危険性もある。

とり過ぎると…

下痢や吐き気を引き起こすことも

基本的に不足しがちなミネラルであり、とり過ぎても腎臓から排泄されるため、過剰症の心配はほとんどない。まれに、サプリメントなどによって過剰摂取した場合、下痢や吐き気を起こす、筋力が低下して疲れやすくなる、血圧が低下するなどの症状が現れることがある。

mineral
ミネラル

リン(P)

- ✔ カルシウムと結合して、骨や歯をつくる
- ✔ 細胞膜や核酸の構成成分となり、全身に存在する
- ✔ とり過ぎると、カルシウムの吸収や排泄に悪影響を及ぼす

リンを多く含む主な食品

(食品100g<乾物、ナッツ類は10g>あたりのリン含有量)

動物性食品から植物性食品まで、幅広く含まれる。
保存性を高める目的で、加工食品にも使われる。

乳製品

プロセスチーズ……730mg
ヨーグルト……100mg
牛乳……93mg

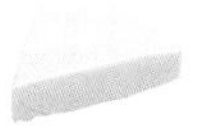

肉

豚レバー……340mg
ロースハム……280mg
鶏ささみ……240mg

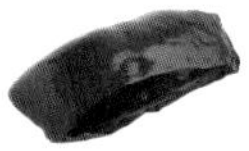

魚介

イワシ(丸干し)……570mg
カツオ(秋)……260mg
煮干し……150mg(※10g相当)

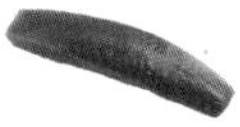

その他

油揚げ……350mg
納豆……190mg
木綿豆腐……88mg
アーモンド……48mg(※10g相当)

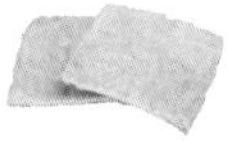

1日の摂取基準

年齢	目安量(mg)		耐容上限量(mg)
	男	女	男女
0～5カ月	120	120	－
6～11カ月	260	260	－
1～2才	500	500	－
3～5才	700	700	－
6～7才	900	800	－
8～9才	1000	1000	－
10～11才	1100	1000	－
12～14才	1200	1000	－
15～17才	1200	900	－
18～29才	1000	800	3000
30～49才	1000	800	3000
50～64才	1000	800	3000
65～74才	1000	800	3000
75才以上	1000	800	3000

骨や歯の材料になる。不足より、とり過ぎに注意

リンは、カルシウムに次いで体内での存在量が多いミネラルです。体内のリンの約85%は、カルシウムと結合して骨や歯の材料となります。残りは、細胞膜のリン脂質や、遺伝情報のDNAを含む核酸の構成成分となって、全身の細胞に存在します。また、糖質の代謝を助けたり、高エネルギー源となるATP(P14参照)をつくる材料にもなります。

リンは幅広い食品に含まれるため、食生活で不足する心配はありません。逆に、過剰症が心配です。カルシウムの吸収や排泄に悪影響を及ぼし、結果的に骨を弱くします。カルシウムとリンの摂取バランスは、1：1が理想とされています。

リンといっしょにとりたい栄養素＆とり方

＋カルシウム

互いに協力し合って、丈夫な骨や歯をつくる

リンはカルシウムと結合して骨をつくるため、合わせてとることで骨や歯を丈夫に。リンのほうがカルシウムよりも含まれる食品が広く、量も多いためとり過ぎになりがちだが、バランスが悪いと骨の合成率が下がる。できるだけ偏らないよう注意しよう。

豊富な食品

- 牛乳
- 煮干し
- 小松菜
- ひじき

など

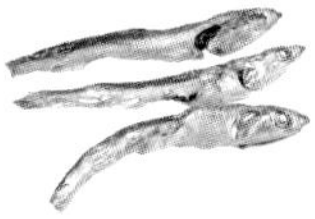

＋ビタミンD

リンの消化・吸収が高まり、骨の発育を促す

ビタミンDは、カルシウムだけでなく、リンの吸収も助けて骨に沈着させる。ビタミンDが不足するとリンの利用率が下がるため、意識してとろう。ビタミンDは脂溶性なので、肉など脂肪分の多い食品と合わせるほか、油を使って調理すると吸収がよくなる。

豊富な食品

- しらす干し
- サンマ
- エリンギ
- 卵

など

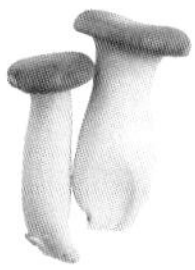

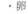

知っトク！　調理や食事のひと工夫

清涼飲料水やハムなど、加工食品のとり過ぎに注意を

リンは“リン酸塩”といって、保存性を高める食品添加物としてさまざまな加工食品に使われます。清涼飲料水やハムなどもその1つ。含まれる量は微量ですが、とり過ぎはリンの過剰摂取につながることもあるため、食べ過ぎないようにしましょう。

乳製品からとるようにするとバランスよく補える

牛乳やヨーグルトなどの乳製品は、リンとカルシウムのバランスがよく、ほぼ同程度含まれていておすすめ。また、カルシウムが不足することが多いので、小松菜や切り干し大根、ひじきなど、カルシウムが多いものを食卓に増やしてもよいでしょう。

不足すると…

骨や歯が弱くなり、疲れやすくなる

リンは骨をつくる主要成分の1つなので、不足すると骨や歯が弱くなり、骨折したり、虫歯になりやすくなったりする。また、筋肉や神経の働きを正常に保つほか、糖質からエネルギーをつくるのを助ける作用もある。不足すると筋肉が弱り、代謝が落ちて、体が疲れやすくなる。

とり過ぎると…

血管壁にカルシウムがたまる

リンをとり過ぎると、血液中のリン濃度が上昇する。バランスを保つために骨から血液中にカルシウムが放出され、骨が弱くなったり、血管《けっかん》壁《へき》にカルシウムが沈着したりする。リンを排泄する腎臓《じんぞう》の働きが低下している場合も、リンが血液中にたまるため、同様の症状が起こる。

mineral
ミネラル

鉄（Fe）

- ✔ 赤血球のヘモグロビンの材料となり、全身に酸素を運ぶ
- ✔ 不足すると「鉄欠乏性貧血」を引き起こす
- ✔ 吸収率が低いため、ビタミンCなどと合わせてとると◎

鉄を多く含む主な食品

（食品100g<海藻は10g>あたりの鉄含有量）

肉はレバーなどの内臓に多く、魚介は貝類に豊富。野菜や大豆製品にも含まれるが、吸収率は低い。

肉
豚レバー……13.0mg
鶏レバー……9.0mg
牛もも赤身肉……2.7mg

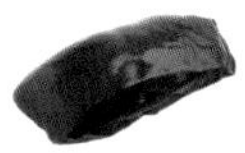

魚介
シジミ……8.3mg
イワシ（丸干し）……4.4mg
アサリ……3.8mg
カツオ（秋）……1.9mg

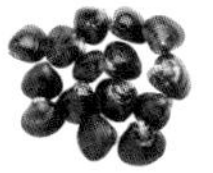

野菜
大根の葉……3.1mg
小松菜……2.8mg
そら豆……2.3mg

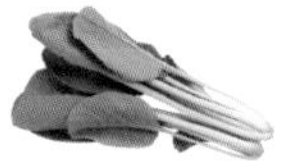

その他
納豆……3.3mg
木綿豆腐……1.5mg
干しひじき……0.6mg（※10g相当）

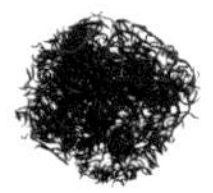

1日の摂取基準

年齢	推奨量(mg)		耐容上限量(mg)
	男	女	男／女
0～5カ月	0.5※	0.5※	－
6～11カ月	5.0	4.5	－
1～2才	4.5	4.5	25/20
3～5才	5.5	5.5	25
6～7才	5.5	5.5	30
8～9才	7.0	7.5	35
10～11才	8.5	8.5(12.0)	35
12～14才	10.0	8.5(12.0)	40
15～17才	10.0	7.0(10.5)	50/40
18～29才	7.5	6.5(10.5)	50/40
30～49才	7.5	6.5(10.5)	50/40
50～64才	7.5	6.5(11.0)	50/40
65～74才	7.5	6.0	50/40
75才以上	7.0	6.0	50/40

＊「※」は目安量。（　）は月経ありの場合。妊婦は＋2.5～9.5、授乳婦は＋2.5を付加。

血液をつくり、酸素を運ぶ。不足すると貧血のもとに

鉄は、大きく2種類に分けられます。1つは、赤血球のヘモグロビンの材料となり、酸素を運ぶ「機能鉄」で、体内の鉄の約70%を占めます。もう1つは、肝臓や骨髄《こつずい》、筋肉などに蓄えられる「貯蔵鉄」。機能鉄が不足すると体内に放出されます。また、酵素の構成成分となり、エネルギー代謝を助ける作用もあります。

鉄は吸収率が低く、不足すると「鉄欠乏性貧血」を起こします。特に、女性は月経によって不足しがちに。鉄の吸収をよくするビタミンCと合わせるなど、進んでとることが大切です。また、鉄製のフライパンで調理すると、料理に溶け出た鉄が補給源になるともいわれています。

鉄といっしょにとりたい栄養素＆とり方

鉄の吸収を助け、貧血を防ぐ

＋ビタミンC

鉄には、赤身の肉や魚に含まれ、吸収されやすい“ヘム鉄”と、野菜や大豆製品などの植物性食品に含まれ、吸収されにくい“非ヘム鉄”がある。ビタミンCは、非ヘム鉄の吸収を高めてくれる。デザートにビタミンCの豊富な果物を食べるなどするとよい。

豊富な食品

- 緑黄色野菜
- いも類
- 果物

など

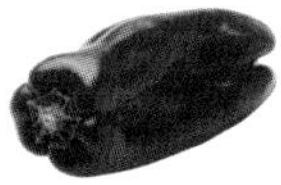

鉄と結びついて、腸からの吸収を促す

＋たんぱく質

たんぱく質は、鉄とともに赤血球の材料となって血液をつくったり、鉄と結びついて腸からの吸収を促したりする。特に、肉や魚などの動物性食品に含まれるたんぱく質は、たんぱく質を構成する必須アミノ酸のバランスが整っていて栄養価が高く、おすすめ。

豊富な食品

- 肉類
- 魚介類
- 大豆製品
- 卵

など

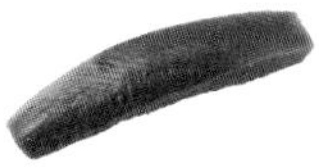

知っトク！　調理や食事のひと工夫

加熱調理する場合は、煮汁やゆで汁も活用する

鉄は水溶性なので、調理法によっては栄養素が溶け出てしまいます。アサリやシジミはみそ汁にしたり、肉や魚は焼くより煮込みにしたりして、煮汁まで活用しましょう。納豆など、そのまま食べられるものは、損失なく摂取できておすすめです。

コーヒーや紅茶との食べ合わせはNG！

コーヒーや紅茶、ぶどうなどに含まれるタンニンという苦味成分には、鉄の吸収を妨げる作用があるため、いっしょにとるのは控えたほうがベター。また、食物繊維や、豆類の皮に多く含まれるフィチン酸なども、鉄の吸収を妨げるといわれています。

不足すると…

貧血を起こし、頭痛や動悸をまねく

鉄は血液の主成分で、全身に酸素を運ぶ役割を担う。不足すると鉄欠乏性貧血となり、全身が酸欠状態に陥って、集中力が低下するほか、息切れや動悸《どうき》、頭痛などの症状を引き起こす。特に、成長期の子どもや月経のある女性、妊娠中の女性は不足しがちなので、意識してとること。

とり過ぎると…

鉄沈着症をまねくケースも

吸収されにくい成分なので、過剰症の心配はほとんどない。ただし、サプリメントなどで耐容上限量を超えて摂取し続けると、胃腸の働きを悪くし、おう吐の症状が出ることも。鉄が肝臓や膵臓《すいぞう》などの臓器に沈着し、機能を著しく低下させる「鉄沈着症」をまねくこともある。

mineral
ミネラル

亜鉛(Zn)

- ✔ 酵素の構成成分となり、細胞の新生や代謝に関わる
- ✔ 傷の治りを早くしたり、味覚異常を防いだりする働きがある
- ✔ 加工食品のとり過ぎは亜鉛の吸収を悪くするため、控えめに

亜鉛を多く含む主な食品

(食品100g<ナッツ類は10g>あたりの亜鉛含有量)

肉や魚介、大豆製品など、たんぱく質を含むものに多い。特にカキは重要な亜鉛の供給源となる。

肉
豚レバー……6.9mg
牛肩赤身肉……5.5mg
牛もも赤身肉……5.1mg

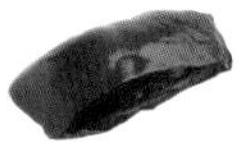

魚介
カキ……14.0mg
うなぎのかば焼き……2.7mg
ホタテ……2.7mg
シジミ……2.3mg
アサリ……1.0mg

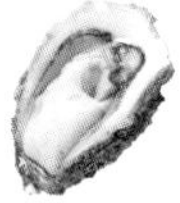

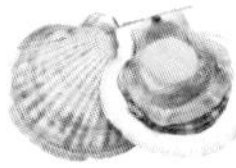

大豆製品
油揚げ……2.5mg
納豆……1.9mg
高野豆腐(水煮)……1.2mg

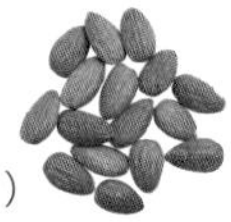

ナッツ類
アーモンド……0.4mg(※10g相当)
ピーナッツ……0.3mg(※10g相当)

1日の摂取基準

年齢	推奨量(mg)		耐容上限量(mg)
	男	女	男/女
0～5カ月	2※	2※	–
6～11カ月	3※	3※	–
1～2才	3	3	–
3～5才	4	3	–
6～7才	5	4	–
8～9才	6	5	–
10～11才	7	6	–
12～14才	10	8	–
15～17才	12	8	–
18～29才	11	8	40/35
30～49才	11	8	45/35
50～64才	11	8	45/35
65～74才	11	8	40/35
75才以上	10	8	40/30

＊「※」は目安量。妊婦は＋2、授乳婦は＋4を付加。

傷の治りを早くする。味覚を正常に保つ働きも

亜鉛《あえん》は、たんぱく質と結合した状態で存在し、約200種類以上もの酵素の構成成分となります。特に、細胞が新しくつくり替えられるときに不可欠です。傷の治りを早くするほか、血糖値を下げるインスリンの材料になるなどの働きがあります。

また、味覚や嗅覚《きゅうかく》を正常に保つ栄養素としても知られています。食べ物の味は、舌にある味蕾《みらい》という器官が感じ取ります。亜鉛は味蕾の新陳代謝に関わるため、不足すると味覚異常をまねくと考えられています。

レトルト食品やファーストフードなどの加工食品には、亜鉛の吸収を妨げる添加物が使われることがあるため、食べ過ぎには注意が必要です。

亜鉛といっしょにとりたい栄養素＆とり方

亜鉛の吸収が高まり、味覚異常を防ぐ

＋ビタミンA

ビタミンAには亜鉛の吸収を高める作用があり、合わせてとることで、味覚や嗅覚を正常に保つ亜鉛の効能が高まる。また、亜鉛はビタミンAの代謝に関わるため、Aの抗酸化作用が促され、老化をまねく過酸化脂質の害を防ぎ、若返り効果も期待できる。

豊富な食品
- レバー
- しらす干し
- ほうれん草
- にんじん

など

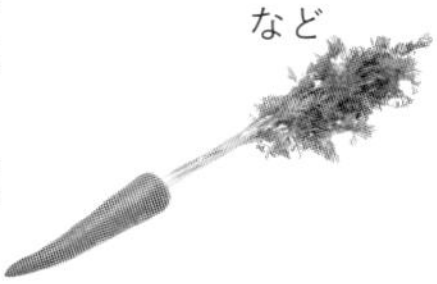

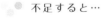

たんぱく質の代謝が高まり、体の発育を促す

＋たんぱく質

亜鉛は、たんぱく質から新しい細胞をつくるために必要不可欠な栄養素。たんぱく質と合わせてとることで、全身の新陳代謝がより活発になり、子どもの発育を促し、傷の治りを早くする。また、免疫力も強化されるため、かぜなどの予防効果が高まる。

豊富な食品
- 肉類
- 魚介類
- 大豆製品
- 卵

など

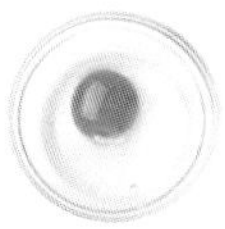

コラーゲンをつくり、美肌効果がアップ

＋ビタミンC

亜鉛は、皮膚や髪などのもととなるたんぱく質の代謝を促し、肌荒れや髪のパサつきなどを改善する。一方、ビタミンCは、たんぱく質から肌のハリ・ツヤのもととなるコラーゲンを生成する。組み合わせてとることで、美肌効果が一段とアップする。

豊富な食品
- 緑黄色野菜
- いも類
- 果物

など

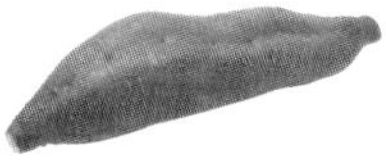

知っトク！　調理や食事のひと工夫

加熱は手早く済ませ、できるだけ煮汁も使う

ほかのミネラルと同じく水溶性なので、汁物や鍋物にするなど、ゆで汁に溶け出した分までとれるよう、工夫を。熱に弱いため、加熱は短時間で済ませます。また、アルコールは亜鉛の排泄量を増やすため、お酒は控えめに。

不足すると…

味覚異常や成長障害をまねく

亜鉛は舌や鼻の働きに作用するので、不足すると味覚や嗅覚の異常を引き起こす。また、たんぱく質など全身の代謝に関わるため、特に成長期の子どもに不足すると、成長障害をまねくことも。さらに、免疫機能や生殖機能の低下、肌荒れなど、全身のいたるところに悪影響が及ぶ。

とり過ぎると…

急性中毒を起こすこともある

やや毒性のある成分なので、1日2g以上（推奨量の約100倍）とるなどの過剰摂取で中毒を起こすことがある。過去には缶詰の容器から亜鉛が溶け出し、食べた人が中毒を起こしたという例も。ふだんの食生活でとり過ぎる心配はほぼないため、気にし過ぎる必要はない。

銅（Cu）

✔鉄を使いやすい形に変え、赤血球を合成する

✔丈夫な骨や皮膚をつくるコラーゲンの材料になる

✔亜鉛やビタミンCのとり過ぎに要注意

銅を多く含む主な食品

（食品100g<乾物、ココア、ナッツ類は10g>あたりの銅含有量）

レバーや魚介類のほか、大豆などの豆類、ナッツ類に特に多い。いろんな食品に広く含まれている。

肉
- 牛レバー……5.30mg
- 豚レバー……0.99mg
- 鶏レバー……0.32mg

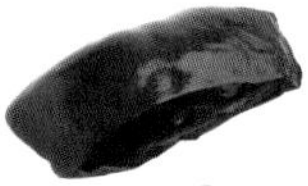

魚介
- シャコ（ゆで）……3.46mg
- イイダコ……2.96mg
- カキ……1.04mg
- 干しエビ……0.52mg（※10g相当）
- イカ……0.29mg

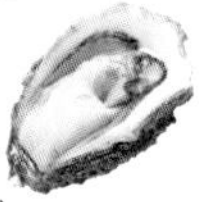

大豆製品
- 納豆……0.61mg
- ゆで大豆……0.23mg
- 高野豆腐（水煮）……0.09mg

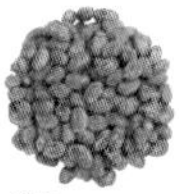

その他
- ココア……0.38mg（※10g相当）
- アーモンド……0.12mg（※10g相当）

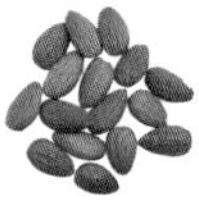

1日の摂取基準

年齢	推奨量(mg)		耐容上限量(mg)
	男	女	男女
0～5カ月	0.3※	0.3※	－
6～11カ月	0.3※	0.3※	－
1～2才	0.3	0.3	－
3～5才	0.4	0.3	－
6～7才	0.4	0.4	－
8～9才	0.5	0.5	－
10～11才	0.6	0.6	－
12～14才	0.8	0.8	－
15～17才	0.9	0.7	－
18～29才	0.9	0.7	7
30～49才	0.9	0.7	7
50～64才	0.9	0.7	7
65～74才	0.9	0.7	7
75才以上	0.8	0.7	7

＊「※」は目安量。妊婦は＋0.1、授乳婦は＋0.6を付加。

鉄の利用をサポート。骨を丈夫にする効果もある

銅は、たんぱく質と結合して体内に存在し、鉄の利用を高め、赤血球の合成を助けます。また、細胞間の結合組織となり、丈夫な骨や皮膚をつくるコラーゲンの生成にも欠かせません。老化をまねく過酸化脂質の分解にも働きます。

亜鉛《あえん》やビタミンCの過剰摂取は、銅の吸収を妨げます。サプリメントを使う場合は注意しましょう。

不足すると… 貧血を起こしたり骨が弱くなったりする

鉄を血液のもととなる赤血球に変えられず、貧血を起こす。また、骨を強化するコラーゲンの生成に支障をきたすため、骨が弱くなる。

とり過ぎると… 特に心配はない。銅の容器には注意

食事でとり過ぎる心配はほとんどない。ただ、銅製の容器などから食品に溶け出した銅を大量に摂取した場合、中毒を起こすことがある。

マンガン（Mn）

- 骨の形成に関わり、関節を丈夫にする
- 3大栄養素の代謝を助ける酵素の構成成分になる
- 不足やとり過ぎの心配が少ない

マンガンを多く含む主な食品

（食品100g<香味野菜、ナッツ類は10g>あたりのマンガン含有量）

土壌中のマンガンを吸収した植物性食品に豊富。茶葉にも多いが、お茶にして飲むと含有量は減る。

野菜
- モロヘイヤ……1.32mg
- あしたば……1.05mg
- れんこん……0.78mg
- たけのこ……0.68mg
- しょうが……0.50mg（※10g相当）
- 大葉（しそ）……0.20mg（※10g相当）
- バジル……0.19mg（※10g相当）

大豆製品
- 油揚げ……1.55mg
- がんもどき……1.30mg
- 木綿豆腐……0.41mg

その他
- 玄米（ごはん）……1.04mg
- せん茶（浸出液）……0.31mg
- アーモンド……0.25mg（※10g相当）

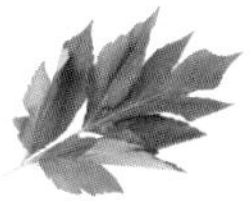
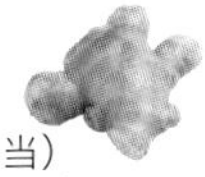
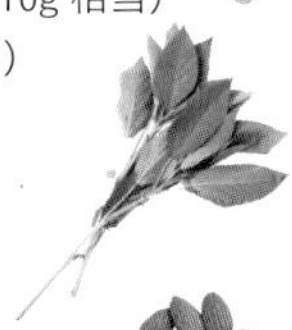
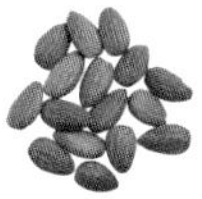

1日の摂取基準

年齢	目安量（mg）		耐容上限量（mg）
	男	女	男女
0～5カ月	0.01	0.01	－
6～11カ月	0.5	0.5	－
1～2才	1.5	1.5	－
3～5才	1.5	1.5	－
6～7才	2.0	2.0	－
8～9才	2.5	2.5	－
10～11才	3.0	3.0	－
12～14才	4.0	4.0	－
15～17才	4.5	3.5	－
18～29才	4.0	3.5	11
30～49才	4.0	3.5	11
50～64才	4.0	3.5	11
65～74才	4.0	3.5	11
75才以上	4.0	3.5	11

骨をつくるために必要。エネルギー代謝にも関わる

マンガンは、骨を石灰化させたり、関節を丈夫にする酵素の構成成分になったりします。さらに、糖質、脂質、たんぱく質の代謝に関わる酵素を構成し、エネルギーを生み出す働きも担います。性格をおだやかにする作用があるともいわれています。

幅広い食品に含まれるうえ、含有量が少ないため、過剰症も欠乏症も起こしにくいミネラルです。

不足すると… 発育が遅れ、エネルギー不足に

骨や関節の結合組織の合成や、エネルギーの代謝がうまくいかず、体の発育が遅れたり、疲れやすくなったりする。食事で不足する心配はない。

とり過ぎると… 食事でとり過ぎる心配はない

大量に摂取すると中毒を引き起こす危険性があるが、食品に含まれるマンガンは微量なので、通常の食生活でとり過ぎる心配はない。

mineral
ミネラル

ヨウ素(1)

- ✔ 海産物に多く、特に昆布に豊富に含まれる
- ✔ 体内のヨウ素は、ほとんどが甲状腺に存在する
- ✔ 甲状腺ホルモンの構成成分となり、体を活性化させる

ヨウ素を多く含む主な食品

(食品100g<海藻は10g>あたりのヨウ素含有量)

海産物に豊富で、特に多いのは昆布。小指の先程度の量のとろろ昆布で、1日の必要量に相当する。

魚介

- タラ……350 μg
- カキ……67 μg
- カツオ(秋)……25 μg
- イワシ……24 μg
- ブリ……24 μg
- サンマ……22 μg
- サバ……21 μg
- アジ……20 μg
- キハダマグロ……14 μg

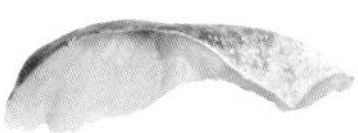
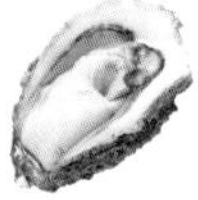
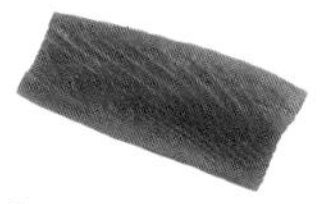

海藻

- 昆布……20000 μg(※ 10g 相当)
- 干しひじき……4500 μg(※ 10g 相当)
- 焼きのり……210 μg(※ 10g 相当)
- 塩蔵わかめ……81 μg(※ 10g 相当)

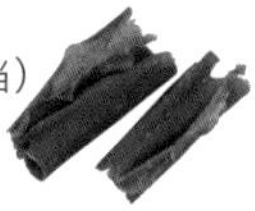

1日の摂取基準

年齢	推奨量(μg)	耐容上限量(μg)
	男女	男女
0～5カ月	100※	250
6～11カ月	130※	250
1～2才	50	300
3～5才	60	400
6～7才	75	550
8～9才	90	700
10～11才	110	900
12～14才	140	2000
15～17才	140	3000
18～29才	130	3000
30～49才	130	3000
50～64才	130	3000
65～74才	130	3000
75才以上	130	3000

＊「※」は目安量。妊婦は＋110、授乳婦は＋140を付加し、どちらも耐容上限量は2000。

甲状腺ホルモンをつくり体の発育を促す

体内には10mgほどのヨウ素がありますが、大半が甲状腺《こうじょうせん》に存在し、甲状腺ホルモンの成分になります。甲状腺ホルモンは交感神経を刺激し、糖質や脂質、たんぱく質の代謝を高めて体を活性化させます。脂肪を燃やすほか、子どもの発育を促します。

ヨウ素は魚や海藻などに豊富で、海産物の消費量が多い日本では、不足の心配は少ないといえます。

不足すると… 成長期の場合、成長障害を起こす

代謝が低下して体がだるくなり、子どもは発育が遅れる。また、キャベツにはヨウ素を排出する作用があるので、食べ過ぎに注意。

とり過ぎると… 甲状腺が腫大する甲状腺腫に

1日3mg以上を毎日摂取し続けると、甲状腺ホルモンの合成に支障をきたす。甲状腺機能の低下や、甲状腺が腫大《しゅだい》する「甲状腺腫」をまねく。

セレン(Se)

- ✔ 強い抗酸化作用で、活性酸素の害から細胞を守る
- ✔ ビタミンEと合わせてとると、抗酸化力が高まる
- ✔ 不足すると、ガンなどのリスクが高くなる危険性も

セレンを多く含む主な食品

(食品100gあたりのセレン含有量)

肉や魚介、卵、小麦粉由来のパンやパスタなどに多い。育った土壌中のセレン濃度が影響する。

肉
- 豚レバー……67 μg
- 牛リブロース……10 μg

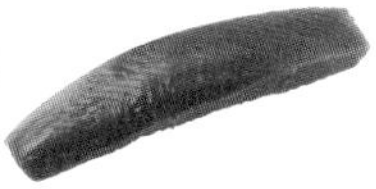

魚介
- カレイ……110 μg
- カツオ（秋）……100 μg
- キハダマグロ……74 μg
- サバ……70 μg
- アジ……46 μg
- カキ……46 μg
- サケ……31 μg

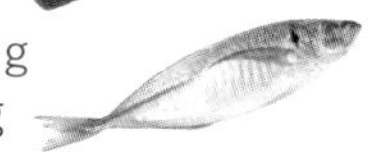

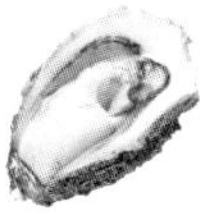

その他
- スパゲッティ（ゆで）……32 μg
- 卵……24 μg
- 食パン……22 μg
- そば（ゆで）……12 μg

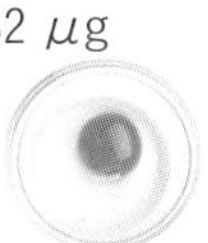

1日の摂取基準

年齢	推奨量(μg)		耐容上限量(μg)
	男	女	男／女
0～5カ月	15※	15※	－
6～11カ月	15※	15※	－
1～2才	10	10	100
3～5才	15	10	100
6～7才	15	15	150
8～9才	20	20	200
10～11才	25	25	250
12～14才	30	30	350/300
15～17才	35	25	400/350
18～29才	30	25	450/350
30～49才	30	25	450/350
50～64才	30	25	450/350
65～74才	30	25	450/350
75才以上	30	25	400/350

*「※」は目安量。妊婦は＋5、授乳婦は＋20を付加。

若返り効果やガン予防など抗酸化作用が期待できる

セレンは強い抗酸化力をもつミネラルで、セレニウムとも呼ばれます。活性酸素の害から細胞を守り、特にグルタチオンペルオキシダーゼという酵素たんぱく質の成分となって、細胞を壊して老化をまねく過酸化脂質の分解に働きます。

セレンは、同じく抗酸化作用のあるビタミンEと合わせてとると、相乗効果でより強い効能が得られます。

不足すると… ガンの発生率が高くなる

不足する心配はほぼないが、摂取量が極端に少なくなると、肺ガンをはじめ、さまざまな病気にかかるリスクが高まる。

とり過ぎると… ツメの変形など、中毒をまねく

耐容上限量を超えた過剰摂取が続くと、爪の変形、吐き気などの中毒症状を引き起こす。サプリメントによる過剰摂取に注意する。

mineral
ミネラル

クロム(Cr)

☑栄養素として働くのは、3価クロムのみ

☑インスリンの働きを助け、糖尿病を予防する

☑脂質を代謝し、脂質異常症を改善する

クロムを多く含む主な食品

(食品100g<海藻は10g>あたりのクロム含有量)

肉や魚、海藻など、さまざまな食品に含まれる。含有量は、環境のクロム濃度の影響を受ける。

肉

豚ロース……3 μg
鶏レバー……1 μg

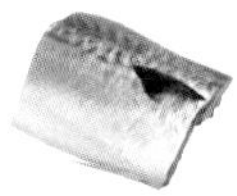

魚介

アサリ……4 μg
カキ……3 μg
うなぎのかば焼き……2 μg
サバ……2 μg
サンマ……2 μg
アジ……1 μg
サケ……1 μg

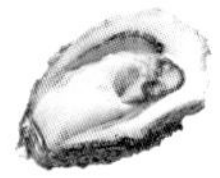

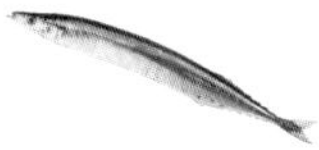

海藻

干しひじき……3 μg(※10g相当)
昆布……1 μg(※10g相当)
焼きのり……1 μg(※10g相当)

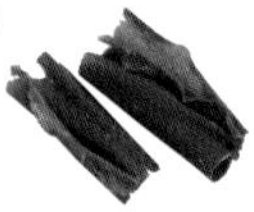

1日の摂取基準

年齢	目安量(μg)	耐容上限量(μg)
	男女	男女
0〜5カ月	0.8	−
6〜11カ月	1.0	−
1〜2才	−	−
3〜5才	−	−
6〜7才	−	−
8〜9才	−	−
10〜11才	−	−
12〜14才	−	−
15〜17才	−	−
18〜29才	10	500
30〜49才	10	500
50〜64才	10	500
65〜74才	10	500
75才以上	10	500

糖尿病や高コレステロール対策に効果を発揮する

クロムには、3価クロム、4価クロム、6価クロムなどがありますが、人間の体内で栄養素として有効に働くのは、3価クロムのみです。

クロムは、糖質をエネルギーに変えるインスリンというホルモンの働きを助けます。糖質の代謝が高まり、糖尿病の予防に効果的。脂質の代謝も高めるため、高コレステロールの予防・改善効果も期待できます。

不足すると… 糖尿病をまねきやすくなる

糖質の代謝がうまくいかなくなり、糖尿病をまねく危険性が高まる。ただし、必要量は微量なので、食事で不足することはほぼない。

とり過ぎると… 呼吸器障害を起こすこともある

環境汚染物質の6価クロムは毒性が強く、呼吸器障害を起こすことも。ただし、食品に含まれるのはほとんど3価クロムなので、ほぼ心配ない。

モリブデン（Mo）

- ✔ 幅広い食品に含まれ、体内では肝臓や腎臓に存在する
- ✔ 鉄の利用をよくし、貧血を予防する
- ✔ 老廃物である「尿酸」の代謝を促す

モリブデンを多く含む主な食品

（食品100gあたりのモリブデン含有量）

乳製品や肉、野菜、豆類、穀物など広く含まれる。含有量は、土壌中のモリブデン濃度が影響する。

乳製品
カマンベールチーズ……8 μg
ヨーグルト……4 μg

肉
豚レバー……120 μg
牛レバー……94 μg
鶏レバー……82 μg

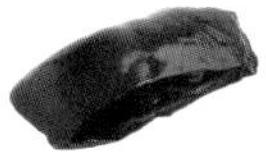

野菜
枝豆……240 μg
そら豆……150 μg
モロヘイヤ……15 μg
ほうれん草……5 μg

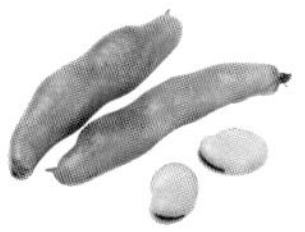

その他
納豆……290 μg
がんもどき……60 μg
精白米（ごはん）……30 μg

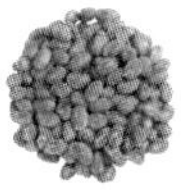

1日の摂取基準

年齢	推奨量（μg）		耐容上限量（μg）
	男	女	男／女
0～5カ月	2※	2※	－
6～11カ月	5※	5※	－
1～2才	10	10	－
3～5才	10	10	－
6～7才	15	15	－
8～9才	20	15	－
10～11才	20	20	－
12～14才	25	25	－
15～17才	30	25	－
18～29才	30	25	600/500
30～49才	30	25	600/500
50～64才	30	25	600/500
65～74才	30	25	600/500
75才以上	25	25	600/500

＊「※」は目安量。授乳婦は＋3を付加。

貧血を防ぐほか、尿酸の代謝に関わる

モリブデンは肝臓や腎臓《じんぞう》に存在し、酵素の働きを助けます。特に、体内での鉄の利用をよくする作用があり、貧血予防に効果的です。

また、尿酸《にょうさん》の代謝に関わる、キサンチンオキシダーゼなどの補酵素として働きます。尿酸とは、細胞の核酸に含まれるプリン体からできる老廃物のこと。体内に蓄積すると、痛風などの原因となります。

不足すると… 貧血や、尿酸の代謝異常をまねく

食事で不足する心配はほぼない。仮に不足した場合、貧血になるほか、尿酸の代謝が低下して尿酸代謝異常をまねく可能性がある。

とり過ぎると… 食事でとる限りは心配はない

食品に含まれるモリブデンはごく少量で、過剰症の心配はない。サプリメントなどで過剰摂取した場合は、毒性が現れる可能性がある。

mineral
ミネラル

イオウ(S)

- ✔アミノ酸の構成成分として、たんぱく質に含まれる
- ✔健康な髪や肌、爪をつくり、軟骨や腱の材料になる
- ✔鉄と合わせると吸収が低下するため、注意する

イオウを多く含む主な食品

肉、魚、卵など、たんぱく質の豊富な食品に多い。
にんにくなどにはイオウ化合物として含まれる。

乳製品
牛乳
チーズ
ヨーグルト　など

肉
牛肉
豚肉
鶏肉　など

野菜
にんにく
ねぎ
たまねぎ　など

その他
胚芽《はいが》精米
卵　など

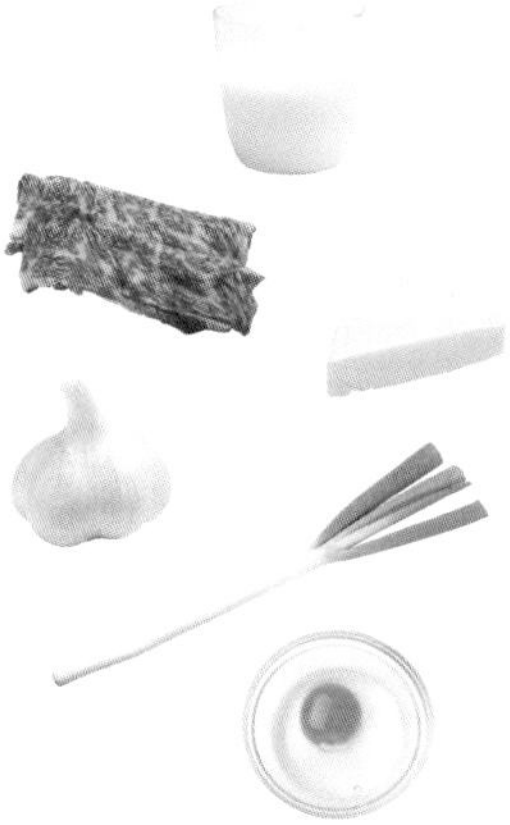

知っトク！　調理や食事のひと工夫

鉄を多く含む食品との食べ合わせは避ける

例えば、ゆで卵と、鉄の豊富な小松菜などを食べ合わせると、イオウが閉じ込められた状態のゆで卵が鉄の吸収を妨げてしまいます。イオウと合わせるなら、納豆などに豊富なビタミンB_2や、じゃがいもなどに多いナイアシンなど、ビタミンB群がおすすめです。美肌効果がアップします。

肌トラブルに効き、解毒作用もある

イオウは、たんぱく質の成分であるアミノ酸の一種、シスチンやメチオニン、システインなどに含まれ、軟骨《なんこつ》や腱《けん》などの構成成分にもなります。食品中には、主にイオウ化合物の状態で存在します。

丈夫な髪や肌、爪をつくり、美容トラブルの改善に働きます。また、解毒作用があり、体内に有害なミネラルがたまるのを防いでくれます。

不足すると…　皮膚炎を起こす可能性がある

たんぱく質を必要量とっていれば、食事で不足する心配はほとんどない。仮に不足すると、肌にシミができたり、髪が抜けやすくなったり、皮膚炎をまねく可能性がある。体内の解毒力が低下することも。

とり過ぎると…　食事でとる限りは特に心配はない

食品に含まれるイオウはわずかなため、食事でとり過ぎる心配はない。

コバルト(Co)

- ビタミンB_{12}の構成成分として働く
- 造血作用や、神経系を正常に保つ働きがある
- 野菜中心の食生活の人は、不足しやすい

コバルトを多く含む主な食品

ビタミンB_{12}を含む動物性食品に豊富。植物性食品には含まれないが、例外にもやし、納豆がある。

乳製品	牛乳 ヨーグルト チーズ　など
肉	牛レバー 豚レバー　など
魚介	アサリ カキ シジミ サンマ　など
その他	もやし 納豆　など

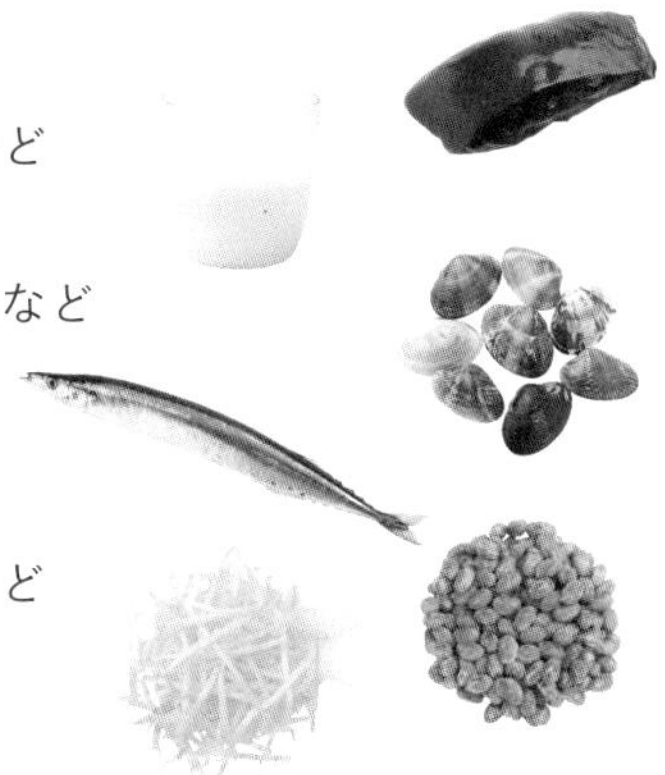

知っトク！　調理や食事のひと工夫

“菜食主義”の人は野菜のとり過ぎに注意

菜食主義の人は、肉や魚などコバルトを含む動物性食品の摂取量が低いため、コバルトが不足しやすくなります。そのうえ、野菜を大量に食べるとコバルトの排泄が促されます。貧血を防ぐためにも、野菜のとり過ぎを控え、できれば肉や魚もバランスよくとることが大切です。

ビタミンB_{12}をつくり、貧血を防いでくれる

コバルトは1935年に発見されたミネラルで、ビタミンB_{12}の構成成分です。そのため、ビタミンB_{12}を含む動物性食品に含まれ、ビタミンB_{12}と同じく造血作用や、神経系を正常に保つ働きを担います。

体内のコバルトのうち、約15％はビタミンB_{12}を構成しますが、残りのコバルトの働きはまだ知られていません。今も研究が続けられています。

不足すると…　血液がつくられず貧血をまねく

造血作用のあるビタミンB_{12}の材料として、必要不可欠な成分。不足すると、体内で十分な血液がつくられず、貧血を起こしやすくなる。

とり過ぎると…　食事でとる限りは特に心配はない

ふだんの食事でとる分には、過剰症の心配はほとんどない。サプリメントなどで過剰摂取すると、おう吐や発疹などをまねく可能性がある。

体の働きを助ける **機能性成分**

栄養素ではないけれど、それに近い働きをする“機能性成分”。
栄養素の働きをサポートしたり、体の調子を整える、注目の成分です。

食物繊維

- ✔体内の有害物質を排出する
- ✔乳酸菌と合わせてとると、腸内環境がよくなる

食物繊維を多く含む主な食品
（食品100gあたりの食物繊維含有量）

穀類やいも類、野菜、きのこ、豆類などに豊富。
玄米を主食にすると食物繊維を効率よくとれる。

穀類
- ライ麦パン……5.6g
- 干しそば（ゆで）……1.5g
- 玄米（ごはん）……1.4g

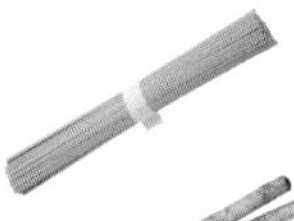

野菜
- ごぼう……5.7g
- ブロッコリー……5.1g
- かぼちゃ……3.5g
- 大根……1.4g

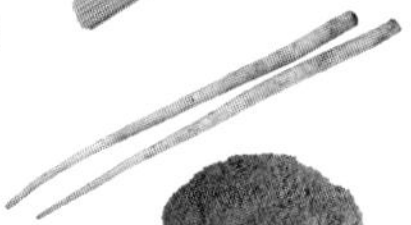

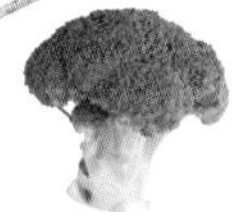

その他
- 納豆……6.7g
- エリンギ……3.4g
- そら豆……2.6g

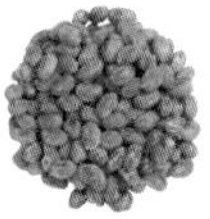

1日の摂取基準

年齢	目標量（g）	
	男	女
0～2才	－	－
3～5才	8以上	8以上
6～7才	10以上	10以上
8～9才	11以上	11以上
10～11才	13以上	13以上
12～14才	17以上	17以上
15～17才	19以上	18以上
18～29才	21以上	18以上
30～49才	21以上	18以上
50～64才	21以上	18以上
65～74才	20以上	17以上
75才以上	20以上	17以上

腸内環境を整え、便秘や大腸ガンを予防する

食物繊維には、水に溶ける水溶性食物繊維と、水に溶けない不溶性食物繊維があります（P129参照）。

どちらも腸内を移動しながら不要物をからめとり、腸内をきれいにします。便秘の予防や、大腸ガンの予防効果も期待できます。また、糖質の吸収をゆるやかにする、コレステロールの吸収を抑えるなど、生活習慣病の予防にも役立ちます。

不足すると… 大腸ガンをまねく危険性が高まる

発ガン性のある物質が腸内にたまりやすくなり、大腸ガンを引き起こす原因に。腸の働きが弱くなり、便秘や痔《じ》にもなりやすくなる。

とり過ぎると… 下痢を起こすことも

過剰摂取は、下痢を起こしやすくする。また、下痢は水分とともにミネラルも排泄してしまうため、ミネラル不足の危険性も高まる。

食物繊維といっしょにとりたい栄養素＆とり方

乳酸菌のエサになり、腸内環境を整える

＋乳酸菌

ビフィズス菌などの乳酸菌には、腸内に善玉菌を増やす作用や、大腸菌など悪玉菌の増殖を抑える作用がある。食物繊維は乳酸菌を活性化させるため、腸内環境がもっとよくなり、消化・吸収の促進、便秘の予防や改善、さらには大腸ガンの予防につながる。

豊富な食品

・ヨーグルト
・チーズ
・キムチ
・みそ　など

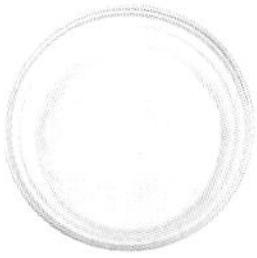

知っトク！　調理や食事のひと工夫

ゆでる、炒めるなど加熱調理してとる

食物繊維は加熱することで膨張《ぼうちょう》し、腸を刺激して排便を促すため、便秘の解消に効果があります。腸に長く留まることで腹もちもよくなり、ダイエットにもおすすめ。水溶性の食物繊維は水に溶け出すため、煮汁まで利用して。

食物繊維は大きく２つに分けられる

有害物質を包み込んで排出する

水溶性食物繊維

ペクチン

りんごやもも、いちごなど、果物に多く含まれる。腸内の乳酸菌を増やし、有害物質を排出する作用がある。ジャムなどの加工食品をつくるときの添加物に使われる。

グルコマンナン

こんにゃくに豊富な食物繊維。別名「こんにゃくマンナン」とも。食べたものを胃で包み込んで消化・吸収をおだやかにし、有害物質を取り込んで排出する。

アルギン酸

わかめや昆布など、海藻のヌルヌルした部分に含まれる食物繊維。余分なコレステロールを排出する。もずくなどに豊富な「フコイダン」も、同様の働きがある。

腸に長く留まり、大腸ガンを防ぐ

不溶性食物繊維

リグニン

大根やごぼうなど、かたい根菜に豊富な食物繊維。ほとんど消化・吸収されず、食後の血糖値の上がり方をゆるやかにする。腹もちがよく、ダイエットにも効果的。

セルロース・ヘミセルロース

玄米やライ麦など、穀類の外皮《がいひ》に多く含まれる食物繊維。消化・吸収されないまま腸内を移動し、有害物質を吸着するほか、便を増やし、腸内を刺激して排便を促す。

βグルカン

きのこ類に豊富な食物繊維。特に、アガリスクやメシマコブなどのきのこに含まれるβ《ベータ》グルカンは、免疫力アップやガン予防の効果が高いといわれている。

ポリフェノール

☑強い抗酸化作用が特徴

☑水溶性ですぐに排泄されるため、毎食とる

ポリフェノールを多く含む主な食品…野菜や果物、豆類などの皮の部分に多く含まれる。

野菜
ピーマン
パセリ
セロリ
トマト など

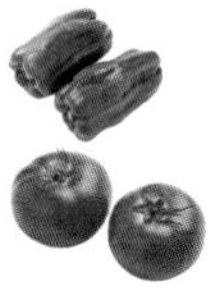

果物
ぶどう
ブルーベリー
りんご
オレンジ など

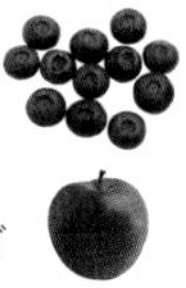

大豆製品
大豆
豆乳
豆腐
納豆 など

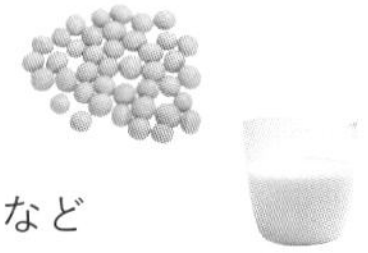

知っトク！　調理や食事のひと工夫

3〜4時間で排泄されるため、毎食とる

ポリフェノールはすべて、水溶性です。生のままとるか、スープや汁物などにして煮汁も飲めるようにすること。下準備の際は水に長くつけておかないようにします。摂取して3〜4時間ほどで排泄されるため、意識して毎食とることが大切です。

果物などは、できるだけ皮ごと食べる

ポリフェノールが多く含まれるのは皮の部分です。りんごやブルーベリーといった、そのまま食べられる果物などは、皮ごと食べると効率よく摂取できます。みかんやオレンジの白い皮の部分にも豊富に含まれているため、除かずに食べるとよいでしょう。

食べ物の果皮に存在し、活性酸素から細胞を守る

　ポリフェノールは、植物が紫外線などの刺激から身を守るために、光合成によってつくる苦味成分です。そのため、主に皮の部分に多く含まれます。数百種類の食べ物に存在するといわれ、その数は約4000種類にものぼります。

　種類により独自の働きがありますが、すべてのポリフェノールに共通して、活性酸素の害から細胞を守る抗酸化作用が備わっています。老化や病気を防ぐだけでなく、発ガン物質を抑制する効果も期待されます。

　いずれも水溶性で即効性がある反面、摂取してから3〜4時間ほどで排泄されます。効果を持続させるには、毎食とることが肝心です。

抗酸化作用をはじめ、さまざまな効果がある

「体の不調」に効果的

アントシアニン

青紫色の色素。目の網膜《もうまく》の「ロドプシン」という色素の再合成を助け、目の働きを高めて疲れ目や視力を回復する。

豊富な食品
ブルーベリー、ぶどう　など

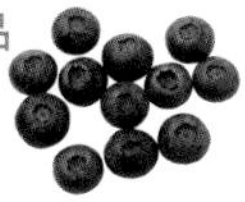

クルクミン

黄色の色素。殺菌効果があり、食中毒の予防に効果的。胆汁《たんじゅう》の分泌を促して肝機能を高め、悪酔いや二日酔いを防ぐ。

豊富な食品
しょうが、ウコン　など

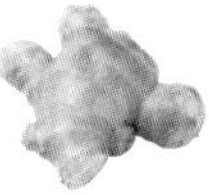

アピイン

セロリに含まれる香り成分。鎮静《ちんせい》作用があり、イライラを鎮《しず》め、頭痛を和らげる。血圧を安定させる効果も。

豊富な食品
セロリ、パセリ　など

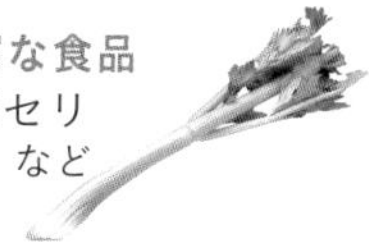

セサミン

ごまに多い抗酸化物質。コレステロール値や血圧を下げる、肝機能を高める、免疫力を強化するなどの効果がある。

豊富な食品
ごま、ごま油　など

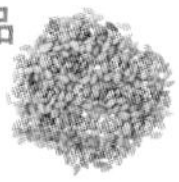

イソフラボン

女性ホルモンに近い働きをする。更年期障害や、骨粗しょう症の予防・改善に役立つ。肌の保湿や美白にも効果的。

豊富な食品
大豆、大豆製品　など

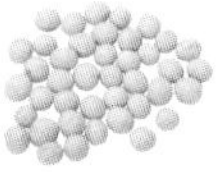

サポニン

大豆のえぐみの成分。コレステロール値や中性脂肪値を下げ、弱った肝細胞を修復する。血行促進、整腸作用なども。

豊富な食品
大豆、大豆製品　など

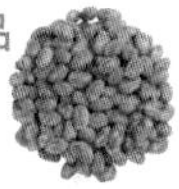

「抗ガン対策」に効果的

アピゲニン

セロリなどに多い黄色の色素。抗ガン作用に加え、アレルギーや炎症を鎮める作用もある。

豊富な食品
セロリ、パセリ、ピーマン　など

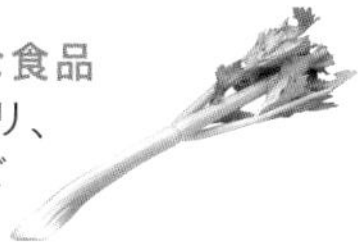

ダイゼイン

大豆に豊富。抗酸化力が高く、抗ガン作用や老化予防、コレステロール値を下げる効果も。

豊富な食品
大豆、大豆製品　など

カテキン

緑茶の渋味成分で、りんごのエピカテキンもその一種。ガンの転移を防ぐ。消臭効果も。

豊富な食品
緑茶、りんご、ブルーベリー　など

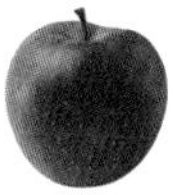

ナリンゲニン

オレンジなどの柑橘《かんきつ》類の苦味成分。抗ガン作用や、臓器などを炎症から守る作用がある。

豊富な食品
グレープフルーツ、オレンジ、トマト　など

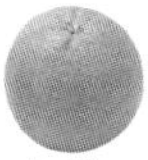

ナスニン

紫色の色素。主にナスに多く含まれる。強力な抗酸化作用があり、ガンを防ぐ。

豊富な食品
ナス　など

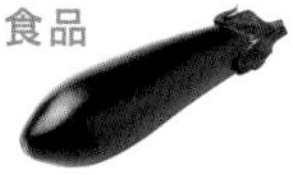

クリシン

ほとんどの果物に含まれるポリフェノール。炎症を抑え、血行をよくする効果も。

豊富な食品
果物　など

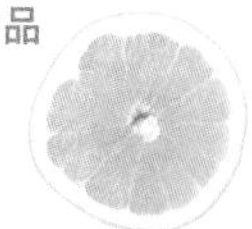

カロテノイド

✔魚介や野菜、果物に含まれる天然色素

✔皮膚や目の働きをサポートする

カロテノイドを多く含む主な食品…サケやエビなどの魚介類や、にんじん、トマト、スイカなど、色の鮮やかな野菜や果物に含まれる。

魚介
サケ
エビ
カニ
イクラ など

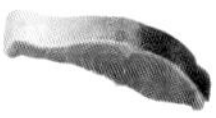

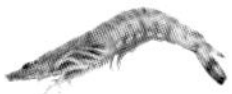

野菜
にんじん
トマト
ほうれん草
とうがらし など

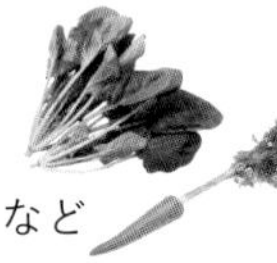

果物
みかん
マンゴー
スイカ
パパイヤ など

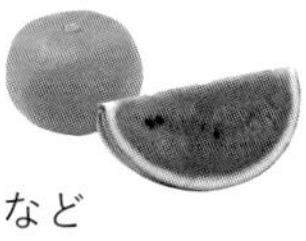

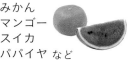

カロテノイドの吸収を高め、抗酸化力がアップ

＋脂質

カロテノイドは脂溶性。油で調理するか、脂《あぶら》を含む食材と合わせると吸収がよく、抗酸化力が高まる。ただし、脂質のとり過ぎは肥満をまねくため、量は控えめに。動脈硬化予防として、肉やバターなどの動物性脂肪より、魚や植物油などの植物性脂肪をとる。

豊富な食品

・肉類
・魚介類
・バター
・植物油 など

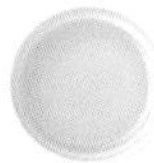

知っトク！　調理や食事のひと工夫

多種類のカロテノイドを同時にとる

異なるカロテノイド同士を合わせてとると、相乗効果が生まれ、抗酸化力やガンの予防効果が一段と高まります。カロテノイドはさまざまな食材に含まれるため、毎食できるだけ多くの食材を食べ合わせるよう意識しましょう。

脂溶性の天然色素。強い抗酸化作用をもつ

カロテノイドは、植物やエビ、カニなどに含まれる、赤、オレンジ、黄の天然色素です。強い抗酸化力をもち、紫外線を遮断することで細胞を活性酸素の害から守ります。

主に皮膚に働き、アルコールに溶ける「カロテン類」と、目に働き、アルコールに溶けない「キサントフィル類」に分かれます（P133参照）。構造上、カロテン類は炭素と水素でできていて、キサントフィル類は炭素と水素、末端に酸素を含みます。

にんじんやほうれん草などの緑黄色野菜に豊富なβ《ベータ》カロテンや、サケのアスタキサンチンなど、種類はさまざまです。食べ合わせることで、効能がより一層高まります。

カロテン類とキサントフィル類に分かれる

カロテン類

αカロテン

緑黄色野菜に多く含まれる色素。抗酸化力が強い。特に皮膚、目などの組織を酸化から守る効果は、βカロテンの約10倍と考えられている。

豊富な食品
にんじん、かぼちゃ、ほうれん草などの緑黄色野菜 など

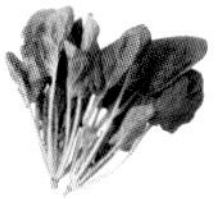

βカロテン

緑黄色野菜に豊富で、体内でビタミンAに変わる。強い抗酸化作用でガンを防ぎ、皮膚や目の角膜《かくまく》をはじめ、全身の粘膜《ねんまく》を健康に保つ。

豊富な食品
にんじん、かぼちゃ、ほうれん草などの緑黄色野菜 など

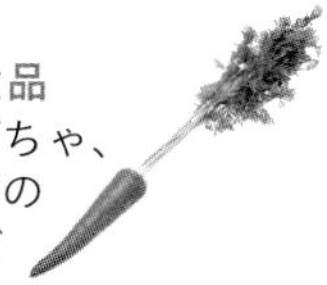

リコピン

トマトやスイカの赤い成分。抗酸化力はβカロテンよりも高い。ガン細胞の成長を抑えるほか、紫外線のダメージを防いで肌を守る作用がある。

豊富な食品
トマト、スイカ など

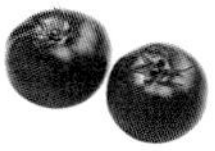

キサントフィル類

カプサイシン

とうがらしに多い辛味《からみ》成分で、赤い色素。糖質や脂質をエネルギーに変える際に働く「アドレナリン」を活性化させ、血行や発汗を促す。

豊富な食品
とうがらし、赤ピーマン など

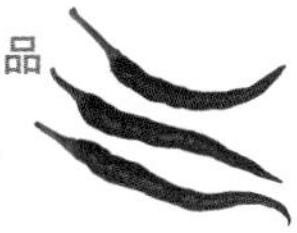

アスタキサンチン

サケやエビなどの、赤い色素。サケの身がピンク色なのは、エサとして食べたエビなどのアスタキサンチンの蓄積による。抗酸化力が高い。

豊富な食品
サケ、イクラ、エビ、カニ など

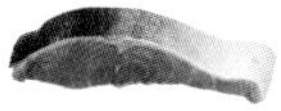

ルテイン

黄色の色素。抗酸化作用で紫外線や老化から目を守り、黄《おう》斑《はん》変性（網膜にある「黄斑」という組織が破壊され、失明する病気）を防ぐ効果がある。

豊富な食品
キャベツ、卵黄、ほうれん草 など

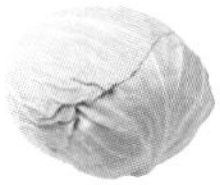

βクリプトキサンチン

みかんなどの柑橘《かんきつ》類の、黄色の色素。強い抗ガン作用があり、その効能はβカロテンの約5倍にものぼるといわれている。特に温州みかんに多い。

豊富な食品
みかん、柿、とうもろこし など

フコキサンチン

オレンジ色の色素。わかめや昆布などの海藻に多い。抗ガン作用があり、体内で腫瘍《しゅよう》が増殖するのを抑える。体脂肪を減らし、肥満を防ぐ効果も。

豊富な食品
わかめ、昆布、ひじき など

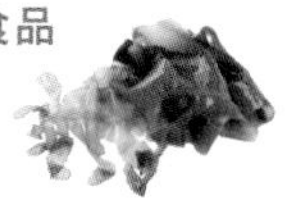

ゼアキサンチン

黄色の色素で、主に目に働く。抗酸化作用があり、紫外線や老化による目の網膜《もうまく》のダメージを防ぎ、視力の低下や目の病気を予防する。

豊富な食品
ブロッコリー、マンゴー など

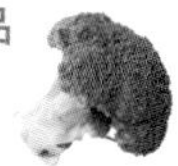

アミノ酸類

✔必須アミノ酸以外にも、体に役立つアミノ酸がたくさんある

✔健脳効果、ダイエット効果、疲労回復効果などが期待できる

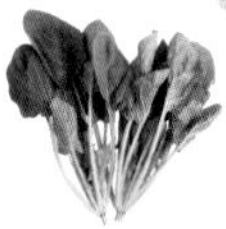
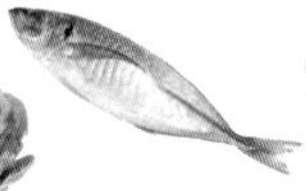

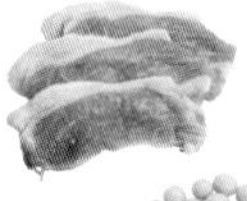
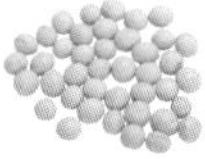

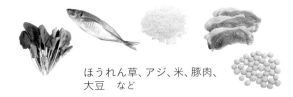

ほうれん草、アジ、米、豚肉、
大豆　など

たんぱく質を含む食品に存在する

アミノ酸はたんぱく質を構成する成分。肉や魚、大豆、穀類、乳製品など幅広く含まれ、それぞれ特有の働きをする。多種類の食品をとり、効能を補い合うことが大切。

効能が期待されるアミノ酸類

αリポ酸

摂取したブドウ糖を素早くエネルギーに変えるため、体が疲れにくくなる。加齢にともなって減少していく。

豊富な食品
じゃがいも、レバー、
ほうれん草　など

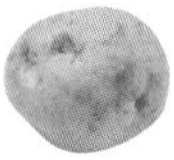

Lカルニチン

脂質を筋肉に運ぶなど、脂質代謝に不可欠なアミノ酸。脂肪の燃焼効果を高めるため、ダイエットなどにも役立つ。

豊富な食品
牛赤身肉、豚肉、
羊肉　など

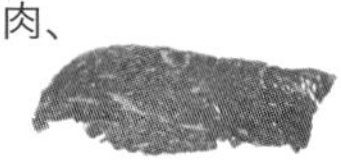

チロシン

ドーパミンやアドレナリンなどの神経伝達物質や、ホルモンの材料になる。記憶力を高め、脳の回転をよくする。

豊富な食品
牛乳、マグロ、
大豆製品　など

グルタミン酸

食品のうまみ成分。集中力を高め、やる気を起こす。納豆などに豊富なビタミンB_2と合わせると吸収が高まる。

豊富な食品
マグロ、キャベツ、
海藻　など

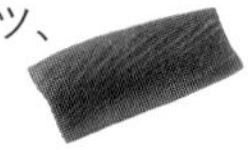

アスパラギン酸

アスパラガスから発見された成分。アンモニアなどの有害物質を体外に排出し、神経系を守る。疲労を回復する効果も。

豊富な食品
アスパラガス、
もやし　など

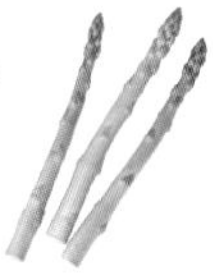

タウリン

魚介類に多く含まれ、特に肝臓の解毒作用を高める。血圧を上げる交感神経の働きを抑えるため、高血圧の改善にも。

豊富な食品
カキ、イカ、タコ、
アサリ　など

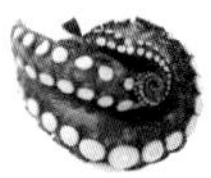

ちょっと気になる 栄養のギモン

市販のアミノ酸飲料にも効果はある？

運動後に、アミノ酸配合のスポーツ飲料などを飲むのは効果的。アミノ酸は、傷ついた筋肉の修復に使われます。運動後30分以内を目安に補うと、効率よく疲労を回復できます。運動中には、水で水分補給を忘れずに。

イオウ化合物

- ✔特有のにおい成分が、疲労を回復してくれる
- ✔抗酸化作用、抗ガン作用が期待できる

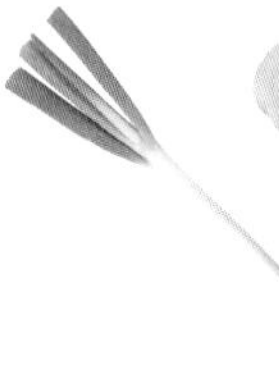
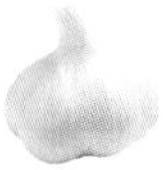
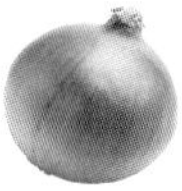
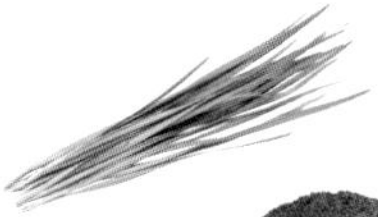
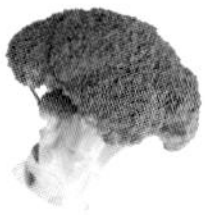

ねぎ、にんにく、たまねぎ、
にら、ブロッコリー など

独特な香りのある食品に含まれる

イオウ化合物は、にんにくやねぎなど、特有の香り成分で、疲労回復効果がある。切ったりつぶしたりすることで発生するものが多い。細かく刻んで薬味などに利用を。

効能が期待されるイオウ化合物

アリシン

にんにくの成分アリインが、酵素の働きで分解されてできたもの。抗菌作用、疲労回復効果がある。豚肉などに豊富なビタミンB_1と合わせると、ダブル効果でスタミナがグーンとアップ。

豊富な食品
にんにく、ねぎ、たまねぎ、
にら　など

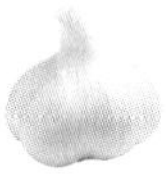

イソチオシアネート

主にキャベツに多く含まれる成分。消化をよくするほか、血液をサラサラにして血行を促す作用や、発ガン性のある物質の活性化を抑える作用がある。肝臓の解毒作用を助ける効果も。

豊富な食品
キャベツ、大根、白菜、
カリフラワー　など

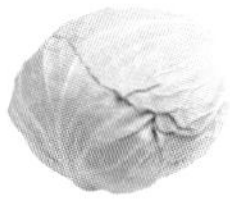

硫化アリル

辛味《からみ》成分で、殺菌作用がある。たまねぎを切ると涙が出るのは、この成分の働きによる。疲労を回復するビタミンB_1の吸収を高めるため、B_1の豊富な豚肉や玄米などと合わせるとよい。

豊富な食品
たまねぎ、ねぎ、
にんにく　など

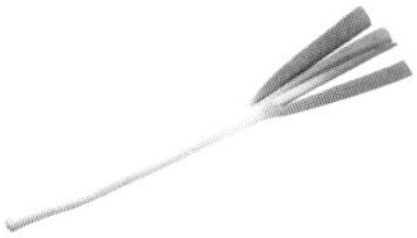

スルフォラファン

ブロッコリーなどに含まれる辛味成分。強い抗酸化力をもち、ガン予防に効果的。有害物質を無毒化する酵素の働きを助けたり、胃潰瘍《かいよう》の原因となるピロリ菌を減らす効果などがある。

豊富な食品
ブロッコリー、キャベツ、
カリフラワー　など

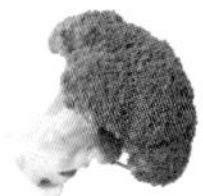

食材と栄養ミニ知識

スルフォラファンは、スプラウトに豊富！

ブロッコリーのスプラウト（新芽）には、ブロッコリーの約20倍ものスルフォラファンが含まれています。ガン予防に高い効果がありますから、サラダや和え物、お吸い物などに利用して、積極的にとるようにしましょう。

乳酸菌

✔腸内の善玉菌を増やし、悪玉菌を減らす

✔ 発酵乳や漬物などに含まれる

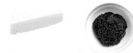

ヨーグルト、チーズ、
みそ　など

発酵食品をつくるときに使われる

乳酸菌は、発酵食品に多く含まれる。ヨーグルトやチーズなどの発酵乳には動物性乳酸菌、みそや漬物、キムチなど植物由来の食品には植物性乳酸菌が成育している。

効能が期待される乳酸菌

ビフィズス菌

大腸に住む代表的な善玉菌。胃液や胆汁《たんじゅう》に対する抵抗力が強いため、生きたまま腸に届きやすく、腸内に善玉菌を増やす。腸内でビタミンB群やKを合成し、肌荒れや貧血を防ぐ。

含まれる食品

ヨーグルト、
乳酸菌飲料　など

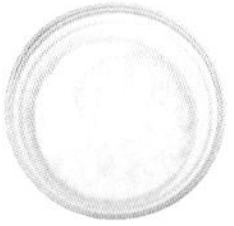

ガセリ菌

人間の小腸に多く存在している乳酸菌。生きたまま、腸に長く留まるのが特徴。毎日とることで、腸内の善玉菌を効率よく増やすことができ、安定した整腸効果をもたらす。

含まれる食品

チーズ、
乳酸菌飲料　など

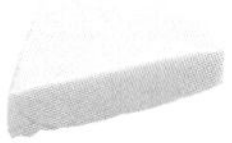

ブルガリア菌

ヨーグルトのもととなる乳酸菌。乳酸菌のサーモフィラス菌と協力して乳酸をつくる。腸に届く前に死んでしまうこともあるが、善玉菌のエサとなり、腸を活性化させる。

含まれる食品

ヨーグルト、
乳酸菌飲料　など

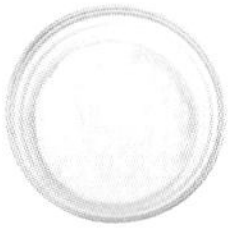

ラブレ菌

酢茎菜《すぐきな》というかぶの一種でつくる、京都の代表的な漬物の「すぐき漬け」から発見された乳酸菌。生命力が強く、生きたまま腸まで届きやすい。免疫力を高める効果もある。

含まれる食品

すぐき（漬物）、
乳酸菌飲料　など

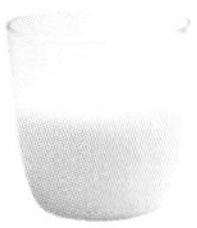

ちょっと気になる 栄養のギモン

ヨーグルトと乳酸菌飲料、とるならどっち？

乳酸菌を豊富に含んでいるヨーグルトや飲み物は、たくさん市販されていますが、乳酸菌の量は変わらないので、好みで選んでOK。ただし、肥満予防のため、できるだけ加糖より無糖を選びましょう。

糖アルコール

☑人工甘味料として食品に使われることが多い

☑キシリトールをはじめ、虫歯の原因になりにくい

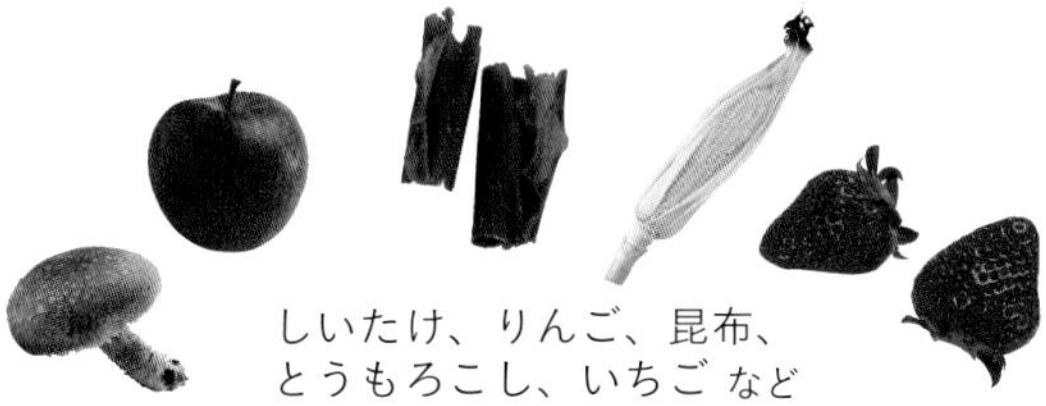

しいたけ、りんご、昆布、
とうもろこし、いちご など

天然にも存在する甘味成分

とうもろこし、いちごなどといった天然の植物にも含まれているのが特徴。人工的には、デンプンなどを原料として得られる糖や水あめに、水素を添加してつくる。

効能が期待される糖アルコール

キシリトール

とうもろこしや白樺《しらかば》などに含まれている「キシロース」という糖質からつくられる。虫歯の原因になりにくい甘味料として有名。あめやガムなどに使われることが多い。

含まれる食品

いちご、とうもろこし、
ほうれん草、きのこ類　など

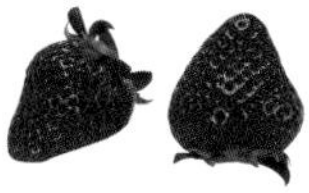

ソルビトール

ブドウ糖からつくられる糖アルコール。山いちごの一種である「ナナカマド」の果実に含まれ、その化学名（ソルブス）から名前がついた。甘みは砂糖の約60%ほど。

含まれる食品

りんご、梨、
プルーン、海藻　など

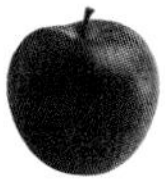

マンニトール

海藻類などに含まれる糖質。あめやガムなどの菓子類や、つくだ煮などに利用されることが多い。糖尿病患者の甘味料として利用されたり、医薬品などに使われることもある。

含まれる食品

わかめ、昆布、きのこ類、
干し柿　など

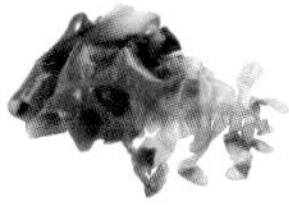

エリスリトール

ブドウ糖を発酵させてつくられる糖アルコール。糖質のなかでも特にめずらしい、0カロリー。また、血糖値を上げないことから、糖質ゼロ食品などに使われることも。

含まれる食品

メロン、ぶどう、梨、
みそ、きのこ類　など

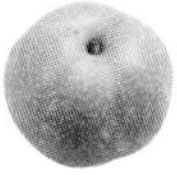

食材と栄養ミニ知識

りんごの“蜜”の正体はソルビトール！

りんごの芯《しん》の部分の“蜜《みつ》”は、ソルビトールが染み出たもの。この状態のりんごは完熟していて甘いのですが、“蜜”の部分はそんなに甘くありません。はちみつのような見た目からそう呼ばれているだけなのです。

その他注目の機能性成分

話題の機能性成分と、その働きを紹介します。

特有の食品に含まれる成分

ナットウキナーゼ

納豆のネバネバ部分に含まれる、たんぱく質分解酵素。血管内の血栓《けっせん》を溶けやすくして、血液をサラサラにする。血圧を下げる効果も期待できる。

豊富な食品
納豆

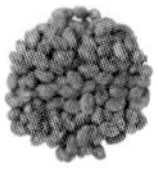

コーヒーポリフェノール

クロロゲン酸とも。コーヒー特有のポリフェノールで、焙煎前のコーヒー豆に多く含まれる。脂肪燃焼効果が期待でき、内臓脂肪を減らす。

豊富な食品
コーヒー

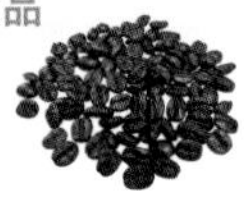

ピクリン酸

梅に多く含まれる酸味成分。全身の代謝を活性化させて体を元気にする。肝臓や腎臓《じんぞう》を丈夫にし、二日酔いに効果的。強い殺菌・抗菌作用がある。

豊富な食品
梅、梅干し

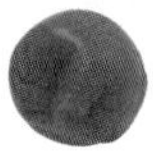

ショウガオール

ポリフェノールの一種。しょうがの辛味成分「ジンゲロール」が加熱により変化したもの。代謝を活発にして血行を促し、体を温める作用がある。

豊富な食品
しょうが

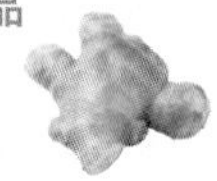

ミョウガジアール

みょうがに含まれる辛味成分。抗菌作用や解毒作用にすぐれ、かぜなどに効果的。粘膜《ねんまく》に働きかけて、口内炎やのどの痛みを和らげる効果も。

豊富な食品
みょうが

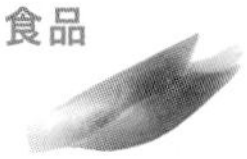

ペリラアルデヒド

大葉（しそ）の香り成分。殺菌・防腐《ぼうふ》作用、食欲増進効果などがあり、胃を丈夫にする。トマトに多いリコピンと合わせると、吸収率が高まる。

豊富な食品
しそ

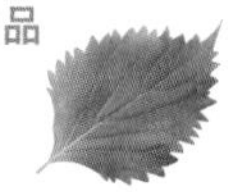

酸味や香り成分などにも健康効果が期待できる

食品に含まれている機能性成分は日々研究が進み、新しいタイプのものが発見されては、その効能が発表され、認められています。疲労回復や若返り効果、脂肪の燃焼効果や、血行促進作用、抗ガン作用など、その効能はさまざまです。酸味や香り成分にも、健康効果があります。

上記で紹介している栄養素以外にも、例えばわさびに豊富な辛味《からみ》成分の「シニグリン」には、食欲増進効果が。また、ビールの苦味の正体は、原料「ホップ」の苦味成分ですが、女性ホルモンに似た働きがあり、若返り効果が期待できます。カモミールの香り成分「マトリシン」には、リラックス効果があります。

アンチエイジングや美容に役立つ成分

フェルラ酸

ポリフェノールの一種。シミやソバカスのもととなるメラニン色素の生成を抑える作用があり、美白効果が期待できる。

豊富な食品
玄米　など

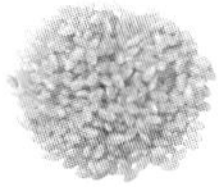

レジスタントスターチ

デンプンが冷えて変化したもの。消化・吸収されにくく、ダイエットに効果的。食後の血糖値の上昇をゆるやかにする作用もある。

豊富な食品
冷やごはん、とうもろこし　など

レスベラトロール

ポリフェノールの一種で、ぶどうやピーナッツなどの皮の部分に豊富。高い抗酸化力で細胞の酸化を防ぐ。肌の弾力アップが期待できる。

豊富な食品
ぶどう、ピーナッツの皮、
赤ワイン　など

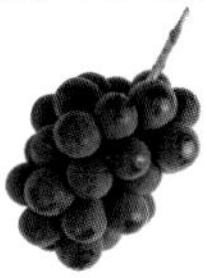

セラミド

肌の角質層にある脂質の一種。角質の細胞をつなぐ接着剤のような役割を担い、紫外線などの刺激から皮膚を守る。保湿効果がある。

豊富な食品
黒ごま、ひじき、大豆、
ほうれん草、胚芽《はいが》精米　など

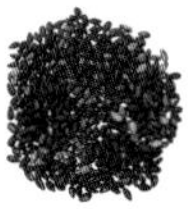

クロロフィル

緑色の天然色素。デトックス効果があり、小腸内の有害物質を排出して体の中からきれいにする。肌荒れの改善や、口臭を防ぐ作用も。

豊富な食品
ピーマン、あしたば、
ほうれん草、緑茶　など

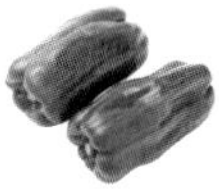

コエンザイムQ10

体内でビタミンに似た働きをする、ビタミン様物質。強い抗酸化力をもち、細胞がサビついて老化するのを防ぐ。

豊富な食品
イワシ、サバ、ブロッコリー、
ピーナッツ　など

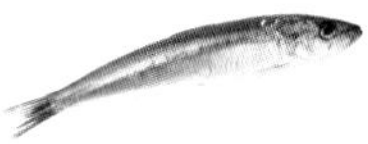

食材と栄養ミニ知識

同じワインでも、赤と白で栄養成分は異なる？

ぶどうの皮や種ごと発酵させてつくるのが赤ワインで、発酵前に皮や種を取り除いてつくるのが白ワイン。そのため、タンニンやレスベラトロールなど、ぶどうの“皮”の部分に含まれるポリフェノールは、白ワインのほうが少なくなります。一方、白ワインはリンゴ酸やクエン酸などが赤ワインより豊富で、殺菌作用が強いことがわかっています。

特定の食品に含まれる成分もありますが、健康効果を狙ってそればかりを偏って食べては、かえって健康を損ねます。さまざまな食材を幅広くとることが大切です。

体の働きをサポートする成分

クエン酸

柑橘《かんきつ》類に豊富な酸味成分。ブドウ糖の燃焼を助け、体内に乳酸などの疲労物質がたまるのを防ぐ。カルシウムの吸収率を高める効果もある。

豊富な食品
レモン、みかん、酢　など

カフェイン

コーヒー豆や茶葉などに多い苦味成分。睡眠物質の働きを抑えて眠気を防ぎ、脳を活性化させる。利尿《りにょう》作用や、脂肪の燃焼を促す作用も。

豊富な食品
コーヒー、コーラ、緑茶　など

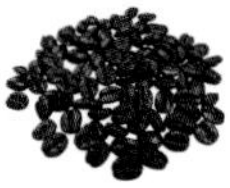

ギャバ

人間の脳にも存在しているアミノ酸の一種。緊張やストレスを和らげる。鎮静作用があり、脳の興奮を鎮《しず》めて寝つきをよくする効果も。

豊富な食品
発芽玄米、トマト、ケール、パプリカ　など

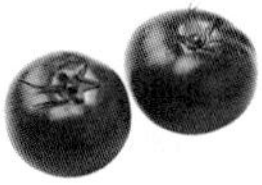

シトルリン

アミノ酸の一種。腎臓の働きを助けて利尿作用を促す。体内の老廃物もいっしょに排出するため、むくみなどの予防・改善におすすめ。

豊富な食品
きゅうり、スイカ、とうがん　など

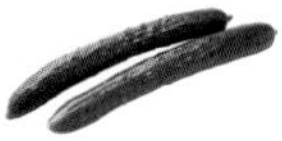

リンゴ酸

りんごや梨などに多い酸味成分。クエン酸の働きを助け、疲労物質の乳酸の分解を促す作用がある。消臭・殺菌効果があり、口臭予防にも。

豊富な食品
りんご、梨、梅　など

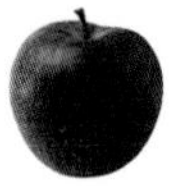

タンニン

ポリフェノールの一種で、ぶどうや緑茶、紅茶などに多い渋味成分。ゆるい便をかたくするため下痢の予防･改善に効果的。殺菌作用もある。

豊富な食品
ぶどう、柿、緑茶　など

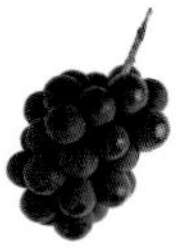

ムチン

糖とたんぱく質が結合したもので、オクラなどに多いネバネバ成分。胃の粘膜を保護する。たんぱく質の代謝に関わり､スタミナアップにも。

豊富な食品
オクラ、さといも、やまいも　など

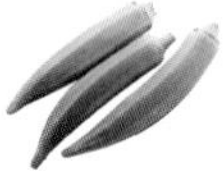

レシチン

アセチルコリンという神経伝達物質のもととなる成分。脳の働きを活発にし、記憶力を高める効果がある。コレステロール値を下げる作用も。

豊富な食品
大豆、大豆製品、卵黄　など

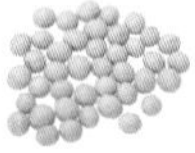

食材と栄養ミニ知識

お弁当の梅干しの狙いは酸味成分の殺菌効果

梅干しに含まれるクエン酸やピクリン酸などの酸味成分は、殺菌効果にすぐれています。よく、お弁当やおにぎりなどに梅干しを入れるのは、食中毒の予防という観点から理にかなっているのです。

STAGE
4

食材に含まれている栄養素を知ろう

わたしたちがふだん食べている食材に、
どんな効能があるか、知っていますか？
食材パワーを最大限に活用すれば、
美容やアンチエイジング、病気の予防にも効果的！
早速、献立づくりに活かしてみましょう。

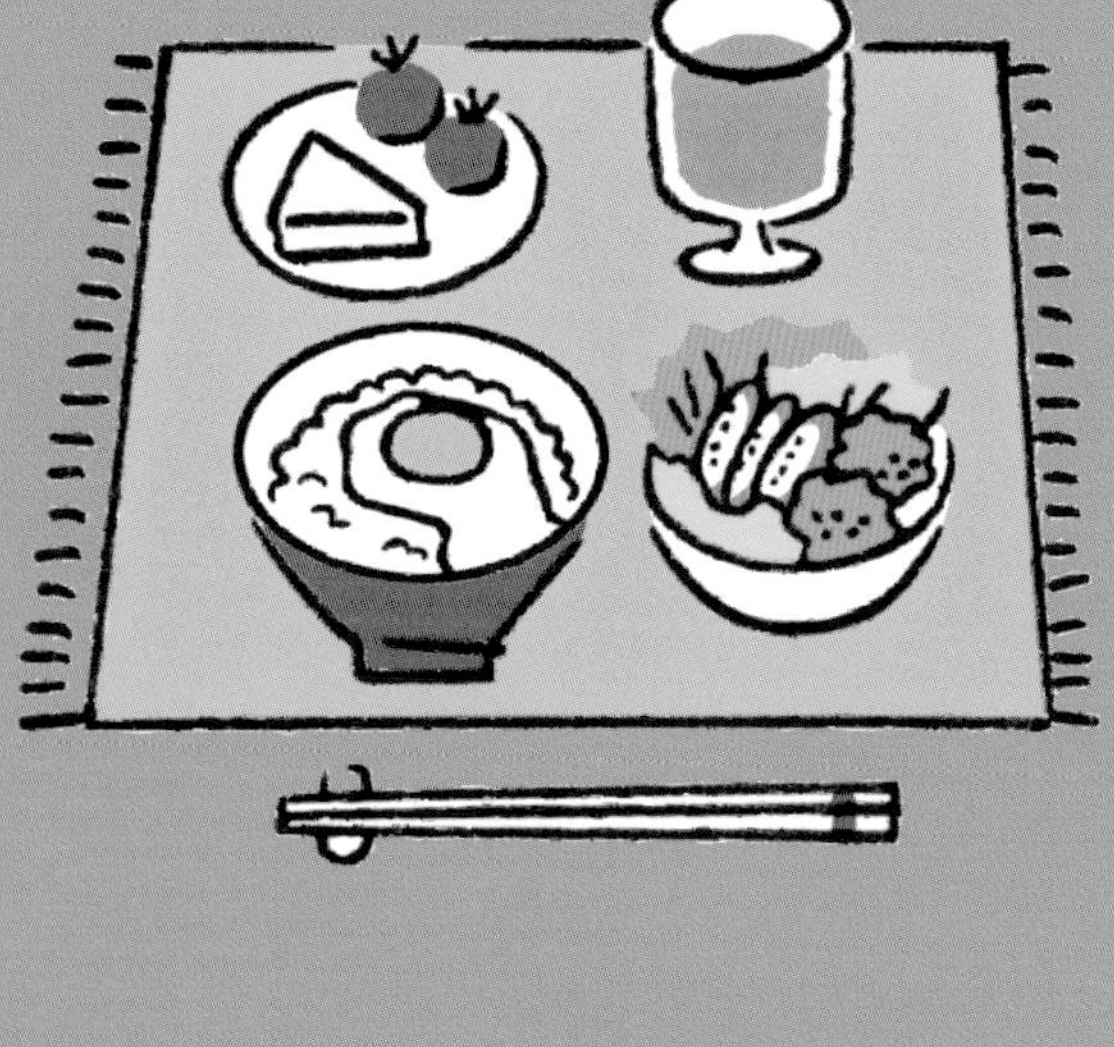

ウィズコロナ時代の健康を守る！

体のバリア機能をアップする“旬の食材”を食べよう

旬の食材は生命力が強く、栄養価が高いことがわかっています。
なかでも抗酸化力の高いもの、デトックス効果のあるもの、
免疫力アップに効果的な成分を含むものは、体のバリア機能の強化におすすめです。

春のおすすめ食材

苦味成分にデトックス効果

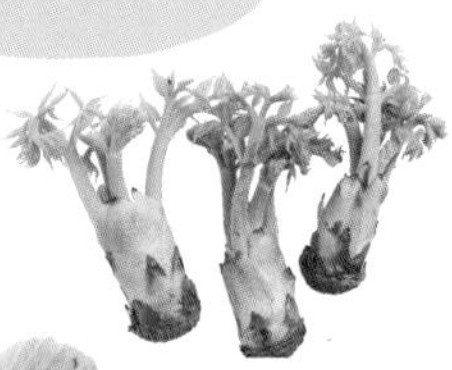

たらの芽

注目すべきは苦味成分のアルカロイド。アルコールの分解や、不要になったたんぱく質の解毒などを行う肝臓の機能を高め、体を強くする。

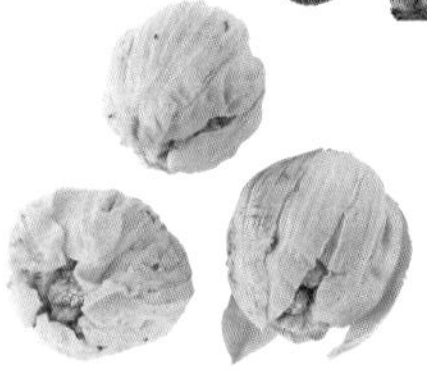

ふきのとう

たらの芽同様にアルカロイドが豊富で、不要なものの排出・解毒を促し、体を健康に保ってくれる。ビタミンEの抗酸化作用も期待できる。

ブロッコリースプラウト ➡P135

ガン予防効果のあるスルフォラファンのほか、アミノ酸の一種で、細胞の新陳代謝を活発にして免疫力を高めるグルタチオンを含む。

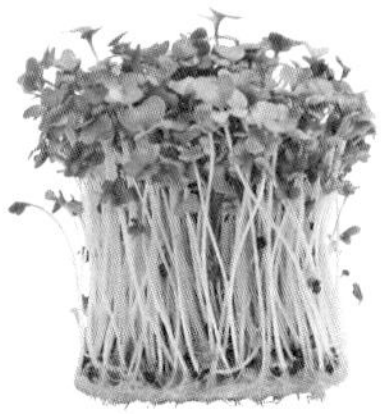

新陳代謝を活発に

夏のおすすめ食材

苦味成分で免疫機能アップ

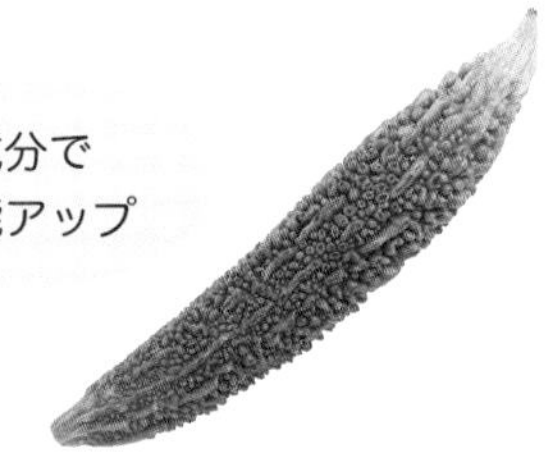

ゴーヤ

特徴は苦味成分のモモルデシチンとチャランチン。前者には血糖値や血圧を下げる効果が、後者には免疫細胞を活性化させる作用がある。

オクラ ➡P169

ネバネバした成分はペクチン、ガラクタン、アラバンなどの食物繊維。腸内環境を整えて、免疫細胞を働きやすくする。

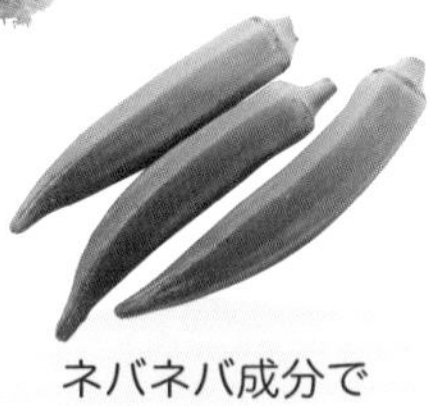

ネバネバ成分で腸をスッキリ

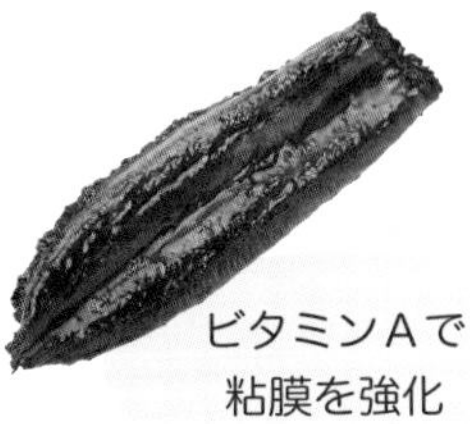

ビタミンAで粘膜を強化

うなぎ

土用の丑の日に食べるうなぎは、目、口などの粘膜や皮膚を強化するビタミンAが豊富。ウイルスの侵入を防ぐ効果が期待できる。

秋のおすすめ食材

免疫細胞を
活性化

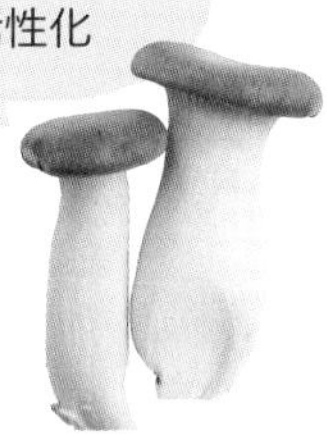

エリンギ ➡P196

きのこ類にはβグルカンという食物繊維が多く含まれ、免疫細胞を活性化させて病気から体を守る。糖質の一種のトレハロースには抗酸化作用を高める効果が。

βカロテンが
粘膜を守る

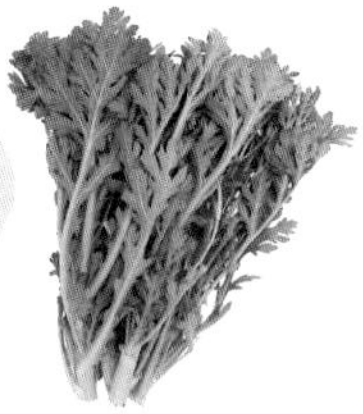

春菊

強い抗酸化作用で粘膜を守るβ《ベータ》カロテンの含有量は、緑黄色野菜の中でも上位に入る。食物繊維も多く、腸内環境を整えて免疫力を高める。

さつまいも ➡P180

体内の活性酸素を除去して細胞を守るビタミンCが豊富。しかも、このビタミンCはデンプンに包まれているため、加熱しても壊れにくい。

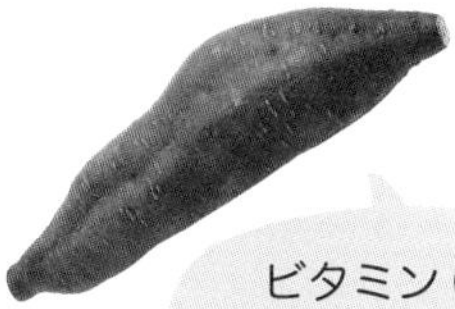

ビタミンCを
効率よくとれる

冬のおすすめ食材

みかん ➡P188

βカロテンの仲間のβクリプトキサンチンが多く含まれ、体内でビタミンAに変わって皮膚や粘膜を強くする。ビタミンCも豊富。

抗酸化ビタミンが
たっぷり

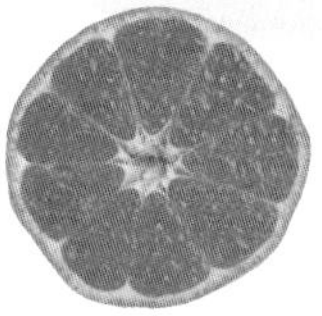

ビタミンEで
バリア機能を強化

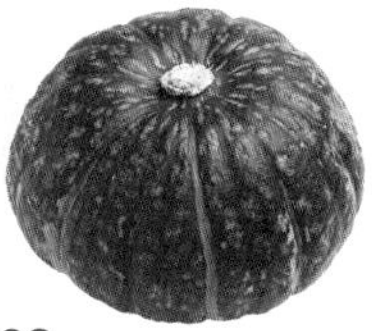

かぼちゃ ➡P168

抗酸化力の高いβカロテンとビタミンEが豊富で、特にビタミンEの含有量は野菜類でトップクラス。これらの栄養素は種にも含まれている。

ギャバでリラックス
＆免疫力アップ

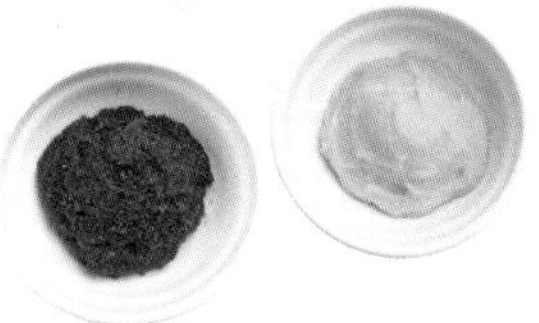

みそ ➡P205

大豆成分のサポニンは、ポリフェノールの一種で抗酸化作用がある。また、ストレスを和らげて免疫力の低下を防ぐギャバも含まれる。

食材と栄養ミニ知識

意識してとりたい“ビタミンACE”

体内で作られる活性酸素（P36参照）を除去して免疫力を高め、病気から体を守るために、積極的にとりたいのが抗酸化物質です。なかでも「ビタミンA（βカロテン）」「ビタミンC」「ビタミンE」は抗酸化ビタミンと呼ばれ、野菜や果物を中心に、幅広い食材に含まれています。それぞれの頭文字をとって「ビタミンACE」と覚えておきましょう。

抗酸化ビタミンはこの3つ

ビタミン A
ビタミン C
ビタミン E

頭文字をとって
ACE《エース》
と覚えよう

牛乳

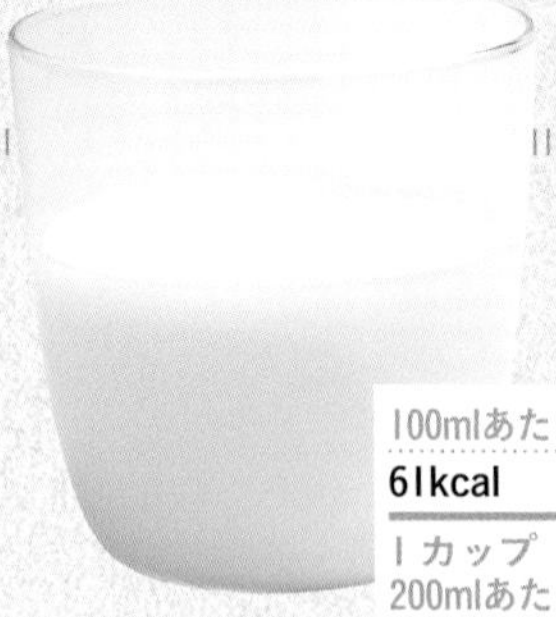

100mlあたり
61kcal
1カップ
200mlあたり
122kcal

選び方	生乳を加熱殺菌した「牛乳」と、生乳に脱脂粉乳やバターなどの乳製品を加えた「加工乳」、加工乳にカルシウムや鉄などの栄養素や、コーヒー、果汁などを加えた「乳飲料」などがある。
保存法	冷蔵庫で保存する。なるべく2〜3日で飲み切る。

成分・効能

カルシウムが効率よく吸収できる

牛乳は、たんぱく質、カルシウム、鉄、ビタミンA、ビタミンB_2などを多く含むバランス食品です。

乳糖や、カゼインホスホペプチドなど、カルシウムの消化・吸収にすぐれた栄養素が豊富に含まれています。乳脂肪分には、胃粘膜《ねんまく》を保護して胃の働きを助ける作用があります。

食べ合わせのコツ

とうもろこしと合わせて骨を丈夫にする

とうもろこしのマグネシウムは、牛乳に含まれるカルシウムの働きを助け、骨や歯を丈夫にする。加熱しても栄養素が壊れないため、飲むだけではなくシチューなどにしても。

チーズ

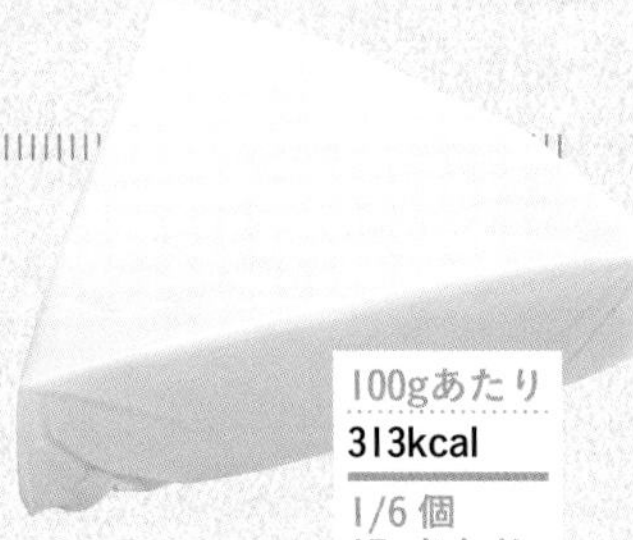

100gあたり
313kcal
1/6個
17gあたり
53kcal

選び方	牛乳を発酵熟成させたのが「ナチュラルチーズ」。ナチュラルチーズを粉砕して加熱融合させた「プロセスチーズ」は、保存性がより高い。
保存法	切り口をラップでぴったり包んで冷蔵保存。できるだけ1週間を目安に使い切る。

成分・効能

牛乳の栄養素が凝縮されている

チーズは、世界中で昔から使われてきた牛乳の加工食品。種類は500を超え、牛乳と同じか、それ以上の栄養成分を含みます。ビタミンAやB_2などが豊富で、たんぱく質は、発酵や熟成の過程でより消化・吸収しやすい形になっています。

しかし、塩分・脂質も多いので食べ過ぎに注意して。

食べ合わせのコツ

ピーナッツと合わせてダイエット効果

チーズに含まれるビタミンB_2と、ピーナッツに含まれるビタミンEを食べ合わせると、脂質の代謝を促す効果が働き、脂肪が燃焼する。ただし、食べ過ぎは逆効果に。

※エネルギー量はプロセスチーズの数値

ヨーグルト

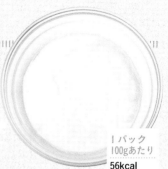

1パック
100gあたり
56kcal

選び方　鮮度が高いものはきれいな白色をしている。料理用や肥満予防には無糖がおすすめ。また、特定保健用食品（→P60）のものは、おなかの調子を整える作用などが国に認められている。

保存法　10℃以下の冷蔵庫で保存。牛乳より日もちする。

成分・効能

ビフィズス菌が腸内環境を整える

ヨーグルトは牛乳を発酵させてできたもの。腸内に善玉菌のビフィズス菌やLGG菌などを増やし、腸内環境をよくします。オリゴ糖と合わせると、善玉菌はさらに増えます。

ヨーグルトにはたんぱく質や乳酸があるため、カルシウムの吸収率が高まり、イライラを鎮《しず》めます。

食べ合わせのコツ

セロリと合わせて便秘解消

セロリなどに含まれる食物繊維は、ヨーグルトに多く含まれる乳酸菌を活性化し、さらに腸を刺激して排便を促す。腸内環境がよくなり、便秘解消や、大腸ガンの予防に効く。

鶏卵

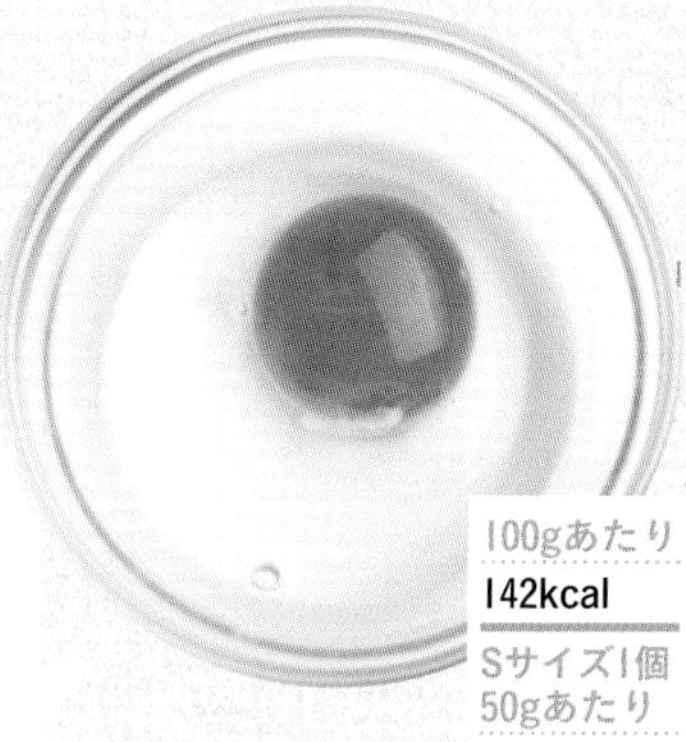

100gあたり
142kcal
Sサイズ1個
50gあたり
71kcal

選び方　光に透かして、中身がボウッと明るく透き通っているものが新鮮。殻《から》の色は鶏の種類の違いによるものなので、栄養価に大きな違いはない。

保存法　おしりの丸いほうを上にし、10℃程度の冷蔵庫で保存。賞味期限は生で食べられる期限のこと。

成分・効能

ビタミンCと食物繊維以外を含む

卵はほぼ完全食品といわれるほど、必要な栄養素がそろっています。コレステロール値が高い人は避けたほうがいいともいわれますが、レシチンがコレステロールを正常に保つので、気にし過ぎなくてOKです。

塩を入れた100℃の湯で5～10分ゆでて半熟にすると、生より消化がよくなります。

食べ合わせのコツ

ほうれん草と合わせて貧血を防ぐ

卵のたんぱく質と、ほうれん草に多く含まれる鉄を合わせると、鉄の吸収が高まり貧血予防に。1品でとるなら、スクランブルエッグとほうれん草のソテーなどがおすすめ。

アジ

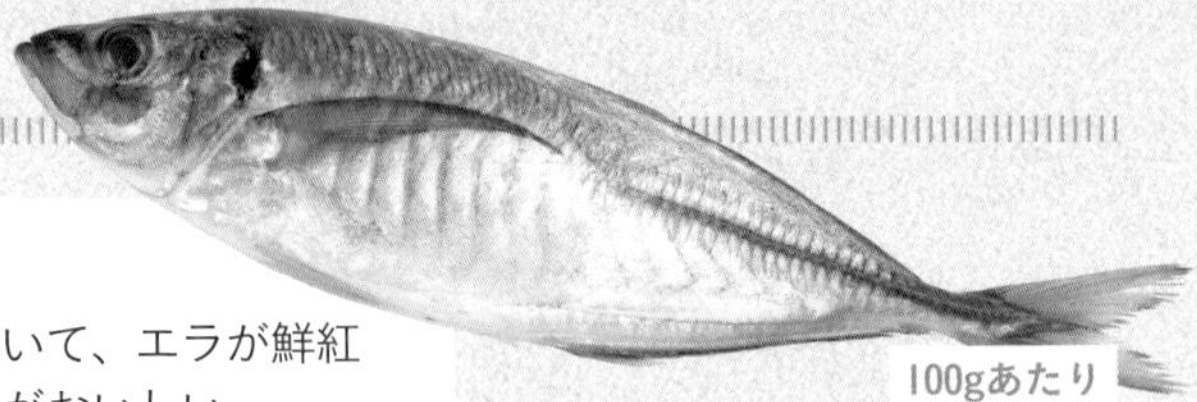

旬 5～7月

選び方	身にハリがあり、目が澄んでいて、エラが鮮紅色のもの。大きすぎないものがおいしい。
保存法	内臓を取り、塩を振って20分以上おく。水けを拭き取ってポリ袋に入れ、冷蔵庫へ。

100gあたり	1尾 120gあたり
112kcal	134kcal

成分・効能

丸ごと食べて カルシウムを補給

血液中の余分なコレステロールを減らす不飽和脂肪酸のEPAが多く、血栓《けっせん》症の予防に効果的。脳の働きを高めるDHAも豊富です。EPA、DHAは脂《あぶら》に含まれますから、煮る、漬けるなど脂ごととれる調理法がおすすめ。小アジなら丸ごと揚げて、骨まで食べればカルシウム補給にも。

食べ合わせのコツ

とうがらしと合わせて体力アップ

アジには良質なたんぱく質が多く含まれる。疲労回復効果のあるビタミンCが豊富なとうがらしと合わせると、相乗効果で体力がアップ。体の中から元気になれる。

イワシ

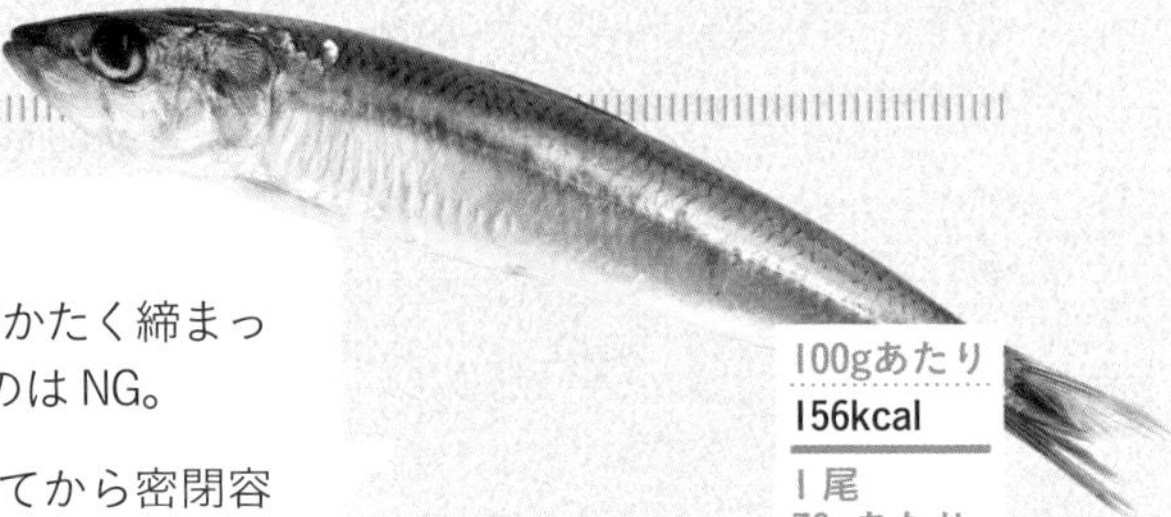

旬 8～10月

選び方	目がきれいで身にツヤがあり、身がかたく締まっているもの。黄みがかっているものはNG。
保存法	頭と内臓を取り、酒や酢で調味してから密閉容器に入れ、冷蔵庫へ。4～5日ほど保存可能。

100gあたり	1尾 70gあたり
156kcal	109kcal

成分・効能

生活習慣病を防ぐ栄養素を多く含む

良質のたんぱく質が豊富に含まれています。また、糖質の代謝に働くビタミンB_1や、造血作用のあるビタミンB_{12}、血液をサラサラにするEPAが豊富なので、肥満や貧血、動脈硬化の予防にも効果があります。

臭みが苦手な人は、梅干しやしょうがといっしょに煮るのがおすすめです。

食べ合わせのコツ

かぶと合わせて骨を丈夫に

イワシに含まれるビタミンDは、カルシウムの吸収を高め、骨に沈着させる効果がある。葉にも根にもカルシウムの豊富なかぶと合わせることで、骨粗しょう症予防になる。

サバ

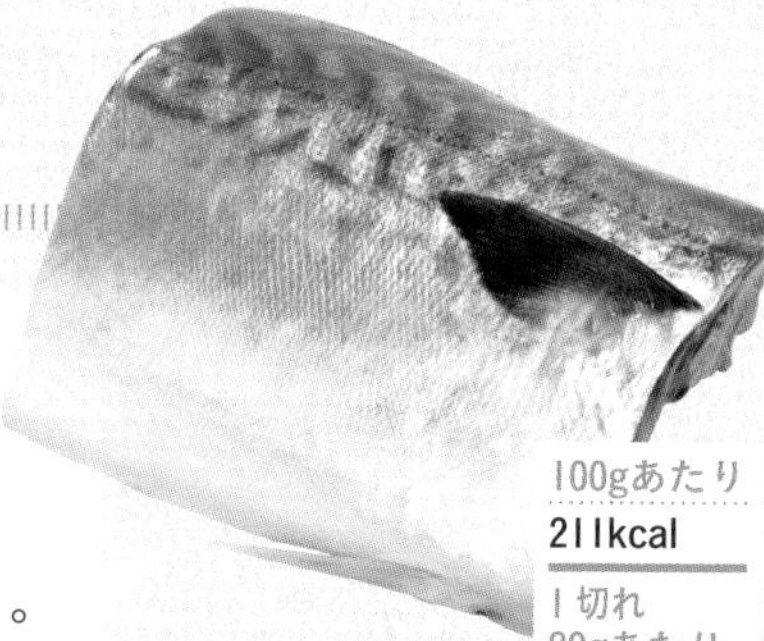

100gあたり
211kcal
1切れ
80gあたり
169kcal

旬 10～11月(秋サバ)、12～2月(寒サバ)

選び方　身にも皮にもハリがあるものを。切り口がやわらかくなっているものは避ける。

保存法　3枚におろして塩を多めに振り、約3時間おく。水けを拭き取って半日ほど酢に浸し、冷蔵庫へ。

成分・効能

豊富なEPAが血液をサラサラにする

血《ち》合《あ》い部分には、鉄分やEPAなど血液をサラサラにする成分がたっぷり。残さず食べると、血栓や動脈硬化を防ぐ効果があります。

また、サバのタウリンには胃を丈夫にし、体力をつける効果も期待できます。揚げると臭みが消えるので、苦手な人も食べやすくなります。

食べ合わせのコツ

ねぎと合わせて動脈硬化予防

ねぎには、におい成分のアリシンが含まれ、血栓を予防する効果がある。サバのEPAとのダブル効果で血液中に血栓をできにくくし、動脈硬化や、それによる心疾患を防ぐ。

サンマ

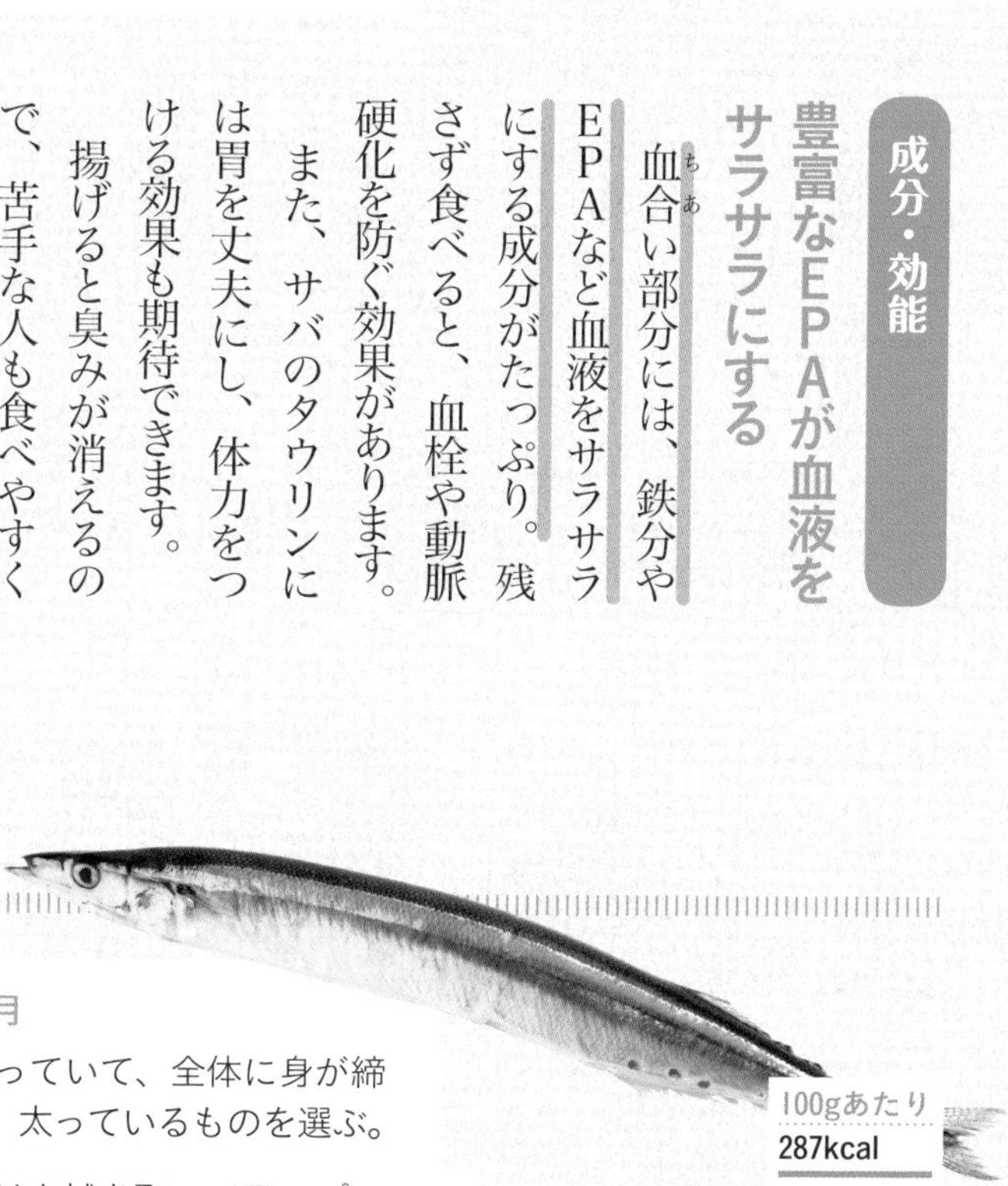

100gあたり
287kcal
1尾
140gあたり
402kcal

旬 9～11月

選び方　背中の部分が青黒く光っていて、全体に身が締まり、ハリがあるもの。太っているものを選ぶ。

保存法　内臓を取って洗い、水けを拭き取ってラップに包む。ポリ袋に入れて冷凍庫へ。

成分・効能

コレステロール値を下げ、胃を強くする

サンマの脂肪分には、コレステロール値を下げ、血栓を予防するEPAが豊富です。特に旬のものは、栄養価もおいしさも一段とアップします。

そのほか、EPAには食欲不振や胃弱などを改善する作用もあります。はらわたも栄養価が高いので、取らずに食べたいものです。

食べ合わせのコツ

ズッキーニと合わせて免疫力アップ

ズッキーニに豊富なβ《ベータ》カロテンは、体内で抗酸化力の強いビタミンAに変わる。ビタミンAは脂溶性なので、サンマの脂で吸収がアップ。ビタミンA本来の免疫力を高める。

マグロ

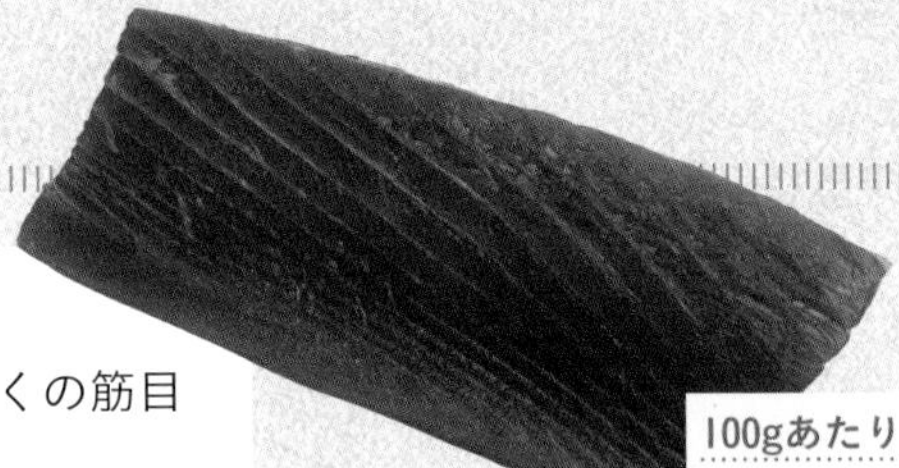

100gあたり
102kcal
刺身6切れ 80gあたり
82kcal

旬 通年（日本近海は春〜夏）

選び方	ハリとツヤのある“さく”を選ぶ。さくの筋目が平行に入っているものがおいしい。
保存法	切り分けて密閉容器に入れ、しょうゆとみりんを1:1の割合でかけて“づけ”にし、冷蔵保存。

成分・効能

EPA、DHA、良質のたんぱく質など、部位で栄養が異なる

マグロは、部位によって含まれる栄養分が異なります。トロなら不飽和脂肪酸のEPAやDHA、赤身にはたんぱく質やセレン、血《ち》合《あ》いの部分には、タウリンや鉄が豊富です。

EPAやDHAには動脈硬化を予防する働きがあるため、脂質異常症などの生活習慣病の予防になります。セレンには、抗酸化作用やガンの抑制効果があるとの報告も。また、タウリンは肝機能を高めて二日酔いを防ぐほか、高血圧も改善してくれます。

調理のコツ

刺身にして、赤身もトロもバランスよく食べる

新鮮なものを生で食べると、栄養を効率よくとれる。脂《あぶら》がのっていておいしいからと、大トロばかりを食べるのではなく、赤身や血合いの部分も食べるようにしよう。また、総じて高たんぱくだが、トロは脂がのっている分、高エネルギーなので肥満をまねきやすい。食べ過ぎに注意して。

食材と栄養ミニ知識

魚は、皮や骨にも栄養が。丸ごと食べる工夫を

魚の皮にはコラーゲンが豊富で、骨にはカルシウム、内臓には鉄などのミネラルがたっぷり。カラッと揚げたり、直火で焼いたり、加熱すれば食べられるところばかりですから、調理法を工夫して、おいしくいただきましょう。

食べ合わせのコツ

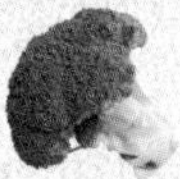

ブロッコリーと合わせてガンを防ぐ

マグロとゆでたブロッコリーを合わせると、ブロッコリーに含まれるスルフォラファンがより作用し、ガン予防に効果的。

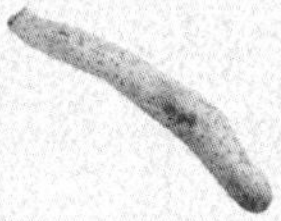

やまいもと合わせて美肌づくり

やまいものすりおろしを合わせると、やまいものネバネバ成分であるムチンが、マグロに含まれるたんぱく質の吸収を助けてくれる。皮膚の代謝が高まるため、美肌効果が期待できる。

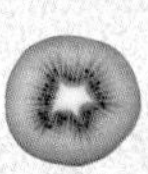

キウイフルーツと合わせてダイエット効果

マグロに含まれるたんぱく質をよりよく消化・吸収するには、デザートにキウイフルーツがおすすめ。生のマグロにもキウイにも、体の代謝を促進する酵素が含まれているので、エネルギー代謝が活発になり、ダイエットに役立つ。

※エネルギー量はキハダマグロの数値

カツオ

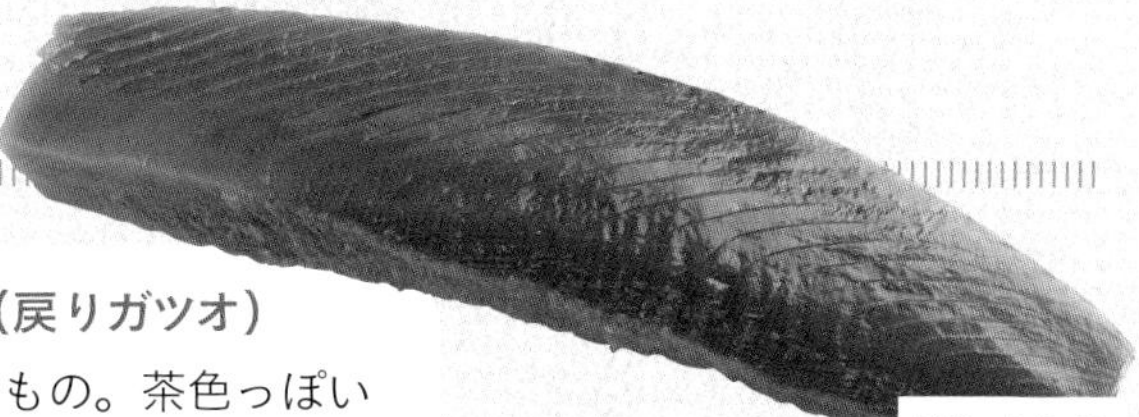

旬 3〜7月（初ガツオ）、9〜11月（戻りガツオ）

選び方 身が締まり、鮮やかな赤色のもの。茶色っぽいものは鮮度が落ちているため、避ける。

保存法 生のままの保存は避ける。漬け焼きや煮物にするなど、加熱調理して早めに食べる。

100gあたり 150kcal

刺身6切れ 80gあたり 120kcal

成分・効能 血合いにはビタミンと鉄が豊富

血合いには、抗ストレスホルモンの分泌を促すパントテン酸や、血液のもととなる鉄などが豊富に含まれます。パントテン酸は熱に弱いため、新鮮なうちに生で食べましょう。

にんにくと合わせると、カツオのビタミンB_1の代謝が高まり、疲労回復効果がアップします。

食べ合わせのコツ さといもと合わせて体力アップ

さといもには、カツオのたんぱく質の吸収アップを助け、体力を向上させる働きがある。ぬめり成分のムチンが粘《ねん》膜《まく》を保護してくれるので、かぜなどの感染症予防にもなる。

※エネルギー量は戻りガツオの数値

ブリ

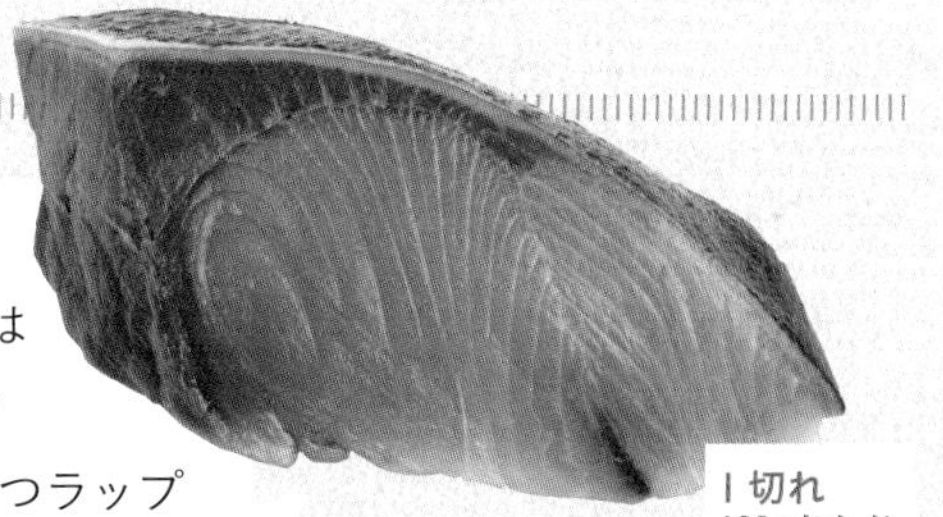

旬 12〜1月

選び方 切り口が乾いていないもの。旬のものは脂がのり、ビタミンやミネラルが豊富。

保存法 水けをしっかりと拭き取り、1切れずつラップで包んでポリ袋に入れ、冷凍庫へ。

1切れ 100gあたり 222kcal

成分・効能 肝臓の働きを助けるタウリンがたっぷり

ブリに含まれるEPAやDHAには、血液をサラサラにして血栓《けっせん》症を予防する効果があります。また、血合いにはタウリンが豊富で、肝機能を強くし、疲労回復に効果的です。

ただし、脂が多いので、胃弱の人は消化しにくいことも。できるだけ火を通して食べるようにします。

食べ合わせのコツ かぼちゃと合わせて健脳効果

ブリのもつグルタミン酸は、集中力や記憶力を高める効果がある。抗酸化作用で脳細胞を守るかぼちゃのビタミンEと合わせることで、より健脳効果が得られる。

サケ

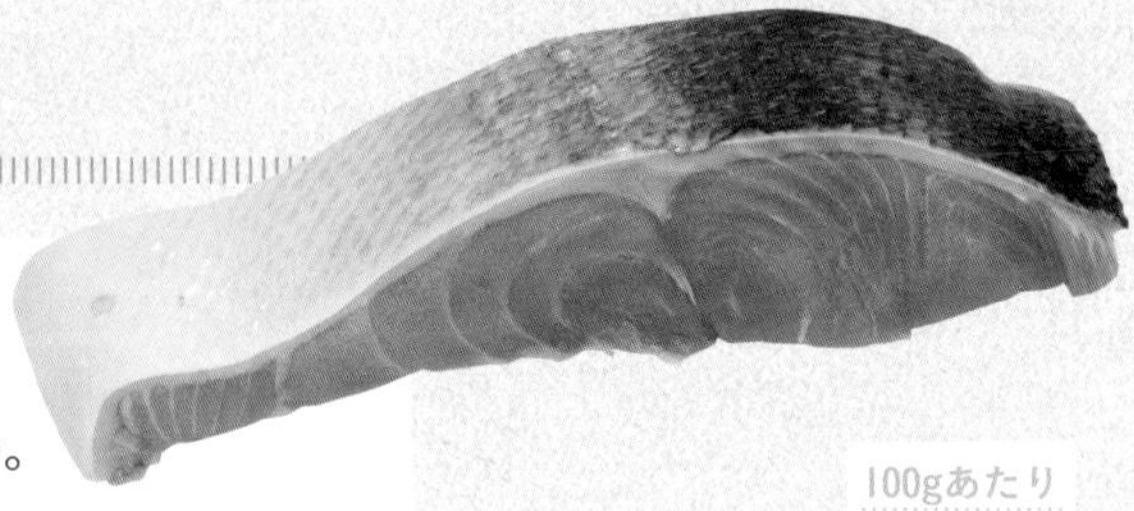

旬 9～12月

選び方	皮がきれいな銀色で、身が赤く、かたく締まっているもの。
保存法	塩と酒を少々振り、水けを拭き取って1切れずつラップで包む。ポリ袋に入れ、冷凍庫へ。

100gあたり 124kcal
1切れ 80gあたり 99kcal

成分・効能

アスタキサンチンが老化を予防する

サケの身のピンク色は、エサとして食べたエビの色素アスタキサンチン。抗酸化作用があり、細胞の酸化を抑え、老化を防ぎます。ビタミンＤが豊富で、カルシウムの吸収を助ける働きがあるため、牛乳と合わせると吸収率がアップ。頭の働きをよくするＤＨＡやＥＰＡも多く含まれます。

食べ合わせのコツ

アボカドと合わせて美肌づくり

アスタキサンチンは脂溶性なので、脂質を含むアボカドと合わせると吸収が高まる。さらに、アスタキサンチンの抗酸化力とアボカドのビタミンEとの相乗効果で、美肌に。

※エネルギー量は白サケの数値

タラ

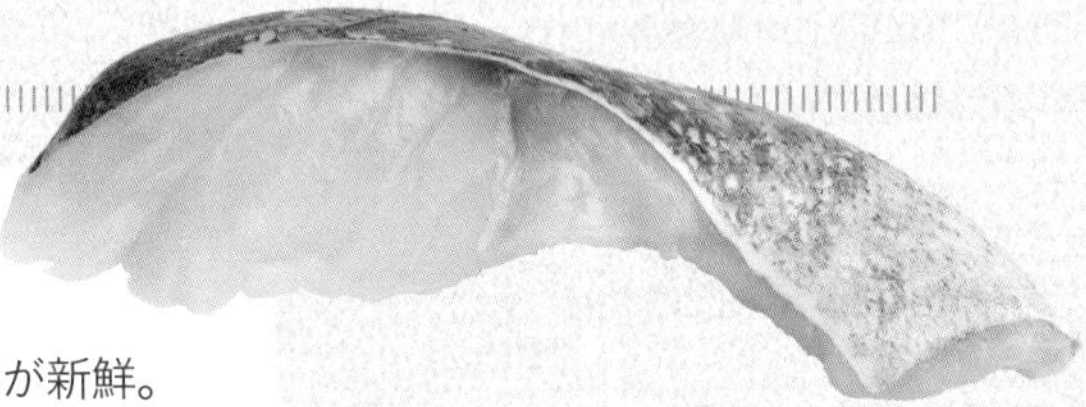

旬 12～2月

選び方	透明感があり、ハリのあるものを。身がほのかなピンク色をしているものが新鮮。
保存法	軽く塩を振り、バットなどに並べてラップをかけ、冷蔵庫で保存する。早めに食べ切る。

1切れ 100gあたり 72kcal

成分・効能

グルタチオンで、肝機能アップ

ビタミンＤやカリウムなどのミネラルが豊富です。強い抗酸化・抗ストレス作用のあるグルタチオンも多く含まれます。グルタチオンには肝機能をアップさせ、細胞の老化やガン化を防ぐ働きがあります。

消化・吸収にすぐれているので、胃腸の具合の悪いときなどにおすすめです。

食べ合わせのコツ

小松菜と合わせて骨を丈夫に

タラに多いビタミンDには、カルシウムを骨に沈着させる働きがある。カルシウムの豊富な小松菜と合わせれば、吸収率がアップ。骨を丈夫にし、骨粗しょう症の予防に。

カレイ

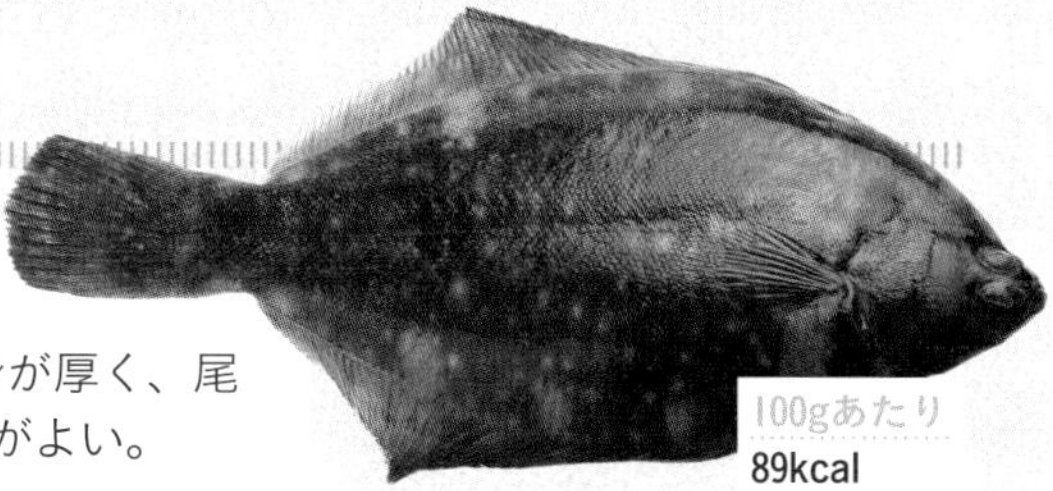

旬 4〜10月

選び方	表面にツヤとぬめりがあるもの。身が厚く、尾ビレ近くまで身が詰まっているものがよい。
保存法	ぬめりとウロコを取った後、頭と内臓を取り、水けを拭き取ってラップし、冷凍庫へ。

100gあたり
89kcal
1尾
200gあたり
178kcal

成分・効能

コラーゲンで肌にハリとうるおいを補給

高たんぱくで脂肪分が少ないカレイは、ダイエット中の人におすすめです。ヒレ（エンガワ）は、肌細胞を結合させて肌にハリをもたらすコラーゲンが豊富で、美肌効果バツグン。煮ると栄養が流れ出るので、煮汁まで食べるか煮こごりにすると、栄養を余すところなく食べられます。

食べ合わせのコツ

バジルと合わせて美肌づくり

バジルに含まれるビタミンEには、強い抗酸化力があるため、カレイに含まれるコラーゲンを酸化から守り、肌のハリ・ツヤを保ってくれる。アンチエイジングにも効果的。

しらす干し

旬 3〜5月、9〜11月（生しらすの場合）

選び方	表面がサラッとしているものを選ぶ。ベタついて見えるものは古いため、避ける。
保存法	水分の少ないものはアルミホイルに包み、保存袋に入れて冷凍、水分の多いものは冷蔵保存。

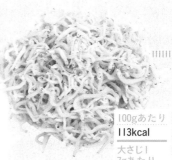

100gあたり
113kcal
大さじ1
7gあたり
8kcal

成分・効能

成魚よりもカルシウムが豊富

カタクチイワシやマイワシ、ウルメイワシの稚魚《ちぎょ》がしらす。成魚の約4倍ものカルシウムが含まれ、カルシウムによる筋肉の収縮を調節するマグネシウムも豊富です。ビタミンDも含まれていて、カルシウムの吸収をよくしてくれます。ただし、塩分が多いため、味付けは控えめにします。

食べ合わせのコツ

チンゲン菜と合わせて骨粗しょう症予防

カルシウムが豊富なチンゲン菜と合わせると、しらす干しのビタミンDが吸収を助けてくれる。また、チンゲン菜に多い食物繊維には、コレステロールの吸収を抑える効果も。

エビ

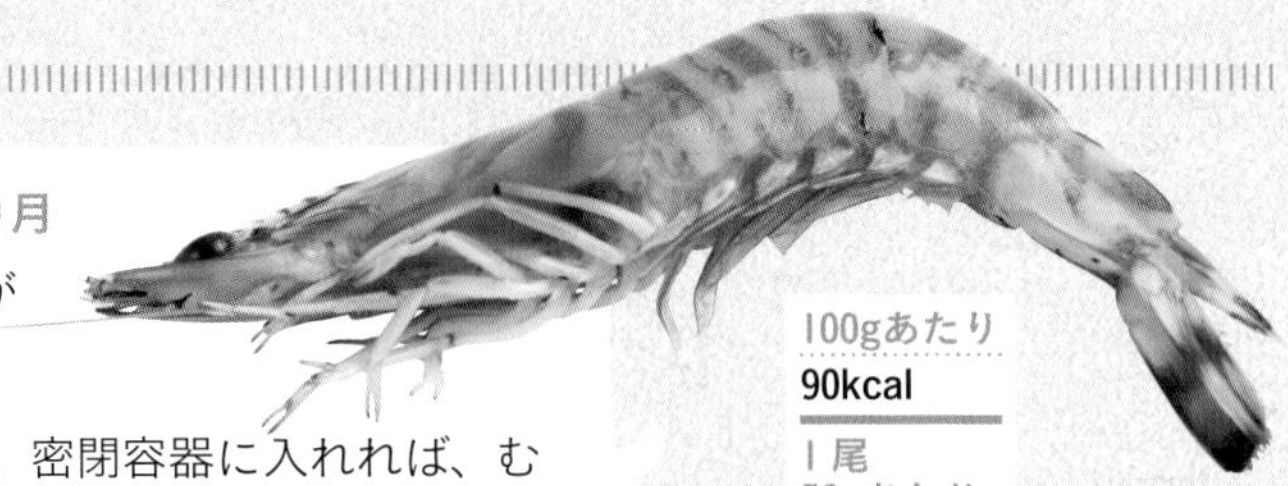

旬 6〜9月

選び方	形がよく、殻のツヤがよいものが新鮮。
保存法	洗って背わたを取り、密閉容器に入れれば、むき身でも殻付きでも1カ月は冷凍保存できる。

100gあたり
90kcal
1尾
50gあたり
45kcal

成分・効能

身にも殻にも栄養がたっぷり。体を温める効果も

エビの身は高たんぱく低脂肪。糖質はほとんど含まれておらず、肥満の予防と改善におすすめです。

殻《から》には、カルシウムや鉄などのミネラル、食物繊維の一種であるキチンや、色素成分のアスタキサンチンが含まれています。キチンには、免疫力を上げたり、血糖値を下げたりする効果が、アスタキサンチンには、免疫力を高めてガンを防ぐ効果があるとされます。

また、エビのベタインという成分には、体を温める効果も期待できます。

調理のコツ

桜エビや芝エビはかき揚げにおすすめ

桜エビや芝エビなどは、かき揚げなどにして殻ごと食べる。エビを丸ごと食べることで、たんぱく質だけでなく、殻に豊富なカルシウムまでしっかりとれ、骨や歯を丈夫にしてくれる。

食べ合わせのコツ

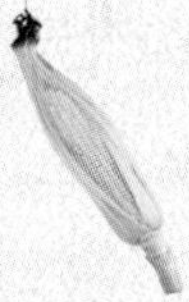

とうもろこしと合わせて糖尿病を防ぐ

とうもろこしには食物繊維が豊富で、糖質の吸収をゆるやかにする作用がある。血糖値を下げるエビのキチンと合わせることで、糖尿病の予防や、血糖値の改善に役立つ。

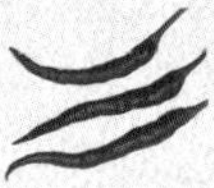

とうがらしと合わせて体のだるさを解消

エビのタウリンには強精効果があるため、とうがらしのカプサイシンのもつ体力増強効果と合わせると、体のだるさがとれ、元気な体にしてくれる。どちらも血行を促して体の冷えを防ぎ、体を温める効果もある。

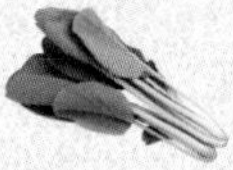

小松菜と合わせて骨を丈夫にする

カルシウムが豊富な芝エビや桜エビと、カルシウムが豊富な小松菜を合わせることで、カルシウムが増幅。しっかりした骨をつくってくれる。

食材と栄養ミニ知識

エビやカニの“みそ”には栄養がギュッと詰まっている

エビみそ、カニみそには、脂肪の燃焼を助けるグリコーゲンや、新陳代謝と遺伝子の修復を促し、老化防止や美肌に欠かせない核酸が豊富に含まれます。ただし、カニやエビに対してアレルギーをもっている人は要注意。できるだけ避けるようにします（P42 参照）。

※エネルギー量は車エビの数値

イカ

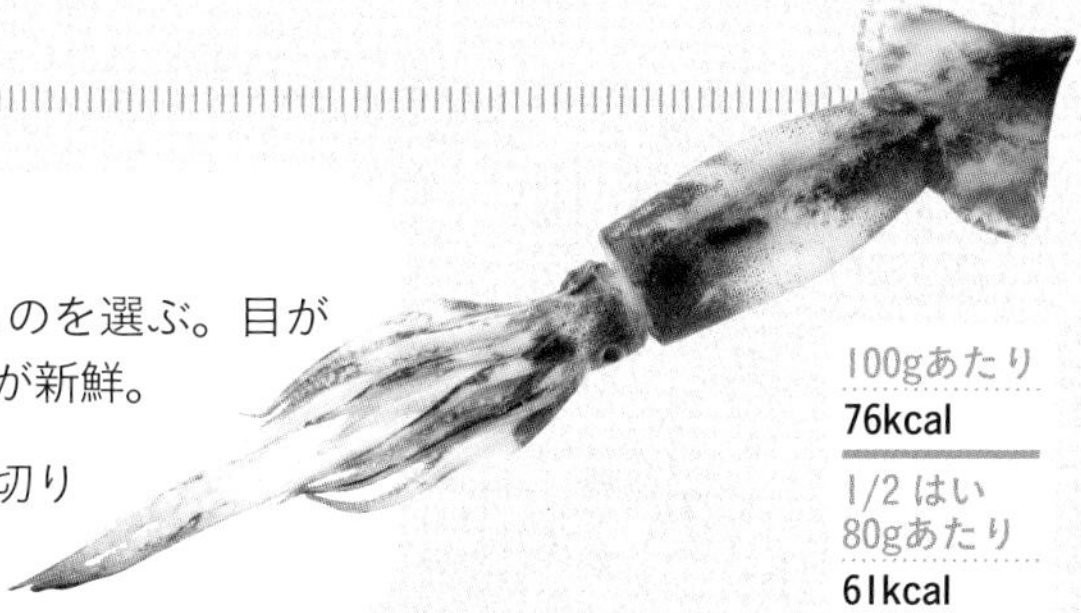

旬 7〜10月

選び方	できるだけ透明でツヤがあるものを選ぶ。目が飛び出していて、体が丸いものが新鮮。
保存法	わたと軟骨を取り、皮をむく。切り分けてラップし、冷凍庫へ。

100gあたり
76kcal
1/2はい 80gあたり
61kcal

成分・効能

タウリンが血中コレステロール値を下げる

血圧やコレステロール値を下げるタウリンが豊富に含まれます。食物の脂肪を乳化して吸収しやすくする胆汁《たんじゅう》酸の分泌を促すので、ダイエットに役立ちます。

身にはたんぱく質が多く、造血作用があるため、貧血予防に最適です。イカスミには、血行をよくするビタミンEが豊富です。

食べ合わせのコツ

レタスと合わせてコレステロール対策

β《ベータ》カロテンが豊富なレタスは、抗酸化作用で血液中のコレステロールの酸化を防いでくれる。イカのタウリンとのダブル効果で、コレステロール値を下げるのに役立つ。

※エネルギー量はスルメイカの数値

タコ

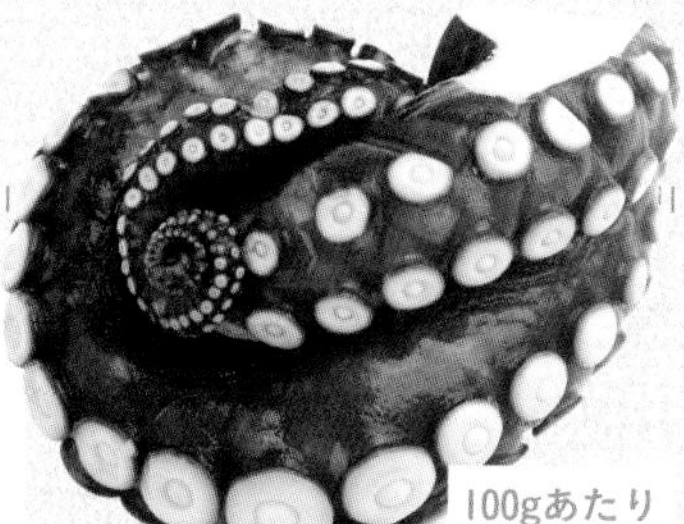

旬 10〜12月

選び方	身が締まっていて、鮮やかなあずき色のものを。足が内側にしっかりと巻いているものがよい。
保存法	軽く湯通しし、余熱を取って冷蔵庫へ。水けを拭き取って密閉容器に入れれば、冷凍保存も。

100gあたり
70kcal
50gあたり
35kcal

成分・効能

ダイエットや、美肌効果も期待できる

イカと同じくらいタウリンが豊富。酢ダコにすれば、クエン酸とのダブル効果で疲労回復作用が高まります。

高たんぱく低脂肪、低エネルギーで消化に時間がかかるので、ダイエット向きです。また、肌のハリ・ツヤに不可欠なコラーゲンもたっぷり。美容の面からも、食べたい食材です。

食べ合わせのコツ

ゴーヤと合わせて美肌づくり

タコのコラーゲンとゴーヤのビタミンCで、美肌効果がアップ。また、ゴーヤに含まれるビタミンCは油や熱に強く壊れにくいため、炒め物にしても効果が期待できる。

アサリ

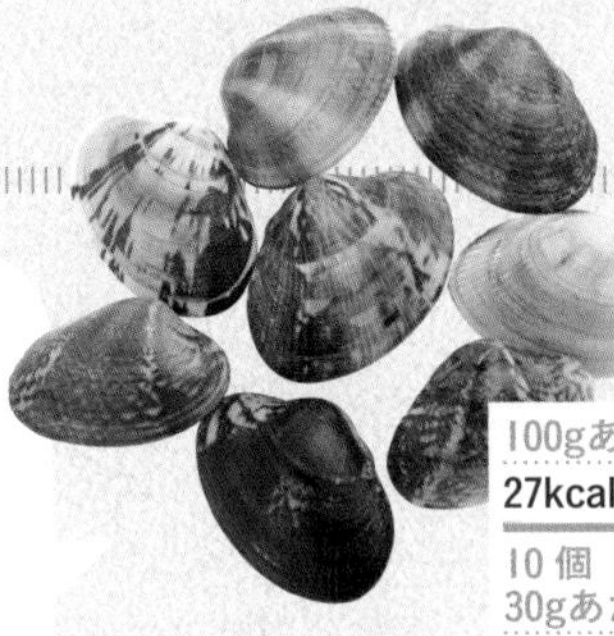

100gあたり 27kcal
10個 30gあたり 8kcal

旬 1～4月、9～12月

選び方	むき身より殻《から》付きで、殻がかたく閉じたものを。開いていても、触って閉じるなら新鮮。
保存法	買ってきたその日に、2％の塩水に浸して砂抜きする。洗ってザルに上げ、冷凍庫で保存する。

成分・効能

豊富なカルシウムでイライラを解消

アサリに含まれる豊富なカルシウムは、精神を安定させる作用があります。利《り》尿《にょう》作用にもすぐれ、むくみ解消にも効果的です。

また、多く含まれるタウリンが肝機能を強化し、二日酔いを予防してくれます。

煮汁に栄養が溶け出すため、酒蒸しなどにした場合、煮汁ごと食べましょう。

食べ合わせのコツ

モロヘイヤと合わせて肝臓を丈夫にする

モロヘイヤのぬめり成分のムチンは、胃や目の粘膜《ねんまく》を保護するだけでなく、肝機能アップに効果的。アサリのタウリンと食べ合わせれば、ダブル効果で肝臓をサポートする。

カキ

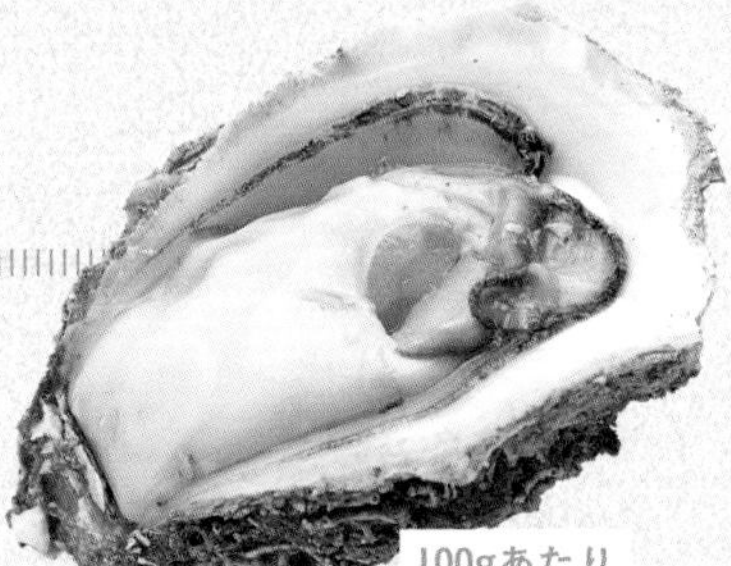

100gあたり 58kcal
1個 15gあたり 9kcal

旬 10～12月

選び方	旬の冬はグリコーゲンが増える。パック入りの場合、「生食用」は加熱すると風味が落ちるため、加熱調理するなら「加熱用」を選ぶ。
保存法	むき身も殻付きも、密閉して冷蔵庫で保存。

成分・効能

鉄や亜鉛をはじめとするミネラルの宝庫

亜鉛《あえん》や鉄などのミネラル、たくさんのビタミン類が豊富に含まれた「海のミルク」。しかも脂肪分は少ない、うれしい食材です。

なかでも亜鉛の含有量が多く、味覚細胞を形成して、免疫機能をアップします。

旬の時期は生で。また、ビタミンCと合わせると、鉄の吸収が高まります。

食べ合わせのコツ

ほうれん草と合わせて貧血を防ぐ

牛レバー並みに鉄の豊富なほうれん草と合わせれば、2倍の鉄で貧血予防に。さらに、ほうれん草の葉酸がカキのたんぱく質の代謝を高めるため、体の発育を促す効果も。

シジミ

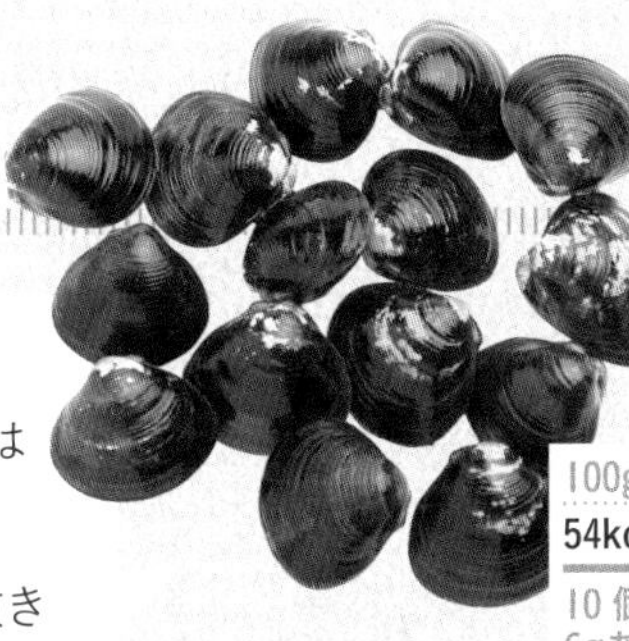

100gあたり
54kcal
10個
6gあたり
3kcal

旬 1～2月、7月

選び方	黒くて大粒のものを。小粒で白っぽいものはNG。殻がしっかりと閉じているものを選ぶ。
保存法	買ってきたその日に、2%の塩水に浸して砂抜きする。洗ってザルに上げ、冷凍庫で保存する。

成分・効能

タウリンとオルチニンが肝臓の働きを助ける

シジミに含まれるタウリンやオルチニンは、胆汁《たんじゅう》の分泌を促して肝臓の解毒作用をアップ。アルコールの分解を助け、二日酔い防止にも効果的です。血液のもととなる鉄も多く含んでいるので、貧血予防にも。

シジミ汁などにした場合は、栄養分が溶け出した汁ごととるようにします。

食べ合わせのコツ

たまねぎと合わせて肝機能アップ

たまねぎに多い硫化アリルはイオウ化合物の一種。シジミのタウリンと合わせることで、肝臓の働きを助ける効果が高まる。硫化アリルは水にさらすと溶け出すため、注意。

ホタテ

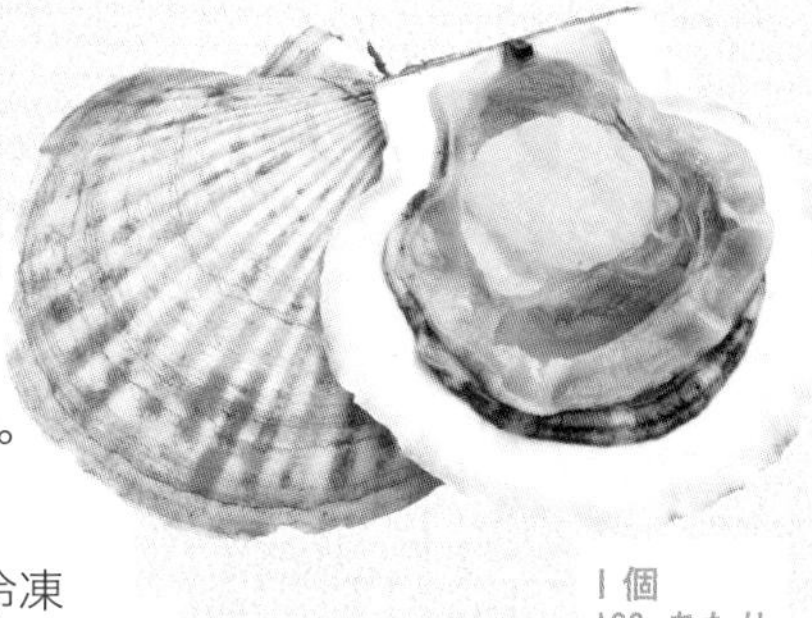

1個
100gあたり
66kcal

旬 10～12月

選び方	殻がかたく閉じているか、触ると閉じるもの。養殖でも天然でも、栄養価に大差はない。
保存法	殻が付いたままポリ袋に入れ、冷蔵庫へ。冷凍保存すれば、1カ月ほどはもつ。

成分・効能

タウリンやビタミンB_2が目の疲れをとる

アサリやカキと比べて、たんぱく質の含有量は約2倍。目の網膜《もうまく》の働きを助けるタウリンや、粘膜を守る作用のあるビタミンB_2も含まれるので、目が疲れたときにおすすめです。ビタミンCと合わせると、タウリンの損失を防いでくれます。

脂肪分が少ないので、ダイエット中の人に最適。

食べ合わせのコツ

たけのこと合わせて疲労回復

たけのこのアスパラギン酸は、疲労に対する抵抗力を高め、スタミナをつける。ホタテのビタミンB_2は、脂質の代謝を促してエネルギーを生み出すため、相乗効果で体が元気に。

牛肉

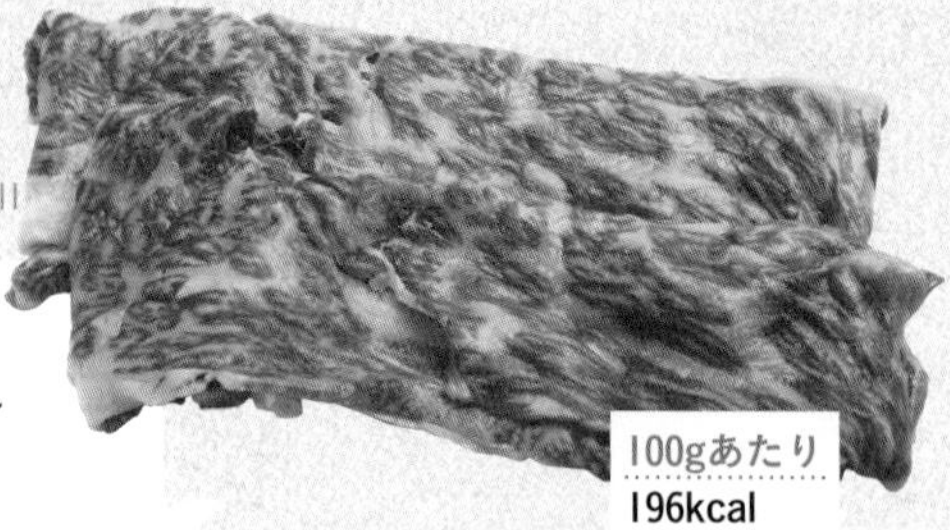

100gあたり
196kcal
薄切り1枚70gあたり
137kcal

選び方	きめが細かいものほど、やわらかく消化がよい。脂質が気になる人は、ももやヒレなどの脂肪分の少ないところを選ぶ。
保存法	購入後はできるだけすぐに食べる。1切れずつラップに包み、ポリ袋に入れれば冷凍も可。

成分・効能

豊富な鉄で貧血対策。体を温める効果も

肉類の中でも鉄が多く含まれている牛肉は、貧血防止に効果があります。また、9種類の必須アミノ酸をバランスよく含んでいるので、エネルギーの代謝を高めるのに効果的です。

ただし、血液中に余分な脂質を増やす飽和脂肪酸も多いため、中性脂肪やコレステロールが気になる人は、ロースやバラ肉ではなく、ヒレなどの赤身を選びます。

牛肉には、脂肪を燃やすLカルニチンが多く、体を温める効果が強いので、冷え症改善にも役立ちます。

調理のコツ

胃液の分泌を進める香辛料を使う

牛肉は消化に時間がかかるうえ、古くなったり加熱し過ぎたりするとかたくなり、さらに消化が悪くなって味も落ちる。消化をよくするためには、加熱し過ぎないよう気をつけ、ナツメグやこしょう、にんにくといった、胃を刺激して胃液の分泌をよくする香辛料を使うとよい。

食材と栄養ミニ知識

牛肉と同じくらいラム肉も鉄が豊富

ラム肉の肩、ロース、もも肉には、いずれも鉄が多く含まれています。その量は牛肉とあまり変わりがありませんが、カロリーはラム肉のほうが低めです。ハーブで下味をつけるなど、臭みを消して食べるといいでしょう。

食べ合わせのコツ

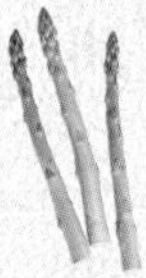

アスパラガスと合わせて疲労回復

良質のたんぱく質を含む牛肉は、体の重要なエネルギー源。グリーンアスパラガスに含まれる、疲労に対する抵抗力を高めるアスパラギン酸と合わせると、疲れた体がより元気に。

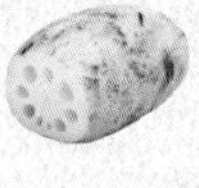

れんこんと合わせて貧血を予防する

れんこんには、鉄をはじめとするミネラル分がたっぷり。牛肉の豊富な鉄と合わせることで、貧血予防に効果的。また、れんこんのぬめり成分のムチンが、牛肉の消化を助けてくれる。

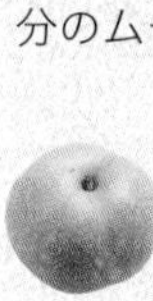

梨と合わせて脂質の消化を助ける

梨に含まれるクエン酸は、エネルギーの代謝に関わるクエン酸サイクルの回転をよくする。クエン酸サイクルが活発になることで、肉の消化を助け、脂肪が燃焼されやすくなる。

※エネルギー量はもも（脂身つき）の数値

豚肉

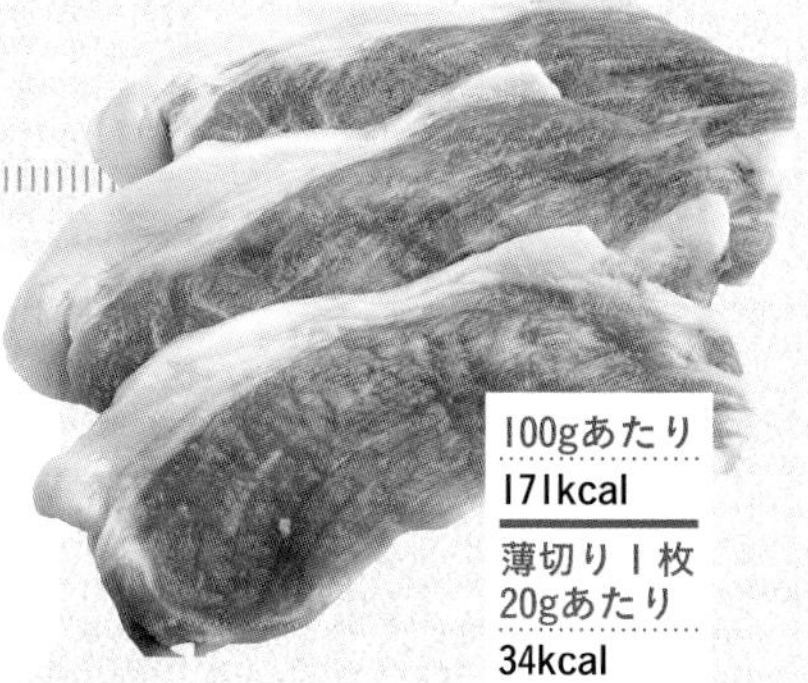

選び方　淡いピンク色をしているものを。脂質が気になる人は、ももやヒレなど、脂肪分の少ないところを選ぶようにする。

保存法　購入後はできるだけすぐに食べる。1切れずつラップに包み、ポリ袋に入れれば冷凍も可。

成分・効能

重要なスタミナ源。ビタミンB_1が、肌や内臓を健康に保つ

豚肉には、内臓を丈夫にするビタミンB_1が豊富。玄米の6倍程度含まれていますから、重要なビタミンB_1の補給源です。ビタミンB_1は糖質を効率よくエネルギーに変えるため、体を疲れにくくします。

ヒレやももなどの赤身には脂肪分が少なく、ロースやバラ肉には、血液中のコレステロールなどを増やす飽和脂肪酸が多く含まれます。気になる人は、できるだけ脂身《あぶら》を取り除いたり、脂肪分が少ない部位を選んだりするとよいでしょう。

調理のコツ

寄生虫の恐れがあるため しっかり加熱する

豚肉には寄生虫の恐れがあるため、生食はできない。しっかり加熱することが重要。SPF（特定病源菌不在）豚という、その豚が病気をもっていないという証明がついたものも売られているが、無菌豚ではない。寄生虫がいる可能性があるので、しっかり加熱する。

食べ合わせのコツ

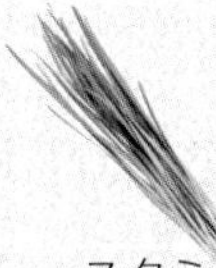

にらと合わせて スタミナをつける

スタミナがつくといわれるにら。その理由は硫化アリルが多く含まれているため。硫化アリルは豚肉に多く含まれるビタミンB_1の吸収を助けるので、疲労回復やスタミナアップに効果がある。

大根と 合わせてガンを防ぐ

食物繊維がたっぷり含まれる大根と合わせることで、腸の中のアンモニアなどの有害物質が排出され、ガン予防効果が期待できる。食物繊維が腸を刺激し、豚肉の消化を助ける効果も。

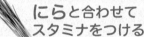

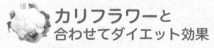

カリフラワーと 合わせてダイエット効果

カリフラワーに含まれるビタミンB_2は、脂質の代謝をよくしてエネルギーに変える働きがある。脂肪の吸収を抑えるので、ダイエット効果が期待できる。

食材と栄養ミニ知識

酢豚にパイナップルを入れるのはどうして？

パイナップルには、豚肉などの肉類をやわらかくして消化を助ける、たんぱく質分解酵素の「ブロメライン」が含まれているため。この酵素は、胃腸を元気にする力もあります。胃腸が弱っている人は、積極的に食べましょう。

※エネルギー量はもも（脂身つき）の数値

鶏肉

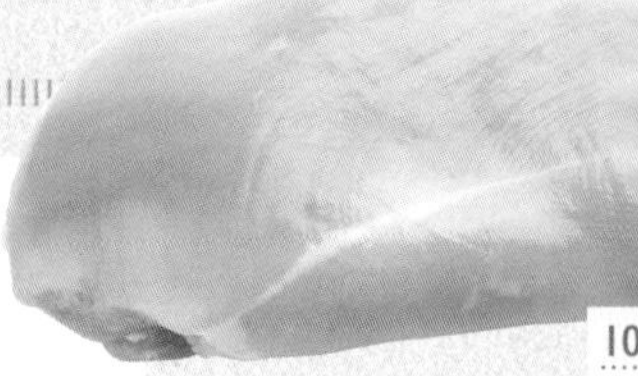

選び方	肉の色が鮮やかで、厚みがあり、締まっていてツヤがあるもの。皮付きは、皮の毛穴がプツプツと盛り上がっているもの。
保存法	購入後はできるだけすぐに食べる。1切れずつラップに包み、ポリ袋に入れれば冷凍も可。

100gあたり
105kcal

1枚
110gあたり
116kcal

成分・効能

良質なたんぱく質と、手羽先に豊富なコラーゲンが魅力

牛肉や豚肉とたんぱく質の含有量は変わりませんが、9種類の必須アミノ酸のバランスがよりよく、さらに消化がよいのが特徴です。

部位によって、含まれる栄養成分やその量は違います。例えば手羽先に含まれるコラーゲンは、美肌づくりに欠かせない栄養素です。また、むね肉は、イミダペプチドという抗酸化物質が含まれていることで注目されています。イミダペプチドは脳に多く含まれ、疲労回復効果がありますが、加齢とともに減少します。

調理のコツ

カロリーが気になる人は皮を取り除く

鶏肉は、牛肉や豚肉より低脂肪なのが魅力。むね肉やもも肉の皮を取り除くと、カロリーは20〜40%オフ、脂質は60〜70%オフに。肉の水っぽさが気になるときは、塩をすり込んで数時間おき、ねぎやしょうがなど香味野菜を入れたしょうゆベースのタレにつけ込むとよい。

食材と栄養ミニ知識

世界3大美女の楊貴妃は毎日手羽先を食べていた！

世界3大美女のひとりに数えられる楊《よう》貴妃《きひ》は、コラーゲンたっぷりな鶏の手羽先の料理を毎日食べていたといいます。だし用のものは安価で、だしをとった後でもコラーゲンは残ります。捨てずにスープや汁物などの具に使いましょう。

食べ合わせのコツ

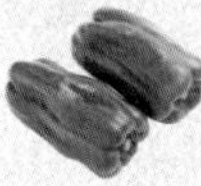

ピーマンと合わせて美肌づくり

鶏の手羽先は、コラーゲンが豊富な部位。熱で壊れにくいビタミンCが多く含まれるピーマンと合わせると、相乗効果でシミやたるみを防ぎ、だり、肌をよりプルプルにしてくれる。

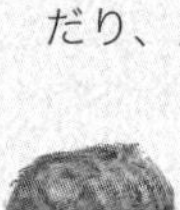

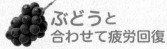

さといもと合わせて体力アップ

さといもに含まれるぬめり成分のムチンは、胃の粘膜《ねんまく》を保護する作用がある。さらに、ムチンは鶏肉のたんぱく質を効率よく吸収させてくれるため、免疫力アップにつながり、体が元気になる。

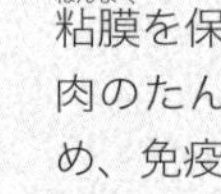

ぶどうと合わせて疲労回復

食後にはぶどうがおすすめ。鶏肉の良質なたんぱく質と、ぶどうの豊富なブドウ糖は、合わせることで体内で素早くエネルギー源となり、疲れた体をすみやかに回復させてくれる。

※エネルギー量はむね（皮なし）の数値

レバー

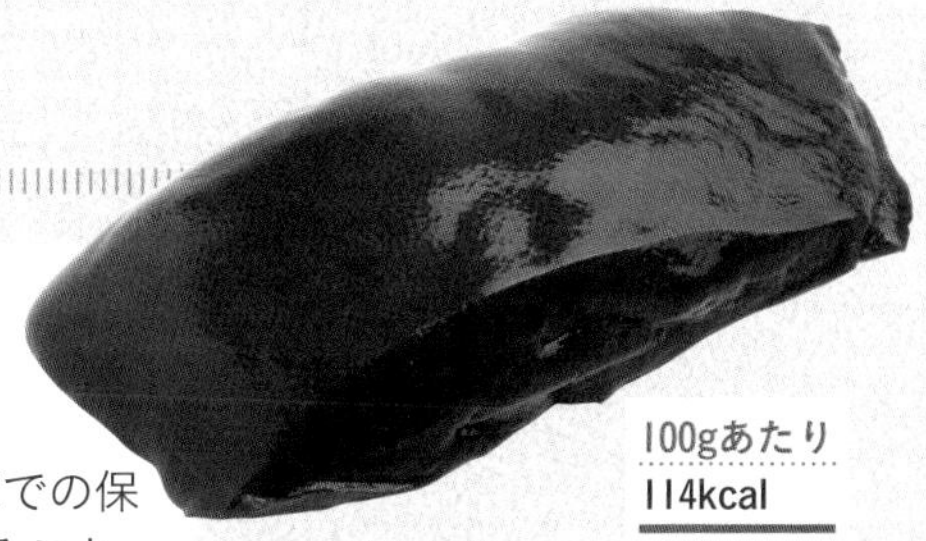

選び方	発色がよく、弾力があるものを。白っぽくにごっているものはNG。
保存法	レバーは細菌がつきやすいので、冷蔵庫での保存はむずかしい。新鮮なうちに使い切ること。血抜きをし、加熱処理をすれば冷凍保存も可能。

100gあたり
114kcal

1切れ
30gあたり
34kcal

成分・効能

血液のもととなる鉄、美容に効果的なビタミンA・B_2が豊富

レバーに含まれる鉄はヘム鉄といい、植物性の非ヘム鉄よりも吸収率が高いのが特徴です。その吸収率は5〜10倍といわれています。ヘム鉄は豚レバーにいちばん豊富で、貧血に効果があるほか、とり込んだ酸素を体内のすみずみにまで運び、疲労を回復します。

また、レバーのたんぱく質は、肝細胞を再生させ、肝機能を高める働きがあります。ビタミンAやB_2も豊富で、どちらも皮膚や髪を健康に保ち、美肌づくりに役立ちます。

調理のコツ

下処理の血抜きは短時間で済ませる

レバーの下準備として、臭みをとるための血抜きは大切。しかし、長時間の血抜きは栄養分まで流れ出てしまうことに。血抜きはできるだけ短時間で済ませ、にんにくやこしょうなどの香辛料や、レモンを使って調理すれば、臭みが気にならず、栄養分もとれる。

食べ合わせのコツ

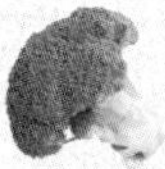

ブロッコリーと合わせて貧血を防ぐ

ブロッコリーには鉄の吸収をよくするビタミンCが豊富。鉄の豊富なレバーと合わせることで、より貧血予防に効果を発揮する。ビタミンCは白血球を増やすため、免疫力アップにもなる。

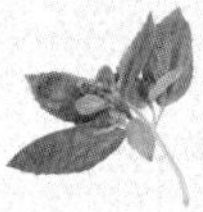

バジルと合わせて骨を丈夫にする

バジルは野菜の中でも栄養満点。特に、カルシウムの含有量はずば抜けて高い。レバーに豊富で、骨の生成に関わるアミノ酸のリジンと合わせることで、骨を丈夫にしてくれる。

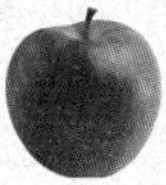

りんごと合わせてコレステロール対策

りんごに含まれるペクチンには、コレステロールを排出する働きがある。レバーにはコレステロールが多く含まれるため、気になる人は、レバーを食べた後、デザートとしてりんごを。

食材と栄養ミニ知識

憂うつな気持ちにはレバーが効く？

休日の夕方は、翌日からのことを考えて憂うつな気分になることがあります。レバーには、コバラミン（ビタミンB_{12}）という成分が含まれていて、神経系を安定させてくれます。休日の夕食には、ぜひレバーを食べましょう。

※エネルギー量は豚レバーの数値

大豆

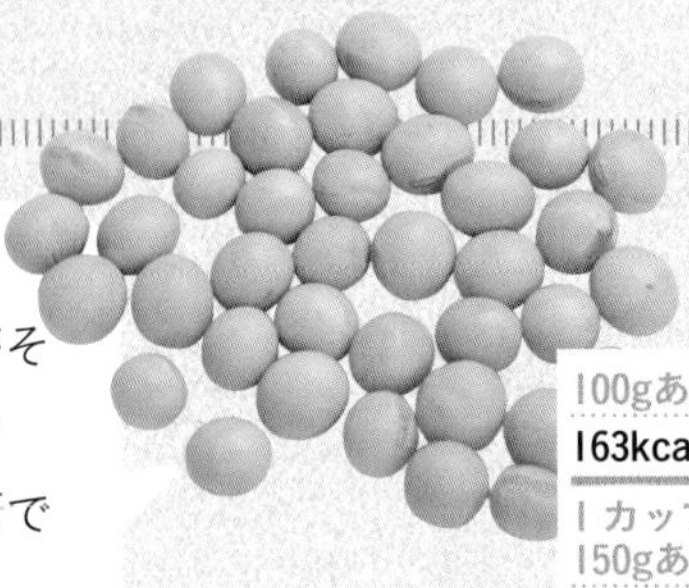

旬 9～10月

選び方	表面がつややかで、ふっくらしていて、粒がそろっているもの。豆の形が整っているものを。
保存法	乾燥大豆は風通しがよく、湿度の低い冷暗所で保存。ゆで大豆は保存袋に入れ、冷凍庫へ。

100gあたり
163kcal
1カップ 150gあたり
245kcal

成分・効能

良質のたんぱく質と不飽和脂肪酸が豊富

大豆は「畑の肉」ともいわれるほど、良質なたんぱく質が豊富です。また、配糖体の一種のサポニン、女性ホルモンに似たイソフラボン、食物繊維もたっぷり。更年期障害、ガンの予防に効果があります。

動脈硬化を防ぐ不飽和脂肪酸や、記憶力を高めるレシチンなども豊富です。

食べ合わせのコツ

ゴーヤと合わせて美肌づくり

大豆に豊富で、強い抗酸化作用のあるイソフラボンは、肌の代謝を促して美肌をつくる。同じく肌を健康に保つビタミンCが豊富なゴーヤと合わせれば、つやつや肌に。

※エネルギー量はゆで大豆の数値

枝豆

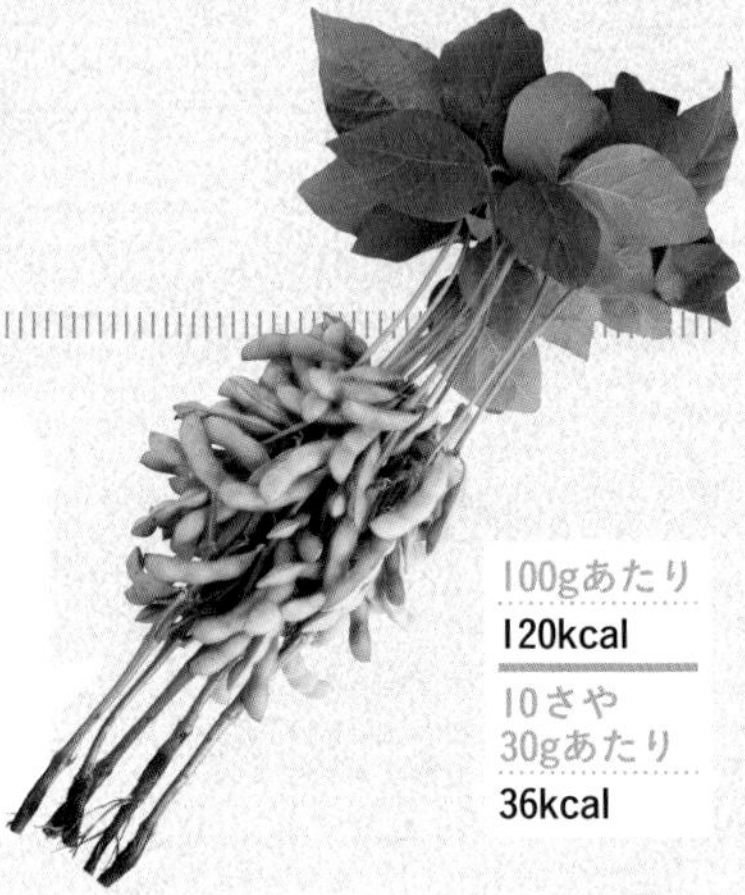

旬 7～9月

選び方	さやが密集し、いきいきし、うぶ毛がついているもの。豆の粒がそろっていることもポイント。
保存法	2～3分ゆで、流水で冷やし、あら熱を素早くとってから、小分けにして冷凍する。

100gあたり
120kcal
10さや 30gあたり
36kcal

成分・効能

ミネラル、ビタミンが骨や血液をつくる

大豆よりビタミンB群が多いのが特徴です。抗酸化作用で老化を防ぐカロテンや、肌にハリをもたせて、免疫力を高めるビタミンC、骨や歯の形成に必要なカルシウム、血圧を正常に保つカリウムも含まれます。

また、胎児の発育に欠かせない葉酸も豊富です。妊娠中は進んでとって。

食べ合わせのコツ

オクラと合わせて体力アップ

オクラに含まれるネバネバ成分のムチンは、たんぱく質の吸収を助けてくれる。枝豆と食べ合わせることで、大豆たんぱくの吸収が高まり、代謝を活発にして体を元気に。

豆腐

選び方	木綿豆腐はでこぼこしていて、黄みを帯びているもの。絹ごし豆腐は、表面がぬるぬるして見えるものは、劣化の可能性が高いため、避ける。
保存法	水を張った容器に入れてふたをし、冷蔵庫で保存する。毎日水をかえれば、4～5日はもつ。

100gあたり
73kcal
1丁
300gあたり
219kcal

成分・効能

カルシウムたっぷりの低エネルギー食品

豆腐は大豆が原料の食品。必須アミノ酸のほか、ビタミン、カルシウムなどが豊富で、大豆よりも消化・吸収に優れています。

血中脂質のバランスを整えるサポニンも豊富です。コレステロール値などが気になる場合は、肉の代わりに豆腐を使えば消化もよく、たんぱく質もとれます。

食べ合わせのコツ なめことと合わせて健脳効果

豆腐に豊富なグルタミン酸やチロシンは、脳の働きをよくするアミノ酸の一種。なめこのネバネバ成分であるムチンがアミノ酸の吸収を高めるため、健脳効果が期待できる。

※エネルギー量は木綿豆腐の数値

油揚げ

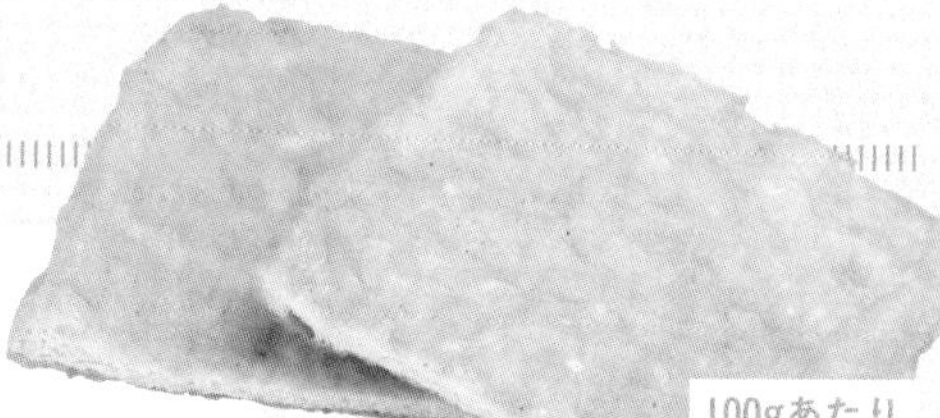

選び方	乾き過ぎていないもの。大きさや厚みは、好みで選んでOK。
保存法	乾燥を避け、保存袋などに入れて冷蔵庫へ。冷凍する場合は、油抜きしてから。冷凍する前に刻んでおくと、調理するときに使いやすい。

100gあたり
377kcal
1枚
20gあたり
75kcal

成分・効能

大豆の力でコレステロール値を下げる

大豆たんぱく質はコレステロール値を下げるのに効果的ですが、油揚げにも同じ効果が。また、大豆と同様に豊富なレシチンやリノール酸が、血管壁《けっかんへき》についたコレステロールを取り除き、血管を正常に戻します。調理に使うときは、熱湯をかけて油抜きすると、脂質を抑えられます。

食べ合わせのコツ 水菜と合わせて免疫力アップ

水菜に含まれるβ《ベータ》カロテンやクロロフィルは、どちらも脂溶性。脂質を含む油揚げと合わせることで吸収率が高まり、水菜本来の抗酸化力をより発揮して免疫力をアップする。

納豆

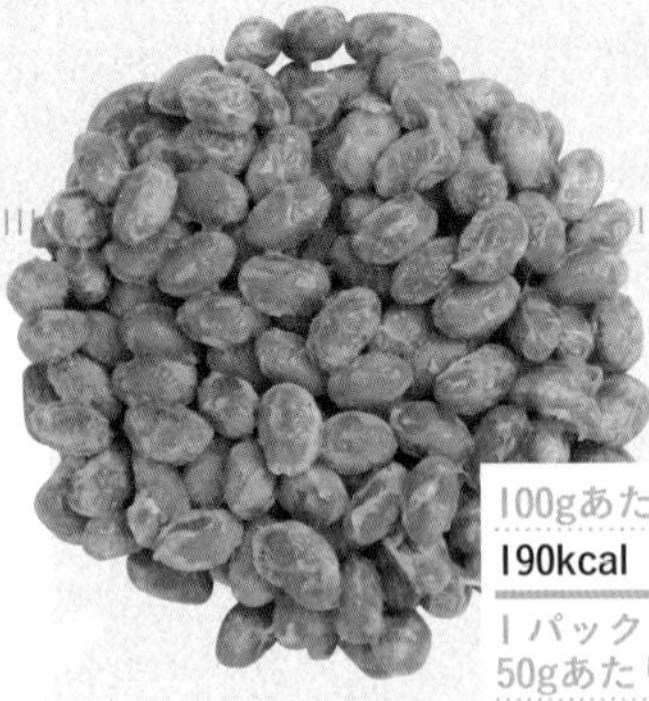

100gあたり
190kcal
1パック
50gあたり
95kcal

選び方	納豆は腹もちがよく、肥満の予防・改善などに役立つ。子どもや高齢者には、消化・吸収がよいひき割り納豆がおすすめ。
保存法	冷凍する場合は、パックのまま冷凍庫へ入れれば2～3カ月はもつ。解凍は自然解凍で。

成分・効能

納豆菌が腸内環境を整える

大豆を発酵させてつくる納豆には、納豆菌(ナットウキナーゼ)が含まれます。この働きにより、ビタミンB_2は大豆の約2倍。良質なたんぱく質や不飽和脂肪酸、食物繊維も多く、便秘予防、美肌づくりに有効です。

よく混ぜることで納豆菌が活性化し、血栓《けっせん》溶解作用などを高めます。

食べ合わせのコツ

オクラと合わせて疲労回復

オクラをサッとゆでて刻み、納豆に混ぜると、ぬめり成分のムチンの働きにより納豆の大豆たんぱくの吸収率がよくなる。疲労を回復したり、スタミナ増強に効果がある。

豆乳

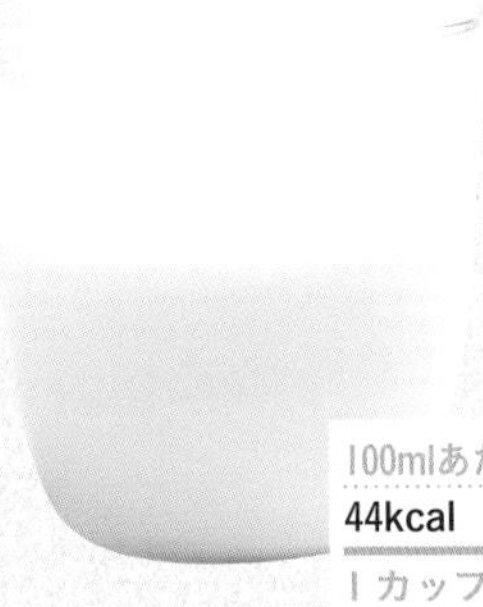

100mlあたり
44kcal
1カップ
200mlあたり
88kcal

選び方	調整豆乳と無調整豆乳がある。無調整豆乳のほうが栄養価は高めだが、飲みにくいという人も。その場合は、砂糖を入れると飲みやすくなる。
保存法	開封後は冷蔵庫で保存する。2日ほどを目安に飲み切ること。冷凍は、変質するためNG。

成分・効能

美肌効果のあるイソフラボンが豊富

大豆に水分を加えてすりつぶし、煮てこしたものが豆乳です。大豆と比べて消化がよいのが特徴です。

大豆と同じく、サポニンやイソフラボンが豊富で、コレステロール値を下げ、美肌効果や若返り効果が期待できます。良質な大豆たんぱくも含まれているので、肥満予防にも。

食べ合わせのコツ

バナナと合わせて便秘解消

豆乳には、大豆の食物繊維が豊富に含まれている。バナナの整腸効果と合わせれば、便秘解消効果大。ミキサーに入れてシェイクにすると、バナナの甘さで飲みやすくなる。

※エネルギー量は無調整豆乳の数値

おから

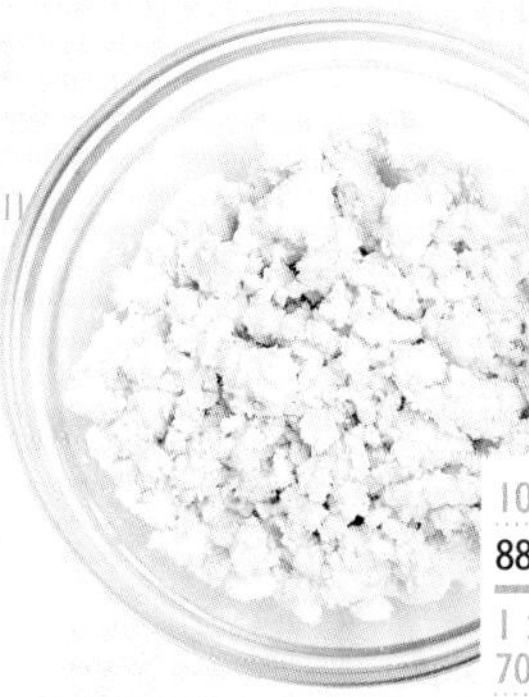

100gあたり
88kcal
1カップ
70gあたり
62kcal

選び方　生おからと乾燥おからがある。できれば生おからで、ツヤがあり、しっとりとしたものを選ぶ。

保存法　できるだけ買ってきたその日に使い切る。冷蔵保存期間の目安は、保存袋に入れて２〜３日まで。平たく広げて冷凍すれば、１カ月はもつ。

成分・効能

豊富な食物繊維が便秘・大腸ガンを予防

おからは、豆乳のしぼりかすですが、たくさんの栄養が詰まっています。特に食物繊維が豊富。水に溶けないタイプなので、腸のぜんどう運動を促し、便秘予防に役立ちます。腸内をきれいにしてくれるので、ガン予防にもおすすめ。記憶力アップに効果があるレシチンも豊富です。

食べ合わせのコツ

なすと合わせて コレステロール対策

なすに豊富なポリフェノールのナスニンは、コレステロールの吸収を抑える働きがある。同じくコレステロールの吸収を抑えるおからのイソフラボンと合わせれば、ダブルの効果。

ゆば

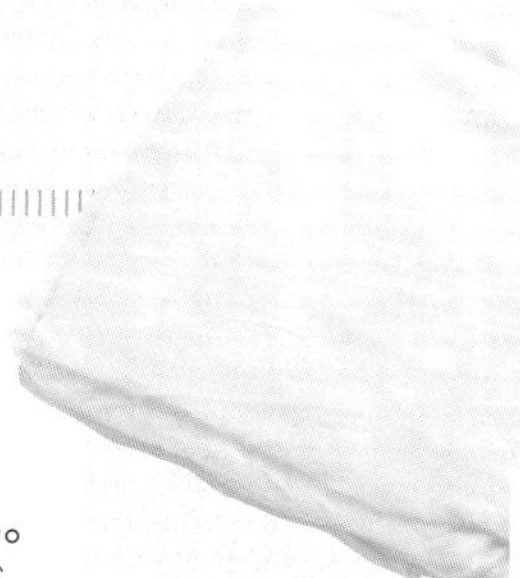

100gあたり
218kcal
30gあたり
65kcal

選び方　破れたり、黒ずんでいないもの。
ツヤがあり、縮んでいないものを選ぶ。

保存法　破れやすいため、密閉容器に入れ、冷蔵庫へ。できるだけ早めに食べ切ること。冷凍すれば、２〜３カ月の長期保存も可能。

成分・効能

チロシンが頭の回転をよくする

集中力を高めるグルタミン酸、頭の回転をよくするチロシン、神経伝達物質の原料のメチオニンなどを豊富に含んでいます。メチオニンは、肝臓の解毒作用を高め、肝臓を強くします。カルシウムやカリウムなどのミネラル、ビタミンB_1、B_2、Eも豊富なうえ、消化・吸収がよいのが特徴です。

食べ合わせのコツ

かぼちゃと合わせて 健脳効果

ゆばのうまみ成分グルタミン酸は、集中力を高める作用がある。かぼちゃのβ《ベータ》カロテンを合わせると、βカロテンの抗酸化作用で脳細胞が守られ、脳の働きがアップする。

トマト

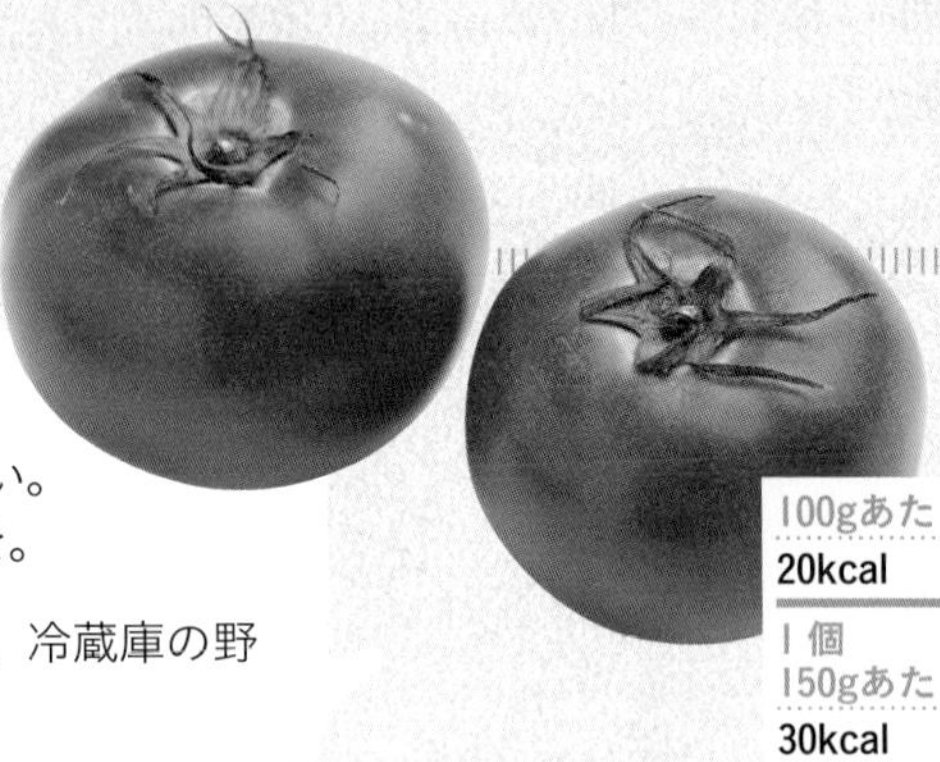

旬 6～9月

選び方	ずっしりと重いものは、糖度が高い。色ツヤが鮮やかでハリがあるものを。
保存法	切らずに丸のままポリ袋に入れて、冷蔵庫の野菜室へ。1週間ほど保存可能。

100gあたり
20kcal

1個
150gあたり
30kcal

成分・効能

リコピンなどの強い抗酸化作用で体を守る

トマトの「赤色」の成分は、リコピン。カロテノイド（ビタミンAの仲間）の1つで、強い抗酸化作用があります。体を酸化から守るので、アンチエイジング効果があり、花粉症、環境汚染物質からのダメージを防いでくれます。また、紫外線の影響も防ぐため、シミやソバカスを予防するなど美肌効果も期待できます。

老化やガンを防ぐβ《ベータ》カロテンや、白血球を活性化させて免疫力を高めるビタミンCも豊富で、体を健康に保ってくれます。

調理のコツ

油を使って調理する。皮はなるべくむかない

トマトに含まれるβカロテンは、オリーブ油など油を使って調理したほうがその吸収率が上がり、リコピンとともに栄養を効率よくとれる。皮にはポリフェノールがたっぷり含まれているため、むかずにそのまま食べたい。

食べ合わせのコツ

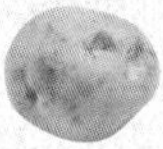

じゃがいもと合わせて美肌づくり

トマトに含まれるビタミン様物質のケルセチンは、ビタミンCの体内活性を高めてくれる。じゃがいもなど、ビタミンCの多いほかの食材と組み合わせることで、美肌効果や老化防止に。

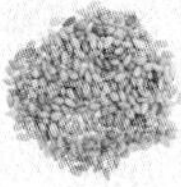

ごまと合わせて若返り効果

ごまやアーモンド、ピーナッツなどに含まれるビタミンEは、抗酸化作用がある脂溶性のビタミン。リコピンといっしょに食べると、リコピンの吸収率がアップする。

オリーブ油と合わせて生活習慣病を防ぐ

リコピンは脂溶性なので、油と合わせてとると吸収率が高まる。オリーブ油の抗酸化力とのダブル効果で、ガンのリスクを高める活性酸素の害を防ぎ、生活習慣病を予防する。

食材と栄養ミニ知識

夜食には「トマト缶ペンネ」がおすすめ

カットトマト缶を温め、ゆでたペンネを入れ、塩・こしょうで味を調えるだけの「トマト缶ペンネ」。消化のよいペンネに、トマトの食物繊維がペンネの糖質の吸収をゆるやかにします。夜食にしても、カロリー控えめで安心。

ほうれん草

旬 12〜1月

選び方　葉の緑が濃く、ピンと張ってみずみずしいもの。茎《くき》がしっかりしているものを選ぶ。

保存法　葉先が乾かないよう湿らせた新聞紙で包み、ポリ袋に入れて、冷蔵庫に立てて入れる。

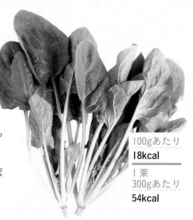

100gあたり
18kcal

1束
300gあたり
54kcal

成分・効能

豊富な鉄と葉酸で貧血を防ぐ

鉄が牛ヒレ肉に匹敵するほど多いのが特徴です。マグネシウムも含まれ、カルシウムの働きを助けたり、月経前症候群（ＰＭＳ）を和らげてくれます。

また、旬の冬場のほうが栄養価に優れ、ビタミンＣは夏の３倍にもなります。

アクがあるので、塩ゆでして水にくぐらせます。

食べ合わせのコツ

卵と合わせて貧血を防ぐ

ほうれん草には、造血作用のある葉酸や、赤血球のもととなる鉄が豊富に含まれる。卵や肉などのたんぱく質と合わせると鉄の吸収率が高まり、貧血予防効果がアップする。

小松菜

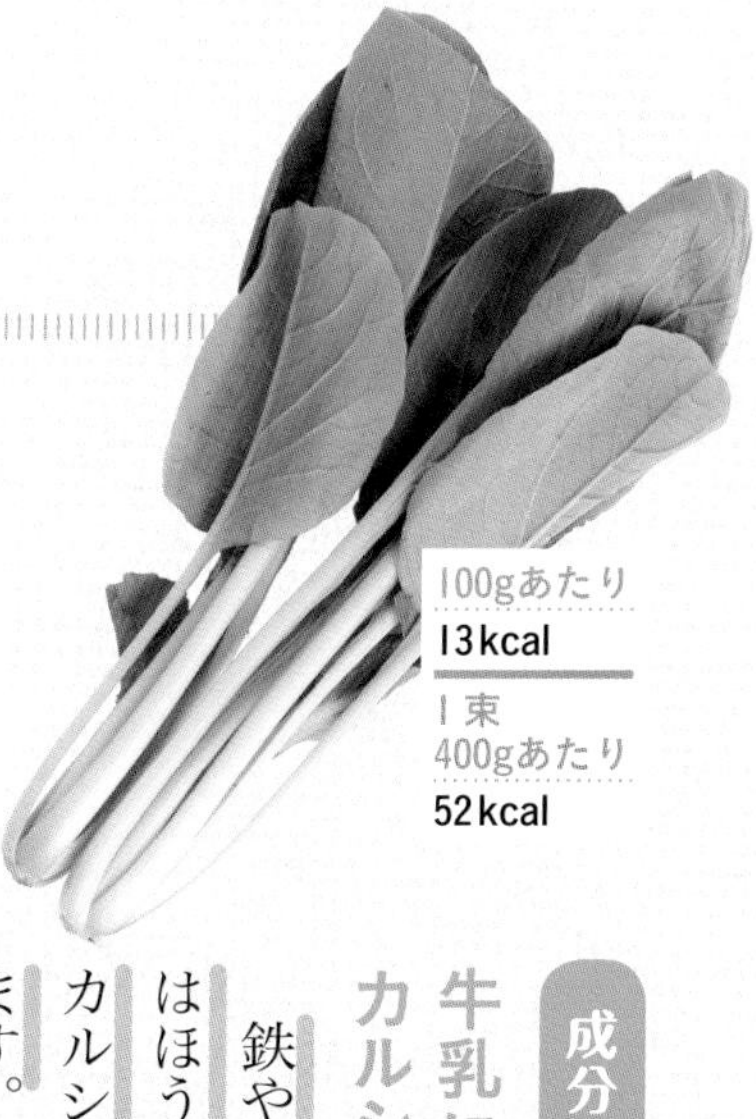

旬 12〜2月

選び方　葉は濃い緑色で、肉厚のものを。茎はピンとしていて、短く厚いものがよい。

保存法　湿らせた新聞紙で包み、冷蔵庫へ立てて入れ、2〜3日。かためにゆでれば冷凍保存も可能。

100gあたり
13kcal

1束
400gあたり
52kcal

成分・効能

牛乳に匹敵するカルシウムを含む

鉄やカルシウムの含有量はほうれん草以上で、特にカルシウムは牛乳に匹敵します。また、ビタミンＣが多く含まれるので、免疫力アップが期待できます。

体内の余分な塩分を排出して血圧を下げるカリウムや、抗酸化作用が強くガン抑制に効果的なβカロテンも豊富に含まれています。

食べ合わせのコツ

ごまと合わせて骨を丈夫にする

ごまやしらす干し、牛乳など、カルシウムを含む食材と合わせると、カルシウムの吸収率が高くなる。また、きのこなどに多いビタミンＤと合わせると、さらに吸収がよくなる。

にんじん

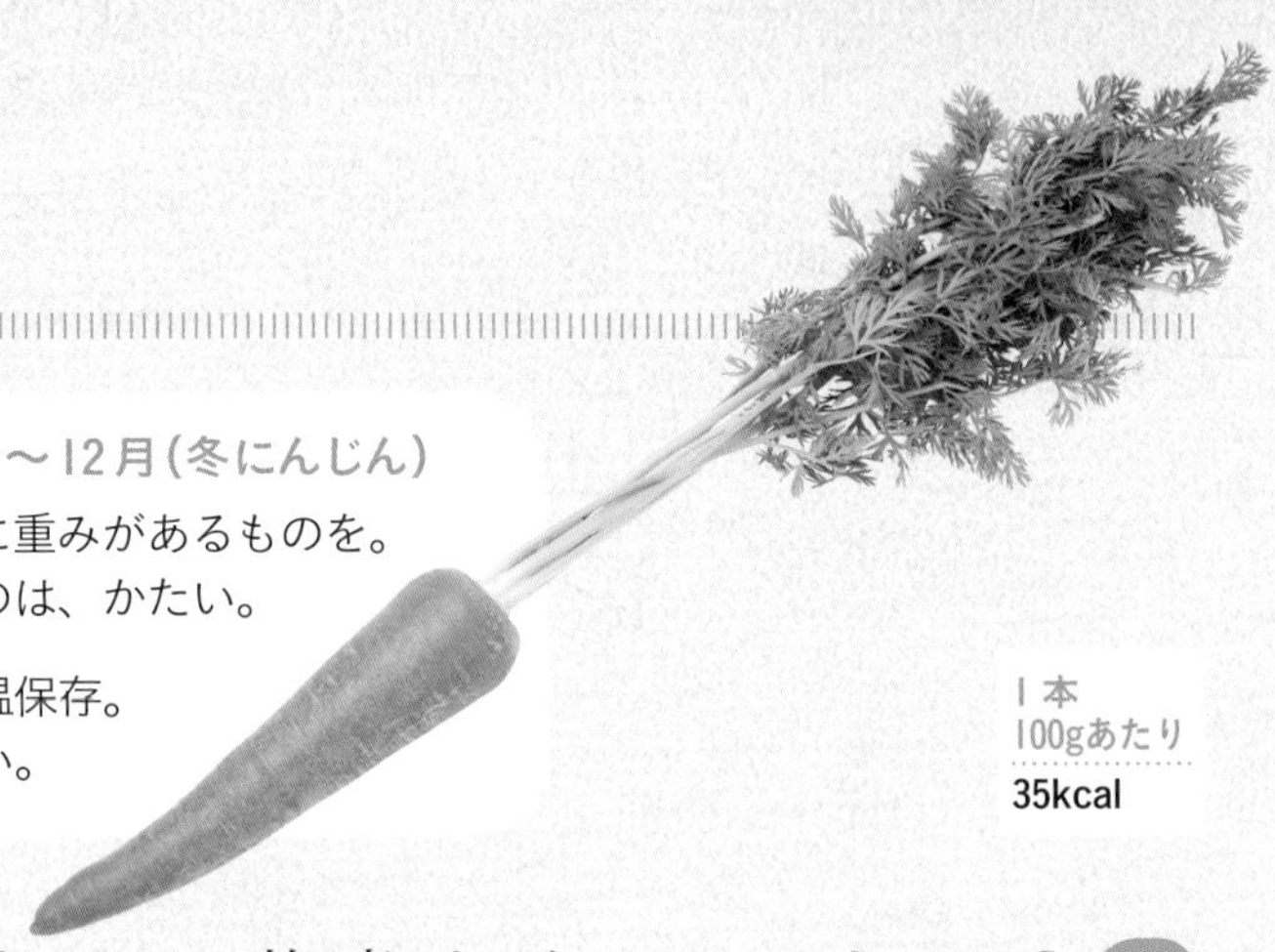

旬 4～7月（春夏にんじん）、11～12月（冬にんじん）

選び方 皮がつやつやして全体に重みがあるものを。首が青いものや黒いものは、かたい。

保存法 乾燥している場所で常温保存。湿度が高いと腐りやすい。

1本 100gあたり 35kcal

成分・効能

βカロテンで肌や髪を健康に。免疫力も高まる

にんじんに含まれるβ《ベータ》カロテンは、抗酸化作用が強く、免疫力を高める、美肌をつくる、ガンを予防する、老化を防止するなど多くの効能があります。栄養成分は特に皮のすぐ下に集まっているので、無農薬のものを選んで、できるだけ皮はむかずに食べるか、皮も調理して食べましょう。

また、葉は根の4倍のビタミンCを含んでいます。食物繊維も豊富ですから、天ぷらやおひたし、ごま和えなどにして、余すところなく食べましょう。

調理のコツ

ビタミンCを含む野菜と調理するなら、酢を使う

にんじんには、ビタミンCを破壊するアスコルビナーゼという酵素が含まれている。ほかのビタミンCを含む食材と生のまま組み合わせるなら、にんじんを50℃以上で加熱して使うか、酢をかけることで、アスコルビナーゼの働きを止めることができる。

食べ合わせのコツ

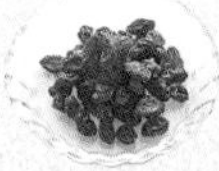

レーズンと合わせて目の疲れを回復

レーズンに含まれるアントシアニンは、目の機能をアップさせる効果がある。眼精疲労を予防するにんじんのβカロテンとサラダなどにして食べると、目の疲れがとれ、元気に。

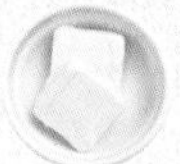

バターやオリーブ油と合わせて免疫力アップ

にんじんに含まれるβカロテンは、脂溶性のビタミン。バターやオリーブ油などといっしょにとると、吸収率が上がって抗酸化力が高まり、免疫力もアップする。

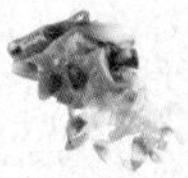

わかめと合わせて髪の健康を保つ

新陳代謝を活発にする働きがあるわかめと合わせてとることで、にんじんのβカロテンの抗酸化作用が活発になり、いきいきとした髪をつくる。免疫力も高まるため、かぜ予防にも効果的。

食材と栄養ミニ知識

にんじんの栄養が減ってきたってほんと？

最近のにんじんは、独特のにおいがなくなり、けっこう甘くなった、という声を聞きます。苦手な子どもも多いので、食べやすくなったのはうれしい限り。でも、カロテン以外の栄養素は減少傾向にあるというから残念です。

ブロッコリー

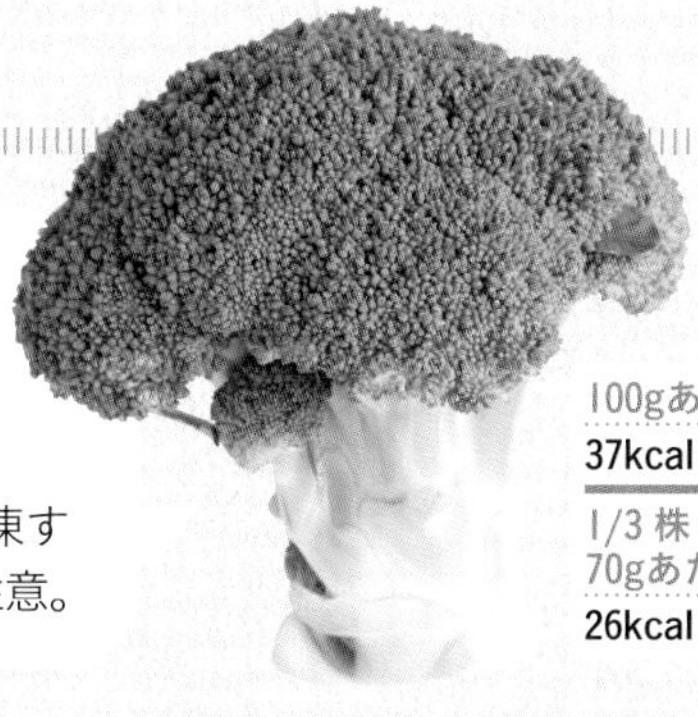

100gあたり
37kcal

1/3株
70gあたり
26kcal

旬 11～3月

選び方 茎《くき》が変色しておらず、外葉がピンとしていて、つぼみ部分が密で緑が濃いものを。

保存法 小房に分けて軽くゆで、保存袋に入れて冷凍する。ゆで過ぎるとビタミンCが減るため、注意。

成分・効能
スルフォラファンが生活習慣病を予防する

抗酸化力や解毒作用が高く、老化やガン予防に効果的なイオウ化合物の一種、スルフォラファンが多く含まれています。ピロリ菌を消す効果があるという報告もあります。

ビタミンCも豊富で、野菜の中では含有率がトップクラス。美白効果や、免疫力アップが期待できます。

食べ合わせのコツ
イワシと合わせて動脈硬化予防

ブロッコリーのβカロテンと、イワシに含まれるDHA、EPAが合わさることで、血管を強くして動脈硬化を防いだり、脳を活性化させたり、アンチエイジングに効果がある。

グリーンアスパラガス

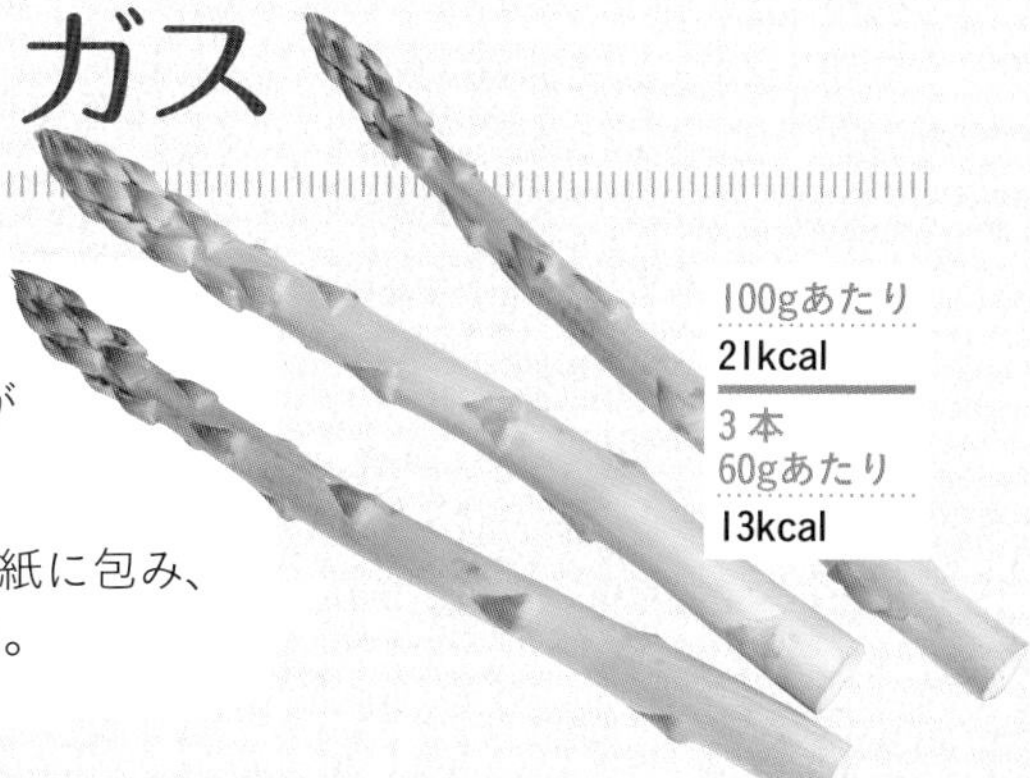

100gあたり
21kcal

3本
60gあたり
13kcal

旬 5～6月

選び方 穂先が締まっているものを選ぶ。茎が細く曲がっているものはNG。

保存法 穂先を傷めないよう、湿らせた新聞紙に包み、ポリ袋に入れ、冷蔵庫へ立てて入れる。

成分・効能
アスパラギン酸で体を元気にする

新陳代謝をよくし、疲労回復を促進するアスパラギン酸が含まれています。気温が30℃以上になると、1日で10㎝も伸びる野菜です。

穂先には、血行をよくするポリフェノールの一種、ルチンが多く含まれます。ほとんどの成分が水溶性なので、蒸す、焼くなど栄養が流れ出ない調理法で。

食べ合わせのコツ
なめこと合わせてスタミナアップ

なめこに含まれるぬめり成分のムチンは、アスパラガスに豊富なアスパラギン酸の吸収を助ける。疲労に対する抵抗力を高め、スタミナ増強効果があるため、体が元気に。

かぼちゃ

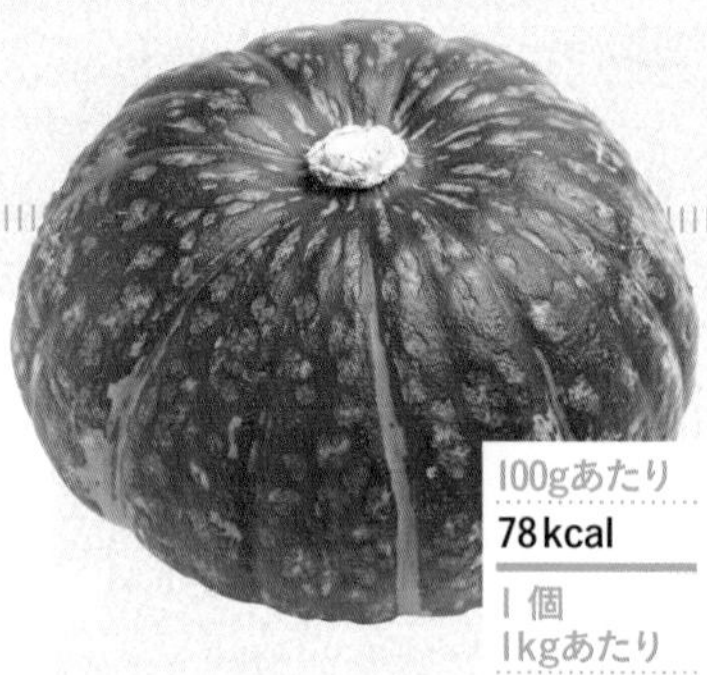

100gあたり
78kcal

1個
1kgあたり
780kcal

旬 5～9月、11～3月

選び方 皮がかたく、表面の凹凸がしっかり出ていて、ツヤがあるもの。ヘタの茎《くき》が枯れていると完熟。

保存法 カットしたものなら、種の部分をとり、ラップをして冷蔵庫の野菜室へ。軽くゆでて冷凍も。

成分・効能

皮や種にも栄養が。冷え症改善におすすめ

ビタミンEやβ《ベータ》カロテンが多く含まれ、抗酸化作用が期待できます。βカロテンには、皮膚や粘膜《ねんまく》を強くする働きが、ビタミンEには、血管を広げて血流をよくする働きがあります。肩がこる、体が冷える人にはおすすめです。

皮や種にもビタミンやミネラルが豊富に含まれます。

食べ合わせのコツ

厚揚げと合わせて免疫力アップ

βカロテンは、脂溶性ビタミン。厚揚げといっしょに煮たりバターで炒めたりすると、かぼちゃのβカロテンが効率よくとれ、皮膚や粘膜を丈夫にして免疫力を高めてくれる。

ピーマン

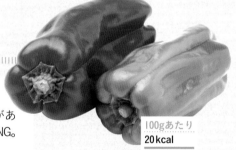

100gあたり
20kcal

1個
30gあたり
6kcal

旬 6～9月

選び方 みずみずしく、色が鮮やかで、肉厚で弾力があるもの。ヘタの切り口が変色しているものはNG。

保存法 水けは傷みの原因となるため拭き取り、ポリ袋に入れて冷蔵庫へ。1週間以内に使い切る。

成分・効能

デトックス効果で体の中からきれいに

ピーマンの緑色は、天然の色素クロロフィルによるもの。クロロフィルには強い抗酸化力でガンを抑制したり、コレステロールや不純物を除去したりするデトックス効果があります。

独特のにおいのもととなるピラジンには、血液をサラサラにし、血栓《けっせん》を防ぐ効果も期待できます。

食べ合わせのコツ

卵と合わせて美肌づくり

卵には、美容ビタミンともいわれるビタミンB_2が豊富に含まれる。ピーマンのビタミンCと合わせて調理すると、相乗効果で美肌や老化防止の効果がアップする。

オクラ

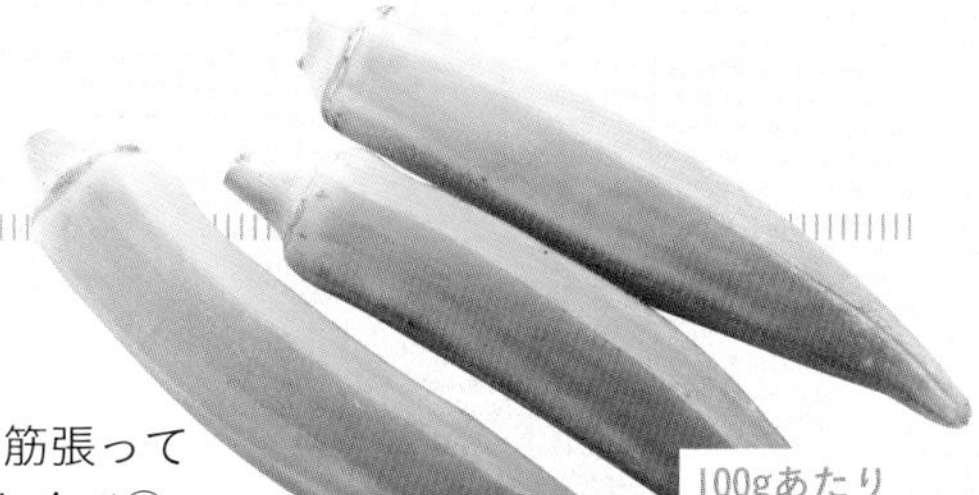

旬 7〜9月

選び方	表面のうぶ毛が均一に覆《おお》われていて、筋張っていないものを。小ぶりなものがやわらかくて◎。
保存法	かためにゆでし、ラップをして冷凍庫で保存。できるだけ3日を目安に使い切る。

100gあたり
26kcal
3本 30gあたり
8kcal

成分・効能

ネバネバ成分が胃腸を守ってくれる

食物繊維の一種ペクチンと、糖たんぱく質の一種ムチンがネバネバのもと。コレステロール値を下げ、腸内の善玉菌を増やします。整腸効果があるため、下痢と便秘、どちらにも効き、たんぱく質の消化・吸収を助ける効果もあります。

　低エネルギーで栄養価が高いのもうれしい食材です。

食べ合わせのコツ

鶏肉と合わせて疲労回復

オクラのムチンが、鶏肉に含まれるたんぱく質の消化・吸収を助け、代謝を高めて体を元気にする。鶏肉だけでなく、ほかの肉や魚といっしょにとってもその効果はある。

水菜

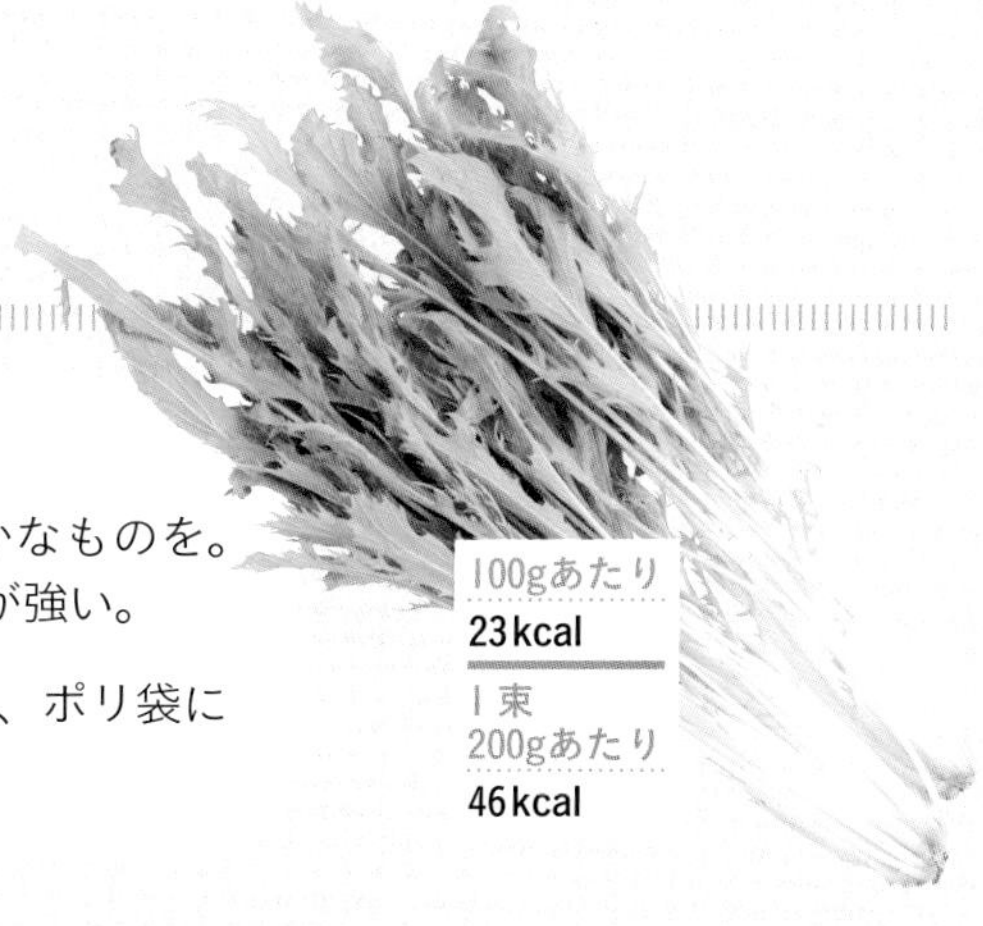

旬 11〜2月

選び方	先までまっすぐで、葉の緑が鮮やかなものを。水耕栽培より露地《ろじ》栽培のほうが風味が強い。
保存法	葉先が乾かないように新聞紙に包み、ポリ袋に入れて冷蔵庫の野菜室へ。

100gあたり
23kcal
1束 200gあたり
46kcal

成分・効能

ビタミンCとEで肌を美しく保つ

コラーゲンの生成に欠かせないビタミンCやEが多く含まれ、美肌を保ちます。カルシウムも豊富で、骨を丈夫にし、集中力をアップさせてイライラを防止する効果があります。抗酸化力の高いクロロフィルも豊富で、肉や魚の臭みを消す作用があるため、鍋物に多く使われます。

食べ合わせのコツ

トマトと合わせて美肌づくり

ビタミンEは細胞を酸化から守るため、トマトのビタミンCと合わせると美肌効果がアップする。水菜は刻んでから軽く塩もみし、しんなりさせると食感がよくなる。

あしたば

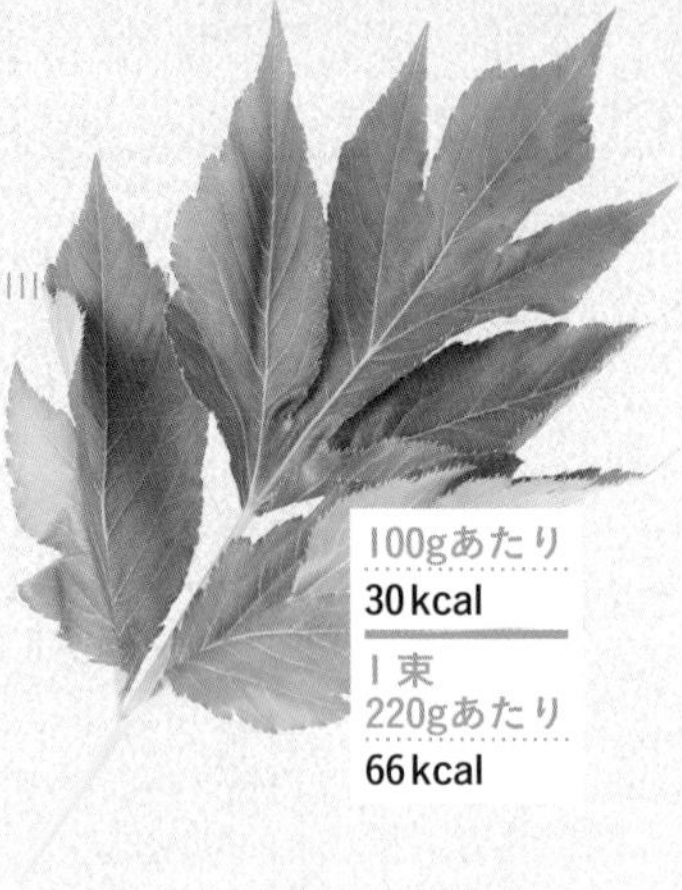

100gあたり
30kcal
1束
220gあたり
66kcal

旬 2～5月

選び方	葉の先がピンとしているものを。葉の色が鮮やかで、茎が細いものはやわらかくておいしい。
保存法	新聞紙やキッチンペーパーを湿らせ、茎を包む。ポリ袋に入れて冷蔵庫で保存する。

成分・効能

ビタミンB2がニキビや肌荒れを防ぐ

ビタミンB2を多く含み、肌や髪、爪などを健康に保つのに効果的です。β《ベータ》カロテンやビタミンC、E、カルシウムや鉄、カリウムなどのミネラルも豊富です。

葉や茎《くき》の汁には、カルコンといって、あしたば特有の成分が含まれます。抗酸化作用でガンを防ぐほか、便秘の改善効果もあります。

食べ合わせのコツ

チーズと合わせてイライラ解消

あしたばのスッキリした香りには、気持ちを鎮《しず》める効果がある。イライラを抑えるカルシウムの多い、チーズや牛乳などの乳製品を合わせると、さらにおだやかな気持ちに。

モロヘイヤ

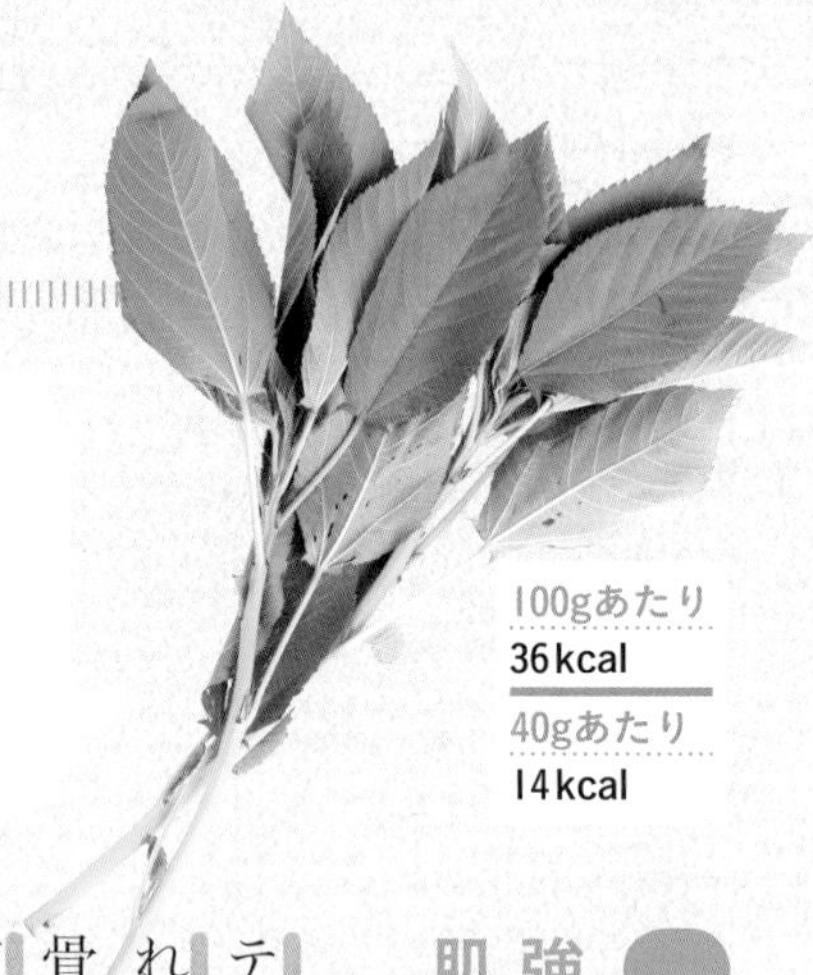

100gあたり
36kcal
40gあたり
14kcal

旬 7～9月

選び方	葉がみずみずしく、ハリがあり、茎に弾力があるものを。使うのは葉のみで、茎は処分する。
保存法	鮮度が落ちるとかたくなるため、早めに食べる。サッとゆでて水けを取れば、冷凍保存も可能。

成分・効能

強い抗酸化作用で肌を若返らせる

若返り効果のあるβカロテンが多く、その量はほうれん草や春菊の約2倍！骨をつくるカルシウムの含有量もパセリに次ぐ多さと、栄養価の高い野菜です。

ネバネバ成分のムチンは、胃を保護し、腸内環境を整えます。また、ムチンは血糖値やコレステロール値の上昇も抑えてくれます。

食べ合わせのコツ

かつお節と合わせて骨を丈夫に

ビタミンDを多く含むかつお節が、モロヘイヤに豊富なカルシウムの吸収を助け、効率よく骨に沈着させて骨を丈夫にしてくれる。骨粗しょう症予防に効果がある。

たまねぎ

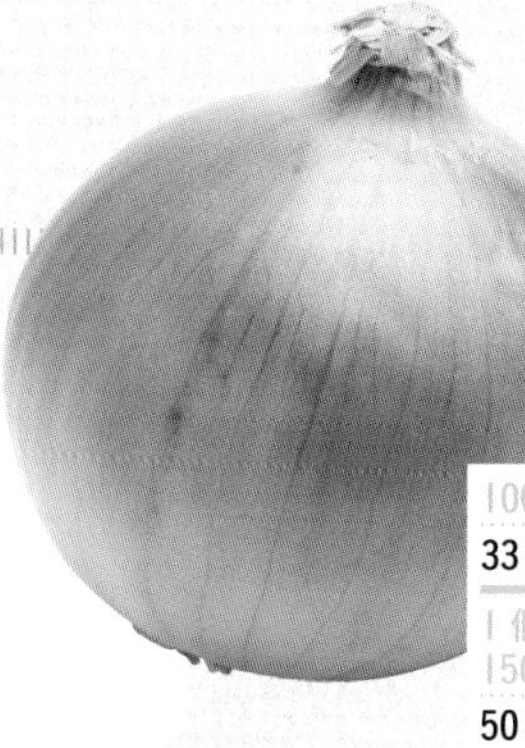

旬 4〜5月

選び方	ずっしりと重いもの。頭部から傷むため、頭部がかたくしっかりしたものを。
保存法	ネットに入れて風通しのよいところにつるす。新たまねぎは、冷蔵庫の野菜室に。

100gあたり
33kcal

1個
150gあたり
50kcal

成分・効能

ポリフェノールが血液をサラサラに。生活習慣病予防も

ケルセチンという、抗酸化作用の強いポリフェノールが含まれています。この黄色い色素は薄皮に多く含まれ、心身の緊張をほぐし、血液をサラサラにする効果があります。血栓《けっせん》症や動脈硬化の予防になります。

独特の辛味《からみ》は、涙の誘因でもある硫化アリルという成分によるもの。疲れた体を元気にするビタミンB_1の吸収を高め、新陳代謝をアップします。

セレンというミネラルも豊富で、老化やガン予防に効果的です。

調理のコツ

炒めたり、丸ごと煮込んでスープにしても

ケルセチンは、たまねぎの薄皮の部分に豊富に含まれるため、皮を捨ててしまうのはもったいない。丸ごと煮込んでスープストックにしたり、薄く切ってブイヨンで煮込んだり、炒めたりして、栄養を余すところなく食べよう。

食べ合わせのコツ

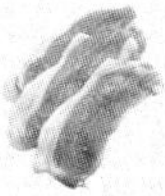

豚肉と合わせてスタミナをつける

ビタミンB_1を多く含む豚肉と食べ合わせることで、硫化アリルがビタミンB_1の吸収を助ける。B_1は糖質の代謝に不可欠で、エネルギーを効率よく生み出して体を疲れにくくする。

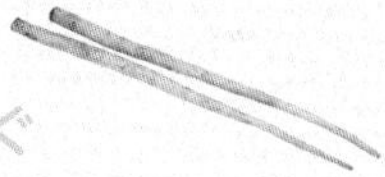

ごぼうと合わせて糖尿病を防ぐ

たまねぎに含まれるうまみ成分のジスルフィド類には、血糖値を下げる効果がある。食物繊維たっぷりのごぼうと合わせることで、糖尿病を予防して、血糖値を正常に保つ。

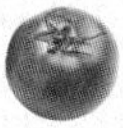

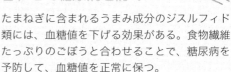

トマトと合わせて免疫力アップ

トマトに豊富に含まれるリコピンと、たまねぎのケルセチンが合わさると、ダブル効果で抗酸化作用が高まり、免疫力がアップ。老化を防いだり、ガンを抑制したりする効果も期待できる。

食材と栄養ミニ知識

たまねぎを食べると緊張がおさまる？

たまねぎに含まれる硫化アリルは、たまねぎの香りのもととなる成分で、精神を安定させ、体を温める効果があります。血行をよくして体の緊張をほぐしてくれるため、大事な会議のある朝などに食べるとよいでしょう。

レタス

旬 4〜5月（春レタス）、6〜9月（夏レタス）

選び方　整った形のものがよい。切り口は2cmほどで弾力があるものを。形がいびつなものは避ける。

保存法　芯がある場合は、芯を濡らして新聞紙に包む。葉だけなら、密閉容器に入れて冷蔵庫へ。

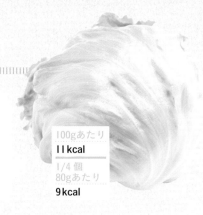

100gあたり 11kcal

1/4個 80gあたり 9kcal

成分・効能

便秘を予防し、安眠をもたらす

レタスにはラクッコピコリンという、安眠をもたらす機能性成分があります。芯《しん》に近い部分に多いので、スープにすれば食べやすくなります。食物繊維やビタミンC、E、カルシウムもバランスよく含まれます。炒めるとカルシウムの吸収率がアップし、便秘改善に効く食物繊維もとれます。

食べ合わせのコツ

イカと合わせて コレステロール対策

イカに含まれるタウリンが働き、コレステロール値の上昇が抑えられる。レタスのカリウムは血圧を下げる効果が期待できるため、イカと合わせることで生活習慣病の予防に。

きゅうり

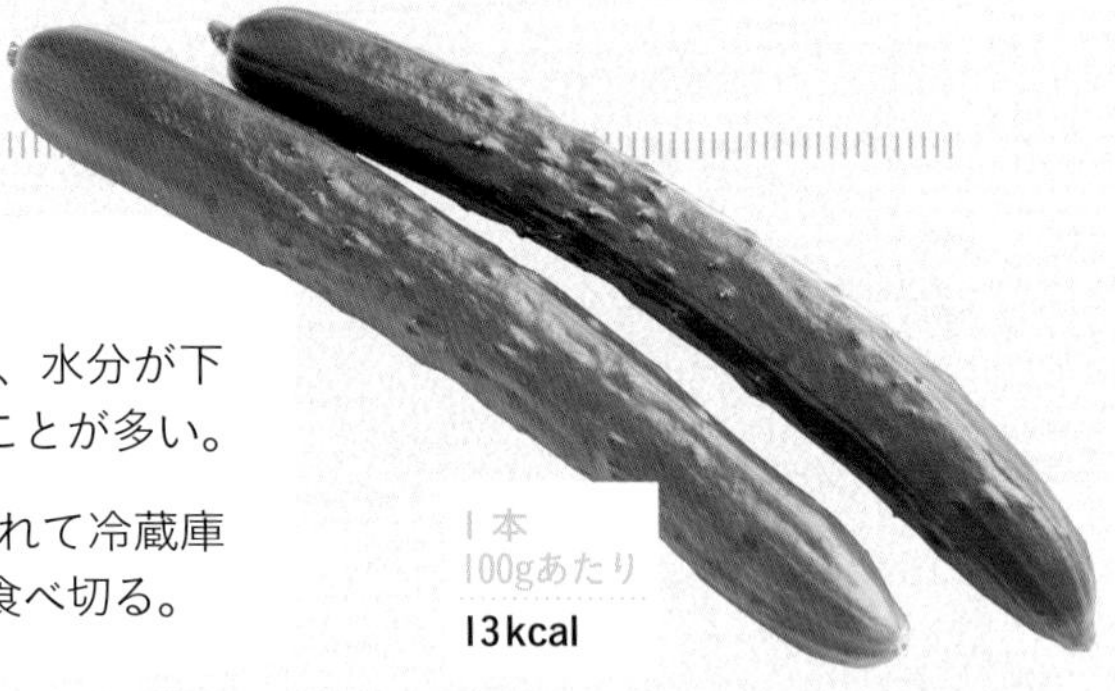

旬 5〜8月

選び方　太さが均一なものを。均一でないと、水分が下にたまり、中に「す」が入っていることが多い。

保存法　濡らした新聞紙に包み、ポリ袋に入れて冷蔵庫へ。風味が落ちやすいため、早めに食べ切る。

1本 100gあたり 13kcal

成分・効能

かぜの予防やむくみ対策に効果的

約95%が水分で、体を冷やす作用があります。カリウムや、シトルリンという新陳代謝によい成分が、体内の余分な塩分を排出し、むくみを解消します。シトルリンは水溶性なので、塩もみせずに食べるのが◎。β《ベータ》カロテンやビタミンCも多く、かぜ予防や目の健康にも効果があります。

食べ合わせのコツ

ぬかみそと合わせて 免疫力アップ

ぬか漬けにすることで、ぬかに含まれるビタミンB_1が加わる。B_1は糖質の代謝を高めてエネルギーを生み出し、体を疲れにくくするほか、免疫力をアップさせる効果がある。

大根

旬 11～3月（秋冬大根）、7～8月（夏大根）

選び方	ひげ根の跡が少なく、重いものを選ぶ。ひびが入っていたり、首が黒ずんでいるものはNG。
保存法	1cm厚さに切ってかためにゆで、水けを取って冷凍する。生のまますりおろして冷凍保存も。

100gあたり
15kcal

1/6本
200gあたり
30kcal

成分・効能

胃腸の働きを整える。根にも葉にも栄養がぎっしり

大根の根の部分には、ジアスターゼやカタラーゼ、オキシターゼなどの消化酵素が含まれ、胃腸の働きを整えます。抗ガン作用もあり、大根おろしにして食べると、その働きが発揮されます。辛味《からみ》成分のイソチオシアネートには、血栓《けっせん》を防ぐ作用や、解毒作用なども期待できます。

葉には、βカロテンやビタミンB_2、E、カルシウム、食物繊維などがたっぷり。油で炒めれば、βカロテンや食物繊維、ビタミンEの吸収率がアップします。

調理のコツ

すりおろして生で食べる。加熱すると甘みが出る

熱に弱いアミラーゼなどの消化酵素をとるためには、生をすりおろして。辛くて食べにくいときは、酵素の働きは失うものの、温めると甘みが増して食べやすくなる。時間がたつとにおいが強調されるので、おろしたらすぐに食べる。

食べ合わせのコツ

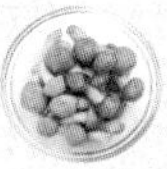

なめこと合わせて消化・吸収を助ける

大根には消化酵素が豊富だが、熱に弱い。消化酵素が多い根の先端部分をすりおろし、胃腸の調子を整えるなめこと合わせると、大根のビタミンCもたっぷりとれ、消化・吸収もよくなる。

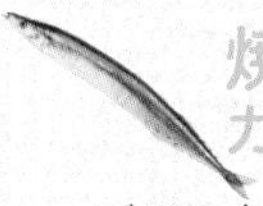

焼き魚と合わせてガンを防ぐ

ジアスターゼやカタラーゼ、オキシターゼなどの消化酵素がたっぷりの大根。これらの消化酵素は、焼き魚の焦げに含まれる発ガン性物質を解毒する働きがある。サンマやイワシ、アジなど、焼き魚に添えていただくと、ガン予防に。

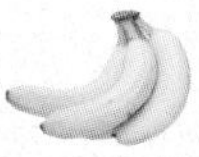

バナナと合わせて腸内環境を整える

デザートにバナナを食べると、大根のジアスターゼなどの消化酵素とバナナに含まれるオリゴ糖が働いて、腸内環境を整える。

食材と栄養ミニ知識

切り干し大根やたくあんは、生以上に栄養が豊富

大根をカラカラに乾燥させたものが切り干し大根。食物繊維のリグニンが多く含まれ、生の状態よりもカルシウムは増えています。たくあんは、干した大根をぬか漬けにしたものですが、乳酸菌が含まれ、腸の動きをよくしてくれます。

白菜

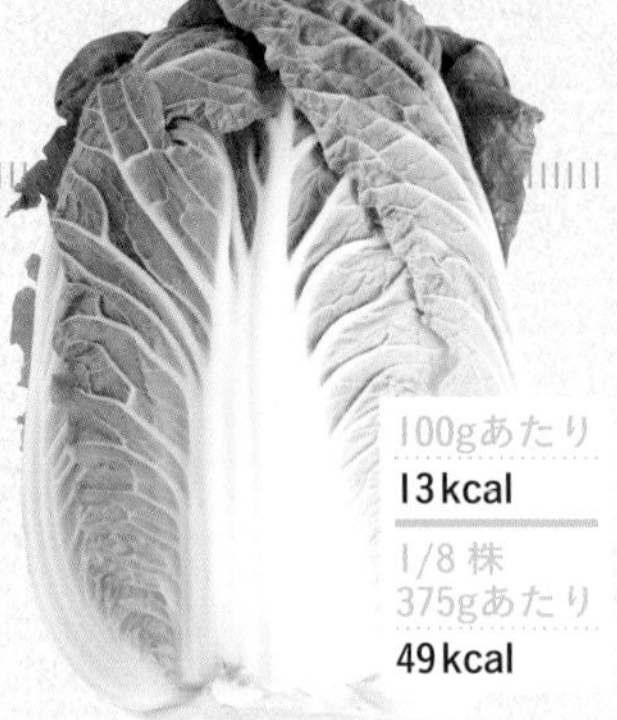

旬 11～2月

選び方	巻きがしっかりし、葉がちぢれていて重みがあり、切った断面がふかふかしていないもの。
保存法	新聞紙などに包み、冷蔵庫へ。できれば立てて保存するのがベスト。冷凍すれば1カ月はもつ。

100gあたり
13kcal
1/8株
375gあたり
49kcal

成分・効能

胃や腎機能を助け、二日酔いに効く

消化をよくするイオウ化合物のイソチオシアネートと、腎臓《じんぞう》の老廃物を排出するカリウムが多く、内臓の調子を整えてくれます。また、アルコールを分解する際、肝臓にたまった熱を下げ、二日酔いを防ぎます。

芯《しん》には水溶性のビタミンCが多いので、煮物やスープにして、汁まで食べます。

食べ合わせのコツ

とうがらしと合わせてガンを防ぐ

キムチにすると、とうがらしの辛味《からみ》成分カプサイシンが免疫力を高めて、ガン予防効果がアップする。また、乳酸菌も増えるため、腸内環境をさらによくする。

キャベツ

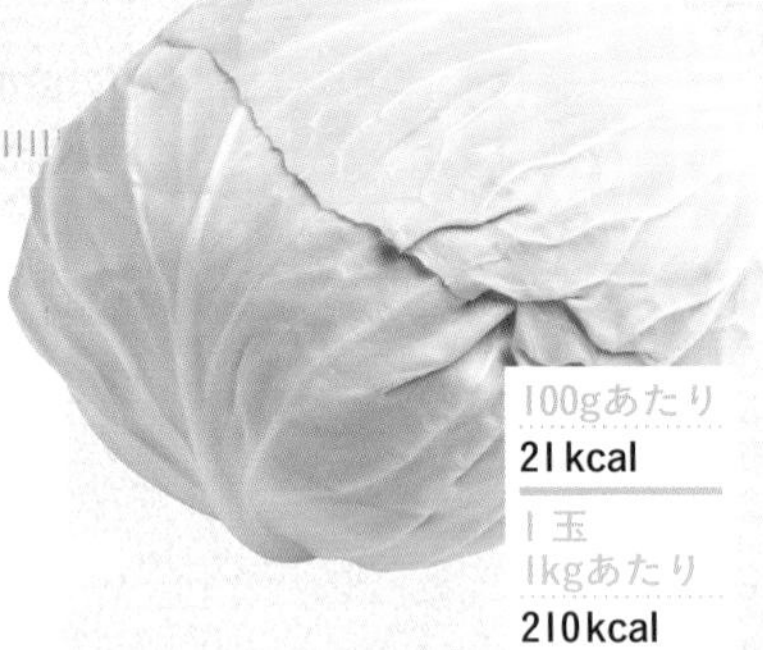

旬 3～5月（春キャベツ）、7～8月（夏キャベツ）

選び方	緑が鮮やかで、葉に厚みがあるもの。春キャベツ以外は、葉がしっかり巻いていて重いもの。
保存法	切り口が空気に触れないよう、ラップをして冷蔵庫へ。サッと塩ゆですれば冷凍保存も可能。

100gあたり
21kcal
1玉
1kgあたり
210kcal

成分・効能

胃を守ってくれる。ビタミンCが豊富

キャベツから発見された、ビタミン様物質のキャベジン（ビタミンU）が含まれ、胃粘膜《ねんまく》の修復に必要なたんぱく質の合成を助けます。

ビタミンCの含有量は、淡色野菜ではトップクラス。グルタミン酸などのうまみ成分も豊富です。水溶性なので、煮込んだときはスープまでいただきます。

食べ合わせのコツ

レモンと合わせて美肌づくり

キャベツのビタミンCとレモンのビタミンCとの相乗効果で、美肌づくりに効果大。芯にもビタミンCが多く含まれるため、煮込むなどしてできるだけ芯まで食べる。

ごぼう

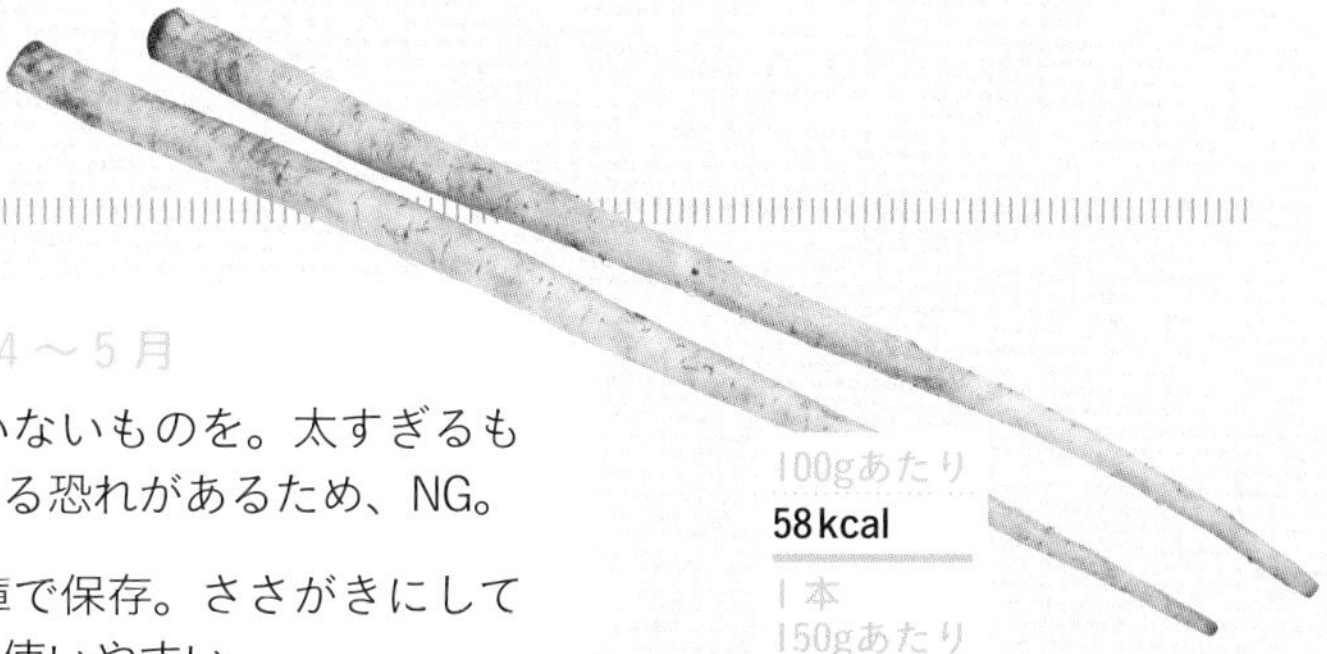

旬 11～1月、4～5月

選び方　泥つきで、漂白していないものを。太すぎるものは「す」が入っている恐れがあるため、NG。

保存法　新聞紙で包んで冷凍庫で保存。ささがきにしてから冷凍すると、後で使いやすい。

100gあたり 58kcal
1本 150gあたり 87kcal

成分・効能

多量の食物繊維が腸の中をきれいに

水溶性のイヌリンと不溶性のセルロースなどの食物繊維が、腸内環境を整えてコレステロール値を下げます。特にセルロースには、便秘の解消や血糖値の上昇を抑える効果もあります。

アク抜きはうまみが逃げるのでNG。皮の部分にも栄養が詰まっているので、たわしで洗う程度に。

食べ合わせのコツ

豆腐と合わせて コレステロール対策

ポリフェノールの一種、サポニンを含む豆腐との相性はバツグン。ごぼうの食物繊維とともにサポニンがコレステロール値を下げ、腸内環境をよくする。便秘改善にも。

れんこん

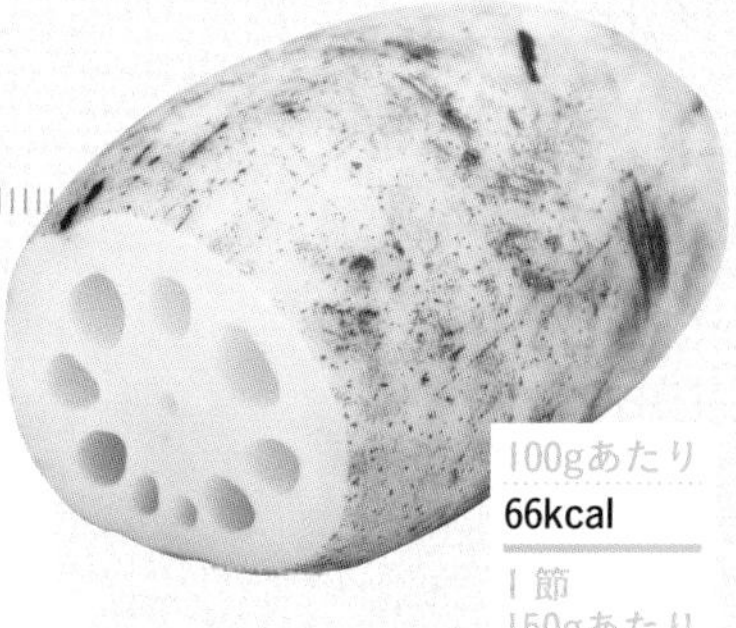

旬 11～3月

選び方　重みがあり、切り口が茶色く変色していないもの。できるだけ白くみずみずしいものがよい。

保存法　ラップに包んで冷蔵庫に4～5日保存可能。穴に空気が入らないように注意する。

100gあたり 66kcal
1節 150gあたり 99kcal

成分・効能

美容トラブルに役立つビタミンが豊富

れんこんのビタミンCは、メラニン色素の生成を防ぎ、シミやソバカスを予防します。野菜にはめずらしく含まれるビタミンB_1、B_2は、ニキビや肌荒れ、口内炎、目の充血に効果があります。

また、不溶性の食物繊維も豊富で、大腸の働きをよくし、便秘の予防・改善にも効果的です。

食べ合わせのコツ

かぶと合わせて胃腸の働きを助ける

れんこんに含まれるタンニンには、炎症を抑えたり、止血したりする効果がある。かぶの消化酵素ジアスターゼと合わせると、胃腸のトラブルをケアし、働きをよくする。

なす

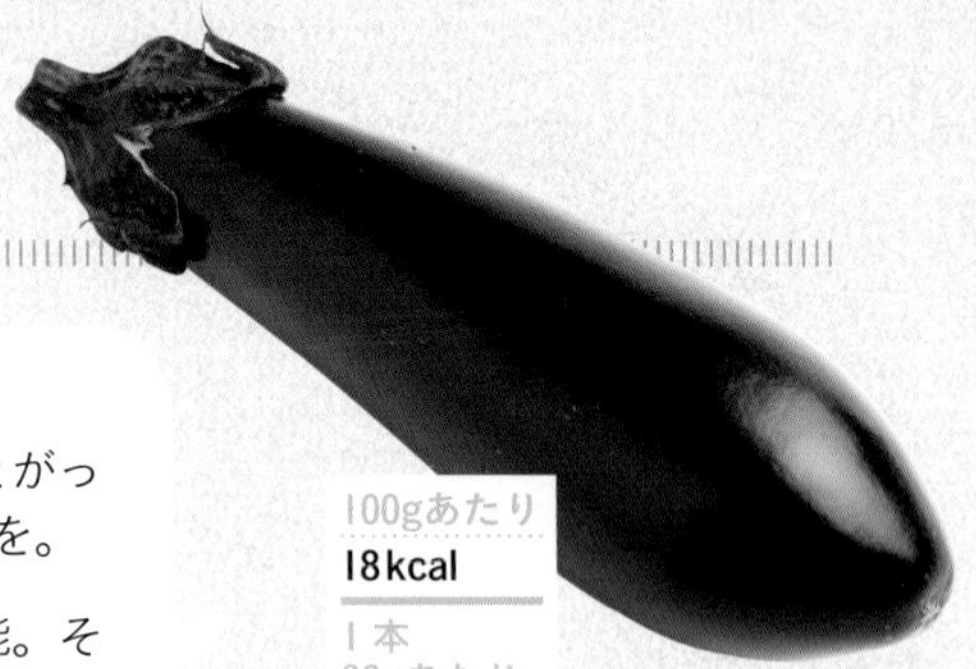

旬 6～9月

選び方	新鮮なものはヘタの切り口が白く、トゲがとがっている。紫紺色が均一で、ツヤのあるものを。
保存法	風にあてなければ常温で2～3日保存可能。その後は新聞紙に包んでポリ袋に入れ、冷蔵庫へ。

100gあたり
18kcal

1本
90gあたり
16kcal

成分・効能

ナスニンと葉酸が血管を若返らせる

紫色の成分でポリフェノールの一種、ナスニン。皮に含まれ、強い抗酸化作用でガンを防ぎます。コレステロールの吸収を抑えたり、眼精疲労にも効果的。

血管の老化を防ぐ葉酸も豊富ですから、皮ごと食べましょう。体内の塩分を排出してむくみを改善する、カリウムも豊富です。

食べ合わせのコツ

レモンと合わせて目の疲れを回復

レモンに豊富なビタミンCは、ナスニンの効果を高めてくれる。眼精疲労や視力を回復したり、コレステロールの吸収を抑えたりするので、ダイエットにも効果アリ。

とうもろこし

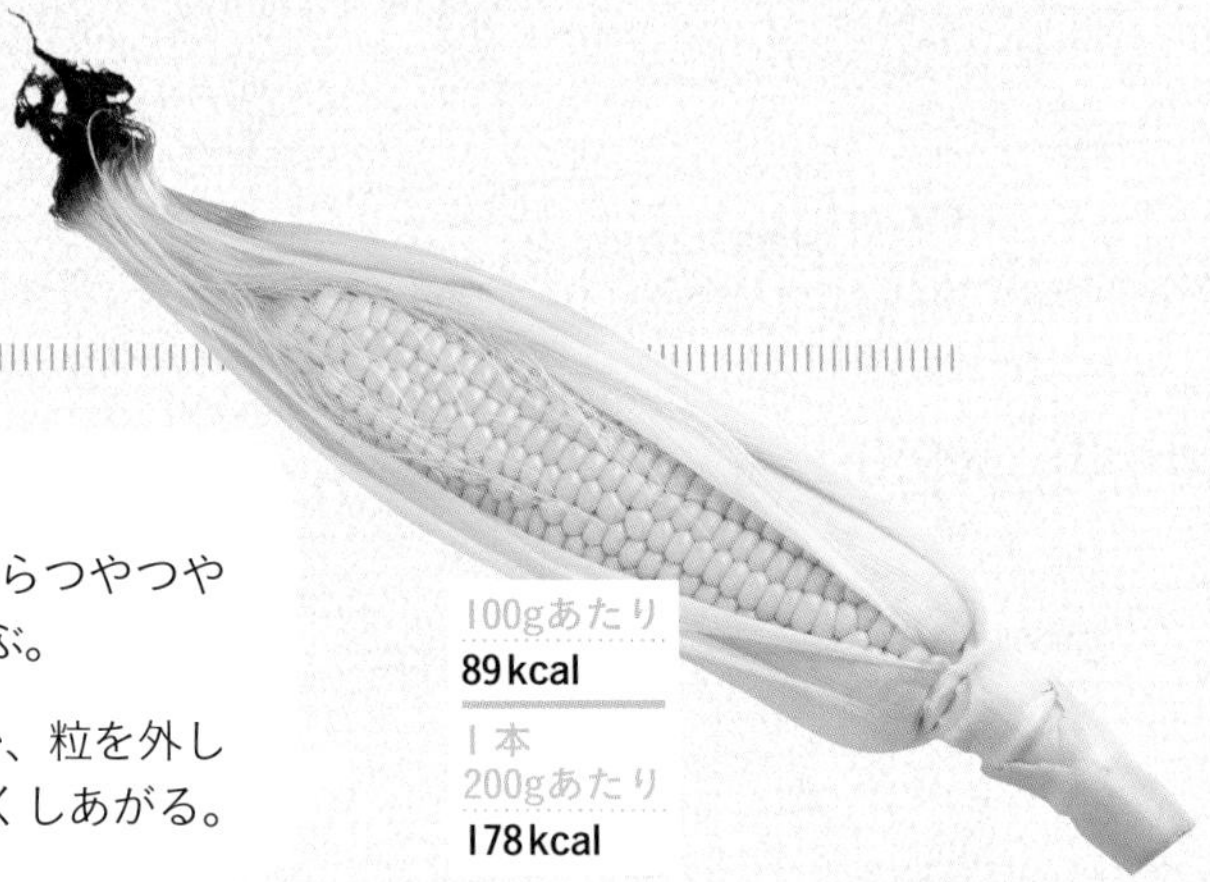

旬 6～9月

選び方	実が先端まで詰まっていて、ふっくらつやつやしたものを。できるだけ皮付きを選ぶ。
保存法	かためにゆでて3～4cmの輪切りか、粒を外して冷凍。水からゆでるとみずみずしくしあがる。

100gあたり
89kcal

1本
200gあたり
178kcal

成分・効能

3つのアミノ酸が疲労を回復させる

黄色のもととなる、カロテノイドの一種ゼアキサンチンは、眼に入ってきた紫外線を吸収して活性酸素を除去します。脂溶性なので、油やバターで調理すると効率よく栄養がとれます。

バリン・ロイシン・イソロイシンという3つの必須アミノ酸も含まれており、疲労回復に効果があります。

食べ合わせのコツ

かぼちゃと合わせて若返り効果

とうもろこしにもかぼちゃにも、抗酸化作用のあるビタミンEが豊富に含まれる。食べ合わせて老化をダブルで防止。免疫力を高めるため、ガン予防の効果も期待できる。

たけのこ

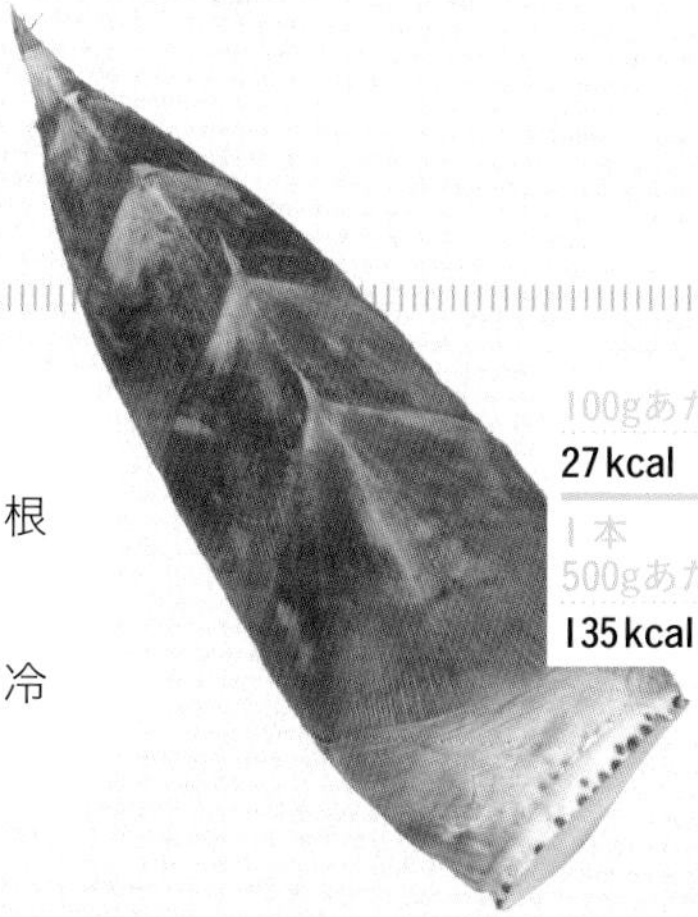

旬 4〜5月

選び方 穂先が黄色のもの。切り口がみずみずしく、根元のいぼが少なく、赤い斑点がないものを。

保存法 アク抜きをし、水を入れた保存容器に移して冷蔵庫へ。毎日水をかえれば1週間はもつ。

100gあたり 27kcal
1本 500gあたり 135kcal

成分・効能

鮮度が命。腸と体を元気にする

不溶性の食物繊維、セルロースが豊富。腸内で水分を吸収してふくらみ、腸内の有害物質を排出します。

アミノ酸の一種アスパラギン酸にはうまみ成分が、白い粉のチロシンには健脳効果があります。生のたけのこは、米ぬかとうがらしを入れた湯でアク抜きをしてから調理します。

食べ合わせのコツ

わかめと合わせて便秘解消

わかめの食物繊維（アルギン酸）と合わせることで、たけのこのセルロースがより働き、腸内環境を整える効果が倍増する。こんにゃくにも同様に食物繊維が多く、おすすめ。

カリフラワー

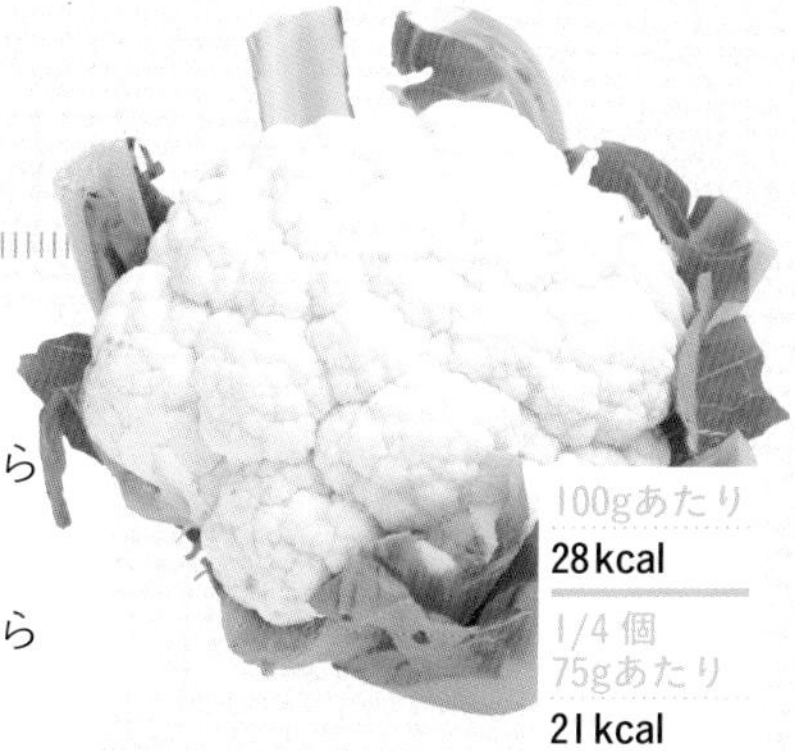

旬 11〜3月

選び方 黒色の斑点がないものを選ぶ。つぼみ部分からうぶ毛が見えているものは、避ける。

保存法 ラップで包んで冷蔵庫で保存する。ゆでてからよく水けをきり、冷凍保存してもよい。

100gあたり 28kcal
1/4個 75gあたり 21kcal

成分・効能

美肌づくりの心強い味方

カリフラワーに含まれるビタミンCは、壊れにくいのが特徴。茎《くき》には2倍のビタミンCが含まれるため、丸ごと食べましょう。乳酸などの疲労物質を排出するビタミンB_1も含まれます。

また、イオウ化合物で辛《から》味《み》成分のイソチオシアネートは、血液をサラサラにしたり、ガンを予防します。

食べ合わせのコツ

アーモンドと合わせて血行をよくする

カリフラワーなどに含まれるビタミンCは、アーモンドのビタミンEの血行促進作用を高める。さらに、Cは美肌のもととなるコラーゲンの生成を助ける効果もある。

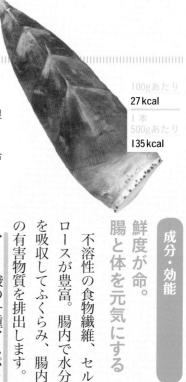

もやし

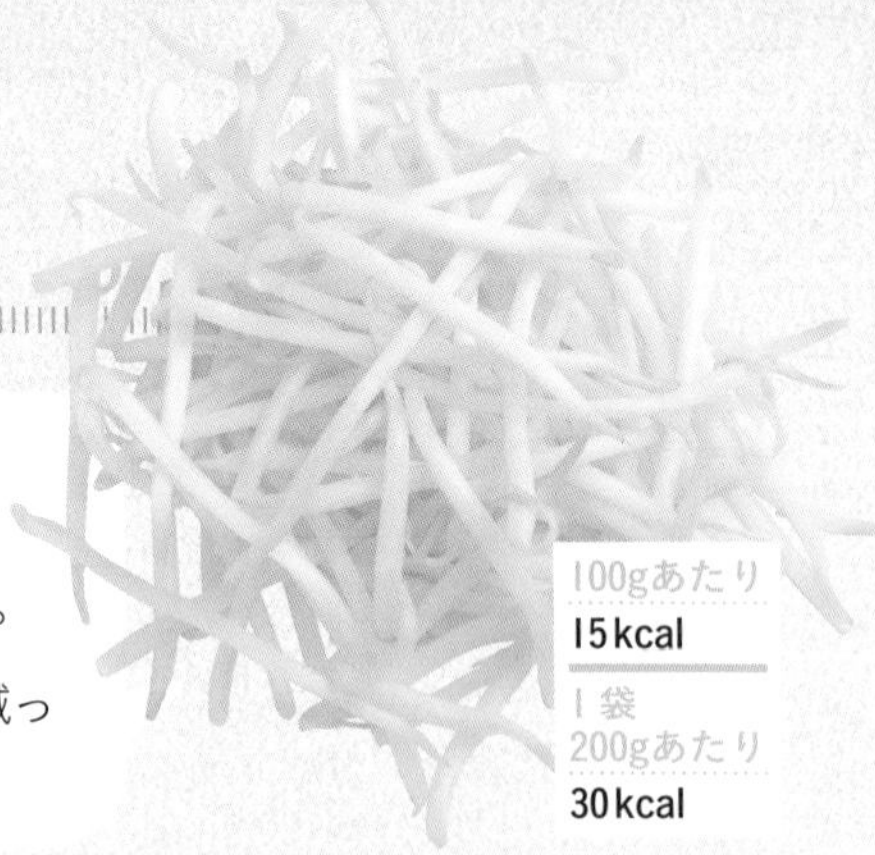

旬 通年

選び方	色が白いものが新鮮。太くてハリがあり、かたく締まっていて、ひげが短いものを選ぶ。
保存法	袋のまま保存してもどんどんビタミンCが減ってしまうので、買ったその日に使い切る。

100gあたり 15kcal

1袋 200gあたり 30kcal

成分・効能

病気をしっかり予防。しかも低エネルギー

水耕栽培のもやしは、1年中食べられる野菜。ビタミンCやアスパラギン酸が多く、免疫力をアップさせたり、コレステロール値を下げたり、動脈硬化の予防、疲労回復に効果的です。

食物繊維も多く、ダイエットにもおすすめ。食物繊維は、便秘や大腸ガンなども予防します。

食べ合わせのコツ

アサリと合わせて肝機能アップ

もやしに多い必須アミノ酸のリジンと、アサリに豊富なタウリンには、肝機能を高める作用がある。合わせてとることで、脂肪肝など肝臓病の予防に。二日酔いにも効く。

かいわれ大根（スプラウト）

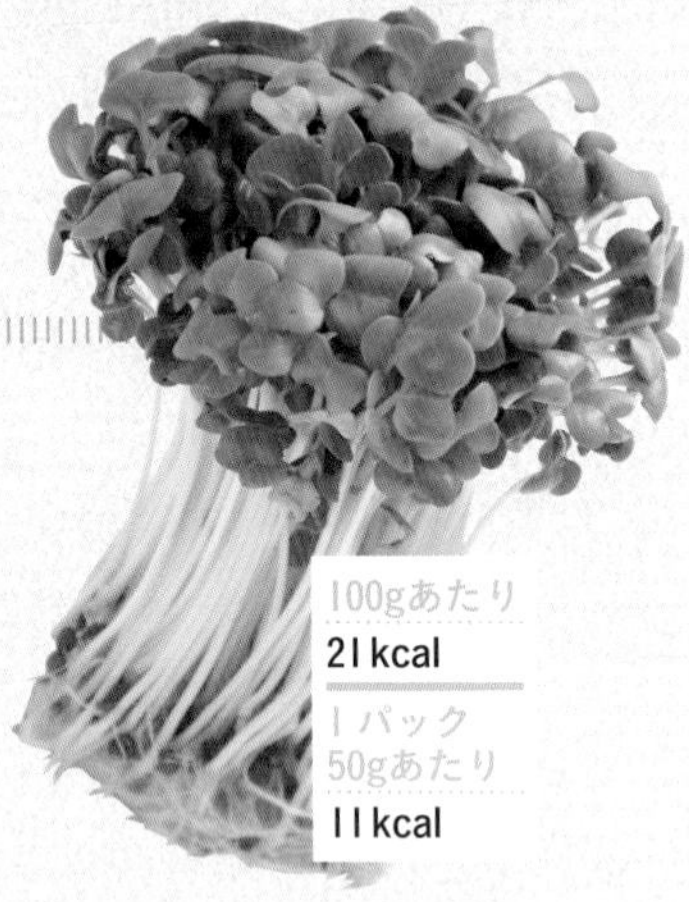

旬 通年

選び方	葉の緑色がいきいきして濃く、茎《くき》が太くてしっかりしているもの。しおれているものは避ける。
保存法	開封したパックにポリ袋などをかぶせて、冷蔵庫の野菜室へ。1週間ほど日もちする。

100gあたり 21kcal

1パック 50gあたり 11kcal

成分・効能

メラトニンが不眠解消に効果的

かいわれ大根は大根のスプラウト（新芽）で、免疫力を高め、安眠の効果があるメラトニンが含まれます。抗酸化作用のあるβ《ベータ》カロテンや、ミネラルも豊富です。

また、ブロッコリーのスプラウトもあります。ガンを抑制するスルフォラファンが、ブロッコリーの数十倍含まれます。

食べ合わせのコツ

納豆と合わせて美肌づくり

納豆などの大豆食品には、肌の調子を整える作用のあるイソフラボンが豊富。かいわれ大根に含まれ、肌にハリをもたらすビタミンCと合わせると、美肌効果がアップ。

じゃがいも

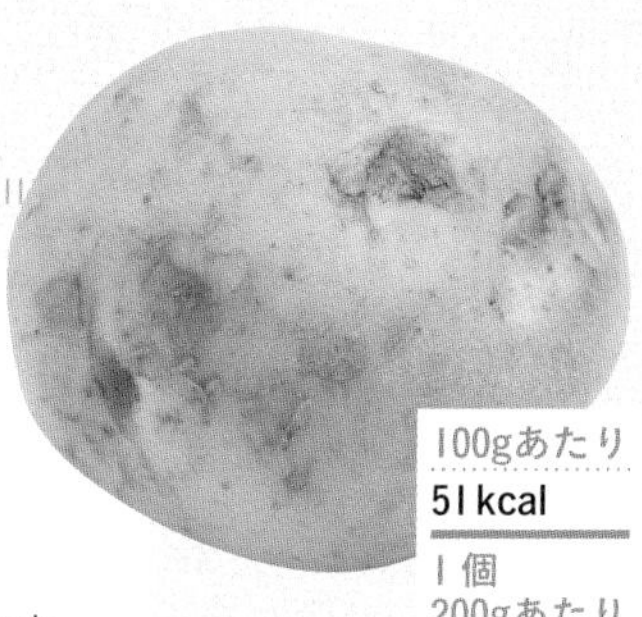

100gあたり
51kcal
1個
200gあたり
102kcal

旬 5～7月

選び方	形がなめらかで、凹凸があまりないもの。 表面に緑がかった部分があるものは避ける。
保存法	新聞紙に包み、冷蔵庫の野菜室で保存する。 暖かいと芽が出やすいため、保存場所には注意。

成分・効能

ビタミンCが豊富。代謝を助けるパントテン酸も

じゃがいもには、みかんに負けないほどのビタミンCが含まれています。みかんと大きく違うのは、じゃがいものビタミンCはデンプンに覆《おお》われていて、加熱しても壊れないところ。調理しても壊れずに鉄の吸収を助け、貧血を予防します。

脂質や糖質をエネルギーに変えるパントテン酸も豊富で、ダイエット効果も期待できます。そのほか、体内の余分な塩分を排出し、むくみを解消するカリウムや、ガン予防に効果的なクロロゲン酸も豊富です。

調理のコツ

皮付きのまま水からゆでる。芽は取り除く

熱が芯《しん》まで伝わりにくいじゃがいもだが、皮付きのまま水からゆでると、熱が均一に通り、きれいにゆであがる。また、じゃがいもの芽には、ソラニンという毒素が含まれている。芽が出ていたり皮が緑色になっている部分は、調理の際に、必ず取り除くようにする。

食べ合わせのコツ

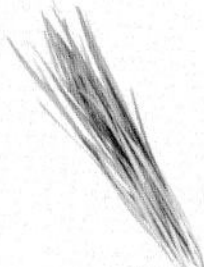

にらと合わせて美肌づくり

βカロテンを含むにらや、ビタミンAの豊富なうなぎなどといっしょに食べると、じゃがいものビタミンCが酸化から守られ、効果がアップ。いきいき、つやつやした肌がつくられる。

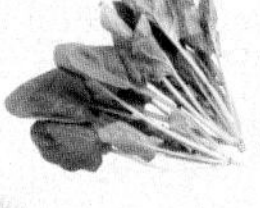

ほうれん草と合わせて貧血を防ぐ

じゃがいもに含まれるビタミンCは、赤血球の材料となる鉄の吸収を助ける。鉄を多く含むほうれん草と食べ合わせれば、貧血の予防に効果的。ほうれん草のカルシウムで、骨も丈夫に。

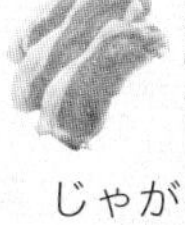

豚肉と合わせてスタミナをつける

じゃがいもに豊富なパントテン酸には、糖質と脂質の代謝を助けてエネルギーにする働きがある。豚肉などの肉類と合わせれば、体を疲れにくくし、スタミナをつける効果が期待できる。

食材と栄養ミニ知識

りんごといっしょに保存すると、芽が出にくくなる

じゃがいもとりんごを同じポリ袋に入れて保存すると、りんごのもつエチレンガスの影響で、じゃがいもの発芽が抑えられます。エチレンガスは果物に含まれ、果実の熟成を進める成分です。

さつまいも

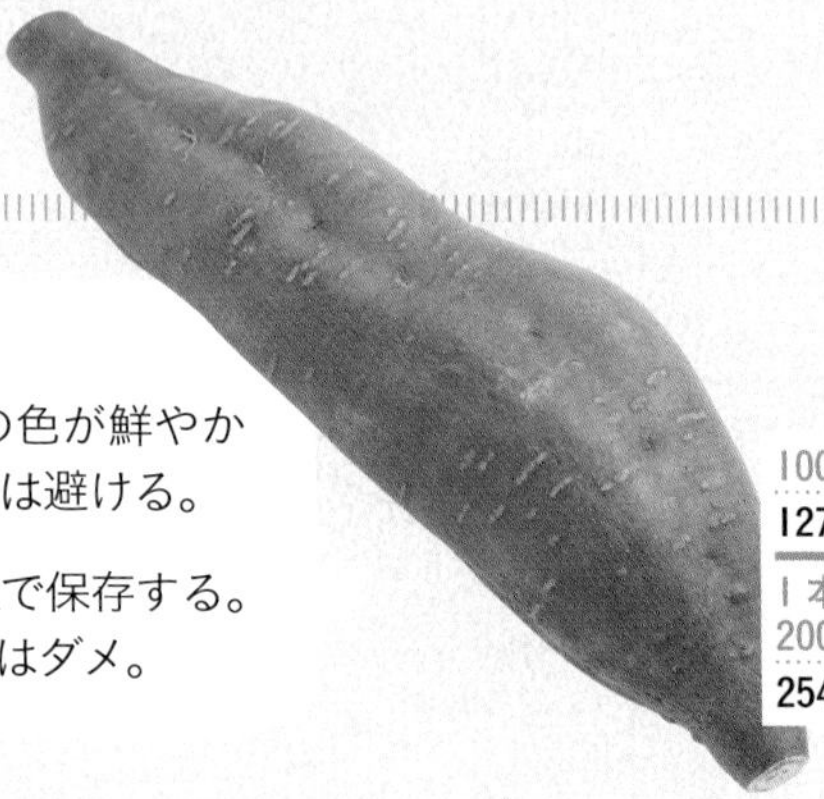

旬 9〜11月

選び方	表面がなめらかでツヤがあり、皮の色が鮮やかなものを。かたいヒゲ根があるものは避ける。
保存法	密閉せず、新聞紙などに包んで常温で保存する。寒さに弱いので、冷蔵庫に入れるのはダメ。

100gあたり
127kcal

1本
200gあたり
254kcal

成分・効能

主食としても活躍。便秘の予防＆改善に◎

食物繊維とビタミンCが多く、主食にもなります。切ると出てくる白い液は、ヤラピンという樹脂の一種。腸の動きをよくする効果があるので、食物繊維とダブルで腸をきれいにし、便秘改善に効きます。

皮の近くには、ポリフェノールがたっぷり。できれば皮ごと食べましょう。

食べ合わせのコツ

ヨーグルトと合わせて便秘解消

ヨーグルトに豊富なビフィズス菌は、腸内細菌を活性化させる働きがある。さつまいもの食物繊維がビフィズス菌の働きを高めるため、相乗効果で便秘の解消におすすめ。

さといも

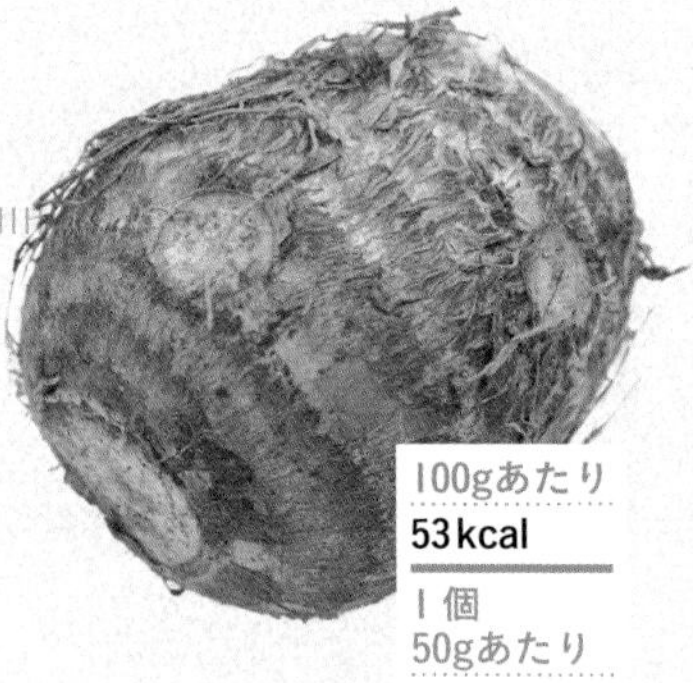

旬 9〜11月

選び方	おしり部分がふかふかしておらず、切り口が白くツヤがあり、赤い斑点や変色がないものを。
保存法	泥つきのまま新聞紙などに包み、あまり低温でなく、風通しのよいところにおいておく。

100gあたり
53kcal

1個
50gあたり
27kcal

成分・効能

ぬめり成分のムチンが胃粘膜を守る

ガラクタンとムチンというぬめり成分を含むのが特徴。ガラクタンは食物繊維の一種で、脳の細胞を活性化させ、免疫力を高めます。ムチンには、粘膜《ねんまく》を保護する作用があり、感染症予防にも効果があります。

体内の余分な塩分を排出するため高血圧予防に効果的な、カリウムも豊富です。

食べ合わせのコツ

卵と合わせて体力アップ

さといもは、水分以外のほとんどがデンプンで、加熱すると消化・吸収しやすくなる。卵のたんぱく質と合わせると、たんぱく質を効果的に吸収できて、元気な体をつくる。

やまいも（長いも）

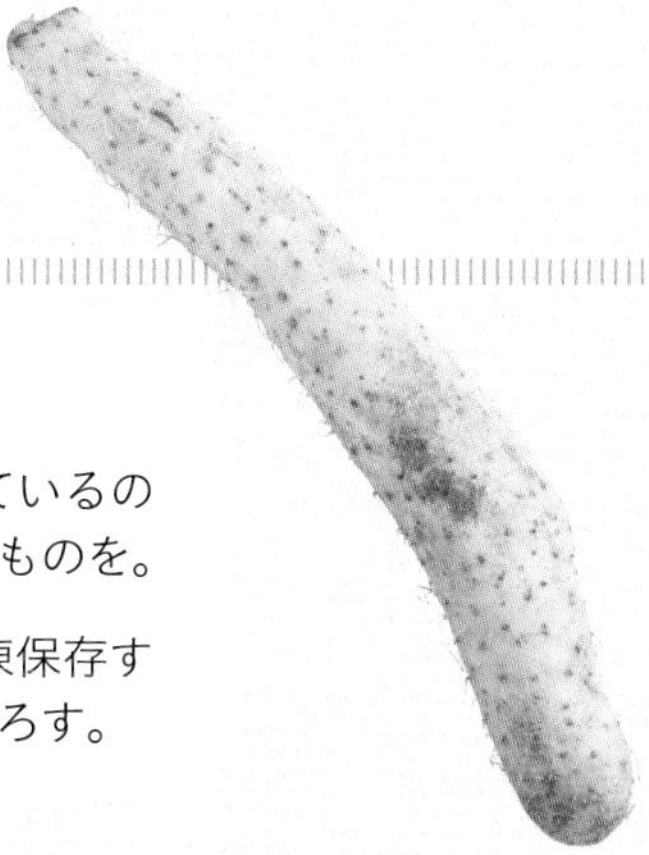

旬 10〜3月

選び方 やまいも類の中でもっとも多く流通しているのが長いも。切り口が白くてみずみずしいものを。

保存法 新聞紙に包み、冷暗所で保存する。冷凍保存するなら、皮をむいて酢水につけ、すりおろす。

100gあたり 64kcal
1本 500gあたり 320kcal

成分・効能

胃腸が弱っているときや疲れたときにおすすめ

アミラーゼとカタラーゼという消化酵素が豊富。すりおろすとぬめり成分のムチンが働き、弱った胃を保護し、活性酸素の害によって細胞がサビつくのを防ぎます。加熱したり、酢をかけたりすると酵素の働きがとまるため、生で食べます。

冷凍してすりおろすと、なめらかに仕上がります。

食べ合わせのコツ　パスタと合わせて疲労回復

やまいもをすりおろすと、デンプンを分解する酵素ジアスターゼが働いて、パスタなどのデンプンを効率よくエネルギーに変えてくれる。1品でとるならやまかけパスタに。

こんにゃく

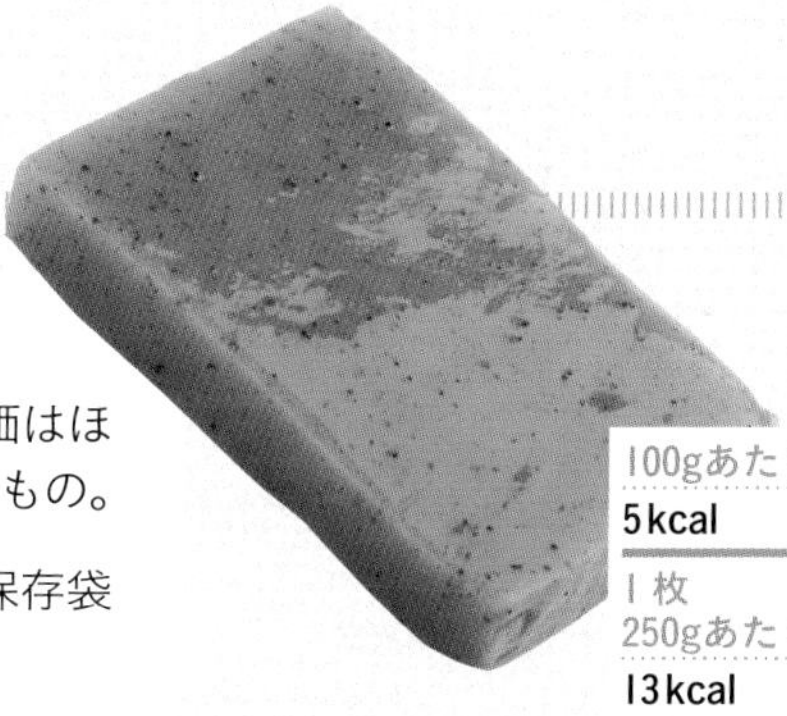

旬 通年

選び方 白と、海藻の粉入りの黒があるが、栄養価はほぼ同じ。表面が乾いておらず、ツヤがあるもの。

保存法 こんにゃくの入っていた水といっしょに保存袋に入れ、空気を抜いて密閉し、冷蔵庫へ。

100gあたり 5kcal
1枚 250gあたり 13kcal

成分・効能

ダイエットの強い味方。糖尿病予防にも

こんにゃくに含まれる食物繊維のグルコマンナンは、糖質や脂質の吸収を抑えるうえ、有害物質を掃除して腸内をきれいにします。

また、血糖値やコレステロール値を下げる作用があり、糖尿病や脂質異常症の予防になります。低エネルギー食で、便秘改善やダイエットによい食材です。

食べ合わせのコツ　たけのこと合わせて便秘解消

たけのこに含まれる食物繊維、セルロースとの相乗効果で便秘が解消する。いっしょに煮物にしても。こんにゃくは、塩でもんで水を出し、手でちぎると味がしみ込みやすくなる。

にんにく

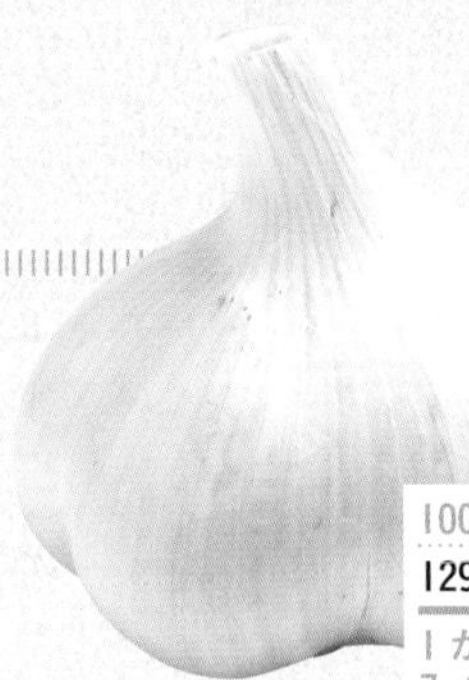

100gあたり 129kcal
1かけ 7gあたり 9kcal

旬 5～7月

選び方	外皮《がいひ》がしっかりし、かたく重みがあるもの。芽が出ていたり、皮が変色しているものはNG。
保存法	ネットなどに入れて、風通しがよい場所につるしておく。1カ月程度は保存が可能。

成分・効能

香り成分のアリシンで体の中から元気になる

にんにくの独特の香りのもとは、アリシンです。アリシンは糖質をエネルギーに変えるビタミンB_1の吸収を高め、体を元気にします。切ったりつぶしたりすることで発生しますが、加熱し過ぎると効果がなくなるため、調理する際には注意。たんぱく質や、造血作用のある葉酸も豊富です。

食べ合わせのコツ

豚肉と合わせてスタミナをつける

豚肉と合わせると、にんにくに豊富なアリシンの力で、豚肉のビタミンB_1がより働き、糖質からエネルギーを効率よく生み出せる。スタミナがつくため、疲労回復に効果的。

しょうが

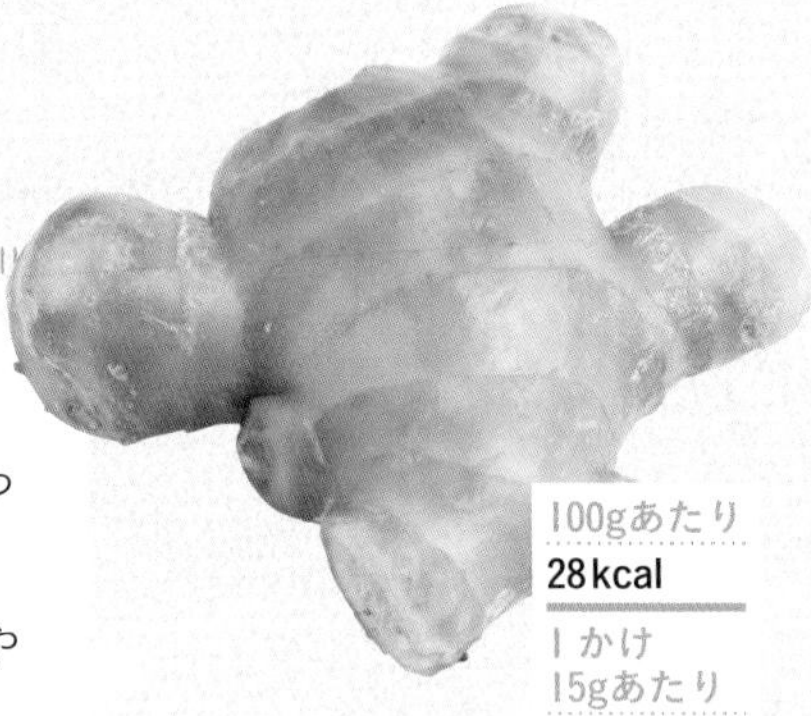

100gあたり 28kcal
1かけ 15gあたり 4kcal

旬 6～8月

選び方	皮に傷がなく、かたいものを。光沢がありふっくらとしていて、形がよいものを選ぶ。
保存法	しょうががかぶるくらいの水を入れて、ビンや密閉容器で保存。すりおろせば冷凍も可能。

成分・効能

血行をよくし、体をぽかぽかに

抗酸化作用がある、辛味《からみ》成分のジンゲロールは、加熱するとショウガオールに変化します。これが血行をよくして体をぽかぽかにします。かぜのひきはじめや冷え症の改善、体脂肪の分解・燃焼にも効果があります。

200種類以上の香り成分が含まれ、消臭・消炎などの作用があります。

食べ合わせのコツ

にんにくと合わせて冷え症対策

にんにくのアリシンには血行促進作用が。しょうがと食べ合わせれば、血行をよりよくし、体を温める。しょうがは刻んだりおろしたり、細かくするほど効能がアップする。

ねぎ

旬 11～2月

100gあたり 35kcal
1本 150gあたり 53kcal

選び方	白い部分に弾力があり、巻きがしっかりしていて、白と緑がハッキリ分かれているものを。
保存法	新聞紙でしっかり包み、冷暗所へ。泥つきのものは、日陰の土に埋めると長もちする。

成分・効能

青い部分も白い部分も栄養満点の野菜

ねぎの青い部分にはβ《ベータ》カロテン、白い部分にはビタミンCが豊富です。特に、白い部分には発汗促進、解熱など、かぜ薬と同様の効能が期待できます。

ねぎ独特の香りは硫化アリルによるもので、血液をサラサラにする効果があります。魚や肉のにおい消しにも使われます。

食べ合わせのコツ　卵と合わせて若返り効果

ねぎに含まれるセレンはミネラルの一種で、強い抗酸化作用がある。卵に含まれるビタミンEと食べ合わせると、お互いの抗酸化力がより高まり、若返り効果がアップする。

にら

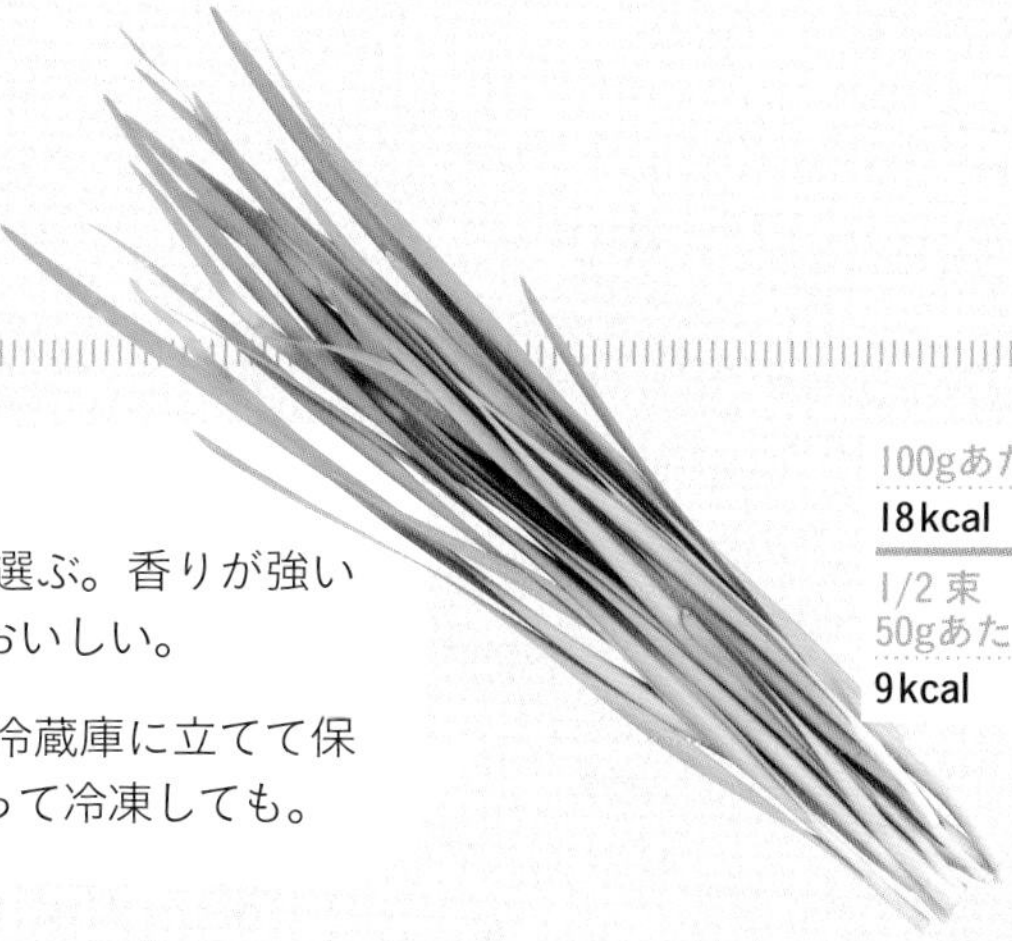

旬 11～3月

100gあたり 18kcal
1/2束 50gあたり 9kcal

選び方	葉の幅があり、肉厚なものを選ぶ。香りが強いものや、色ツヤのよいものがおいしい。
保存法	新聞紙やラップなどで巻き、冷蔵庫に立てて保存する。使いやすいように切って冷凍しても。

成分・効能

かぜのひきはじめに。冷え症対策にも

にらの香りのもとは、硫化アリル。かぜの症状を抑え、血行を促し、体を温める効果があります。

また、アリシンというイオウ化合物も含まれており、にらに豊富なビタミンB_1の吸収を高め、血栓《けっせん》予防効果や、疲労回復を促します。ビタミンAやEなどの抗酸化ビタミンも多く含みます。

食べ合わせのコツ　レバーと合わせて疲労回復

にらに含まれるアリシンは、レバーのたんぱく質の代謝を促し、疲労回復に効果のあるビタミンB_2の吸収をよくする。1品でとるなら、レバニラ炒めなどにするのがおすすめ。

とうがらし

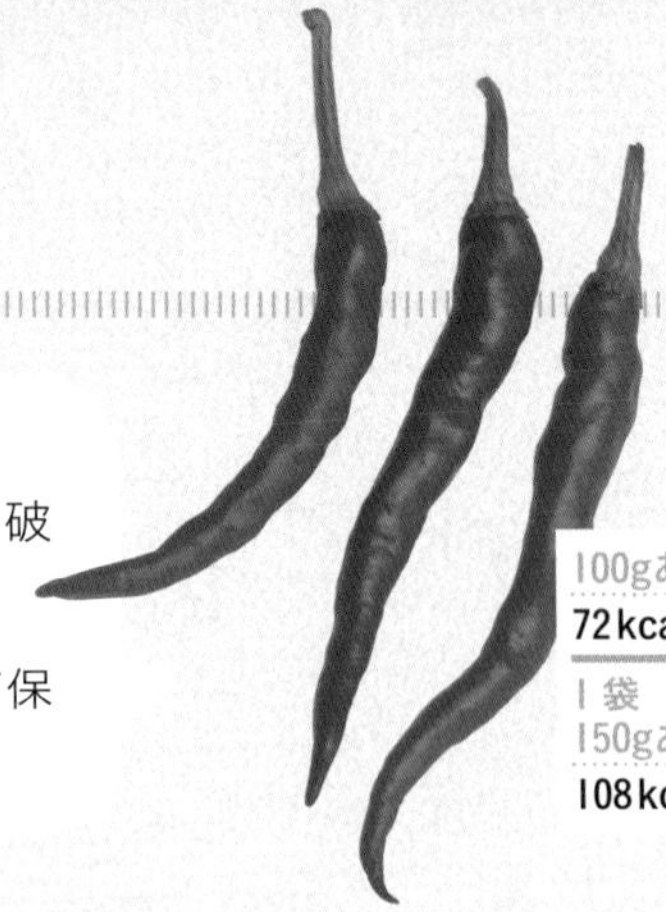

旬 7〜10月

選び方　皮がつやつやしていて、ハリがあるものを。破れていたり、かたく乾いたものは古い証拠。

保存法　カビや変色を防ぐため、しっかり乾燥させて保存を。ラップして冷凍保存もできる。

100gあたり 72kcal

1袋150gあたり 108kcal

成分・効能

辛味成分で効率よく脂肪を燃やす

カプサイシンという辛味《からみ》成分は、アドレナリンなどのホルモンの分泌を促します。その結果、脂肪がエネルギーとして消費され、体が温まるため、ダイエットに効果的。油で調理すると吸収がよくなります。

青とうがらしなら、生で食べればレモンより多くビタミンCがとれます。

食べ合わせのコツ

白菜と合わせて美肌づくり

とうがらしと白菜でキムチにすれば、発酵食品になり、乳酸菌ができる。美肌効果に加え、乳酸菌が腸内細菌を活性化させるため胃腸の働きがよくなり、体の中からきれいに。

みょうが

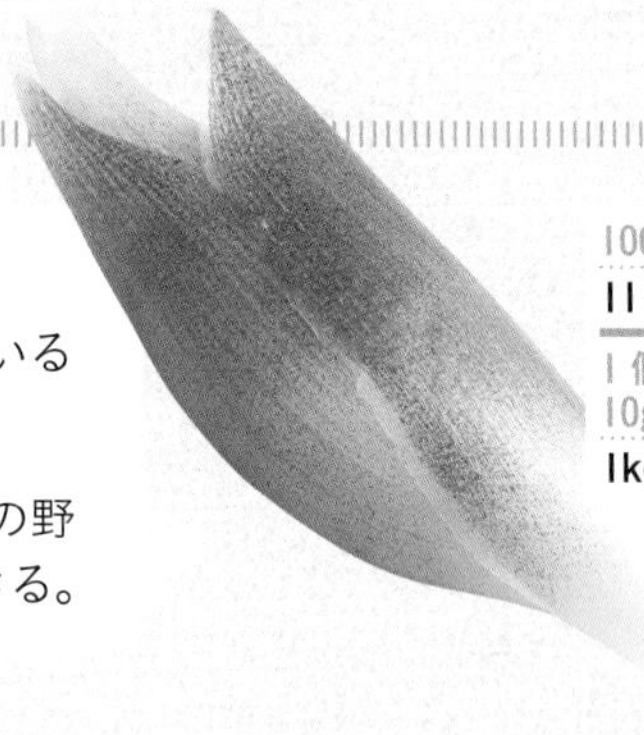

旬 6〜10月

選び方　色ツヤがよく、ずんぐりして身が締まっているもの。つぼみが見えないものを選ぶ。

保存法　湿らせたキッチンペーパーに包み、冷蔵庫の野菜室で10日間保存可能。丸のまま冷凍もできる。

100gあたり 11kcal

1個10gあたり 1kcal

成分・効能

かぜを予防し、気分をリラックスさせる

みょうがの辛味成分であるミョウガジアールには、抗菌・解毒作用があり、かぜの予防に効果的です。

みょうがの香りはαピネンという精油成分で、気分をリラックスさせ、血行を促す効果があります。消化を助け、眠気を飛ばす作用も。熱をとる効果もあり、暑い夏にぴったりです。

食べ合わせのコツ

しょうがと合わせてスタミナアップ

しょうがなど、香味野菜と組み合わせることで新陳代謝が高まり、スタミナがつく。みょうがもしょうがもできるだけ細かく刻むことで成分が発生し、効果がアップする。

大葉（しそ）

旬 6〜10月

選び方 緑色が濃く、葉先までピンとしていて、みずみずしいもの。切り口が変色しているものはNG。

保存法 湿らせたキッチンペーパーで包み、ポリ袋に小分けにして入れ、冷蔵庫の野菜室へ。

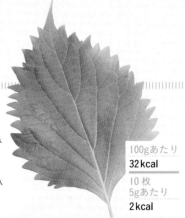

100gあたり 32kcal
10枚 5gあたり 2kcal

成分・効能

胃を丈夫に。また、美容に効果的に働く

独特の香りは、ペリルアルデヒドという成分。食中毒を予防し、胃を丈夫にする働きがあります。

また、β《ベータ》カロテンやビタミンB_2、カルシウムがずば抜けて多いのも特徴です。体を中から若返らせたり、疲労回復やスタミナ増強効果、糖質や脂質の代謝を促してくれます。

食べ合わせのコツ　レモンと合わせて若返り効果

大葉のβカロテンと、レモンなどに豊富なビタミンCを合わせると、それぞれの栄養素の相乗効果で、皮膚や髪、爪などがいきいき、つやつやし、若返り効果が得られる。

バジル

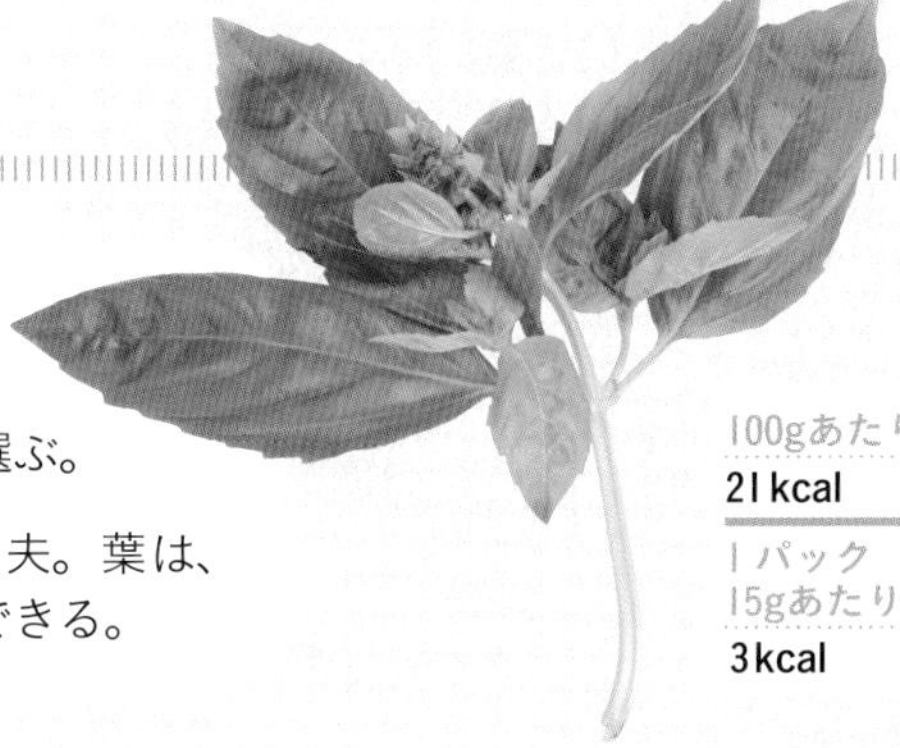

旬 7〜8月

選び方 葉の緑色が濃く、ハリがあるもの。また、茎《くき》がしっかりしているものを選ぶ。

保存法 水にさしておけば、1〜2日は大丈夫。葉は、密閉容器に入れれば冷凍することもできる。

100gあたり 21kcal
1パック 15gあたり 3kcal

成分・効能

高い抗酸化力で若返り効果

抗酸化作用が高いβカロテンが豊富に含まれており、老化防止に効果的です。

濃厚な香りのもとであるリナロールなどの精油成分は、集中力やリラックス効果を高めます。料理に添えるだけでも、その効果は発揮されます。さらに、消化をよくし、胃もたれを解消する効果も見逃せません。

食べ合わせのコツ　トマトと合わせてガンを防ぐ

トマトに豊富なリコピンと、バジルに含まれるβカロテンは、どちらも抗酸化力が強いのが特徴。相乗効果で細胞がサビつくのを防ぐ。ガンの予防に効果を発揮する。

バナナ

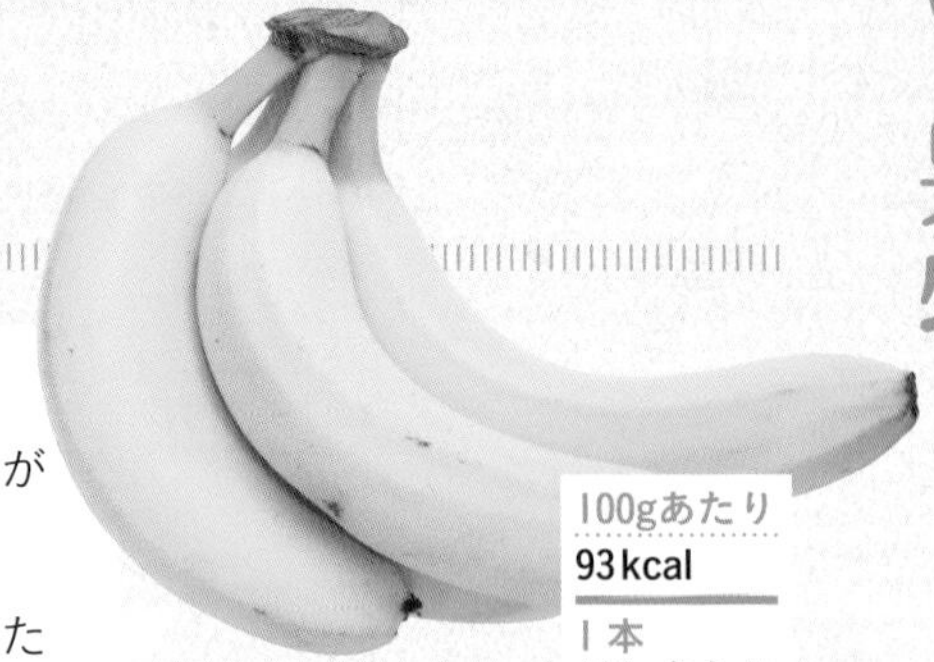

100gあたり
93kcal

1本
130gあたり
121kcal

旬 通年

選び方	ヘタに傷がなく、皮が丸みを帯びているものがおいしい。シュガースポットがないものを。
保存法	熟成後、1本ずつポリ袋に入れて冷蔵庫へ。ただし、13℃以下だと傷んで黒ずむ。

成分・効能

即効性と持続力のあるエネルギー源に。便秘にもおすすめ

食べるとすぐに糖質からエネルギー源に変わる、即効性と持続性のある高エネルギー食材です。

オリゴ糖を多く含んでいるので消化・吸収がよく、腸で善玉菌の栄養になり腸内環境をよくします。1日1本食べると、便秘の予防・改善に効果的です。体内の余分な塩分を排出するカリウムも豊富で、むくみ解消にも効果があります。

また、抗酸化作用のあるポリフェノールがたっぷり。動脈硬化を防いだり、抗ガン作用も期待できます。

調理のコツ

皮をむき、冷凍してシャーベットに

バナナは、冷凍してもおいしくいただける。皮をむき、ラップなどをして、冷凍庫へ。数時間でシャーベットのようになる。喉ごしがよくなり、バナナが苦手な人でも食べやすくなる。食欲のないときなどにおすすめ。

食べ合わせのコツ

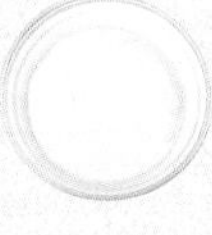

ヨーグルトと合わせて腸内環境を整える

手軽に栄養がとれるバナナだが、乳酸菌の豊富なヨーグルトと食べ合わせると、その整腸効果が倍増。バナナのオリゴ糖が乳酸菌を活性化させて腸をきれいにし、大腸ガンなどを防ぐ。

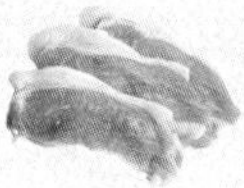

豚肉と合わせてスタミナをつける

豚肉に豊富なビタミンB_1には、糖質の分解を促す働きがある。バナナと食べることで、B_1がバナナのブドウ糖の分解を助けてエネルギーに変えてくれるため、スタミナがつく。

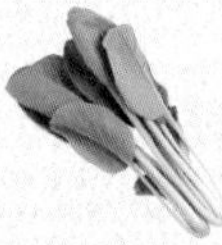

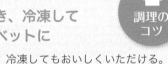

小松菜と合わせて動脈硬化を防ぐ

小松菜に含まれるβ《ベータ》カロテンと、バナナに豊富なポリフェノールをとると、相乗効果で抗酸化力が高まり、動脈硬化や高血圧、心臓病などの予防効果がアップする。若返り効果もある。

食材と栄養ミニ知識

“シュガースポット”が現れたら食べ頃

バナナは、皮が黄緑がかったときに収穫されます。店頭に並ぶまでの間に皮は黄色くなり、熟してきます。表面に黒い斑点が出てきたら、食べ頃。この黒い斑点をシュガースポットといいます。熟せば熟すほど糖質が増え、消化がよくなります。

いちご

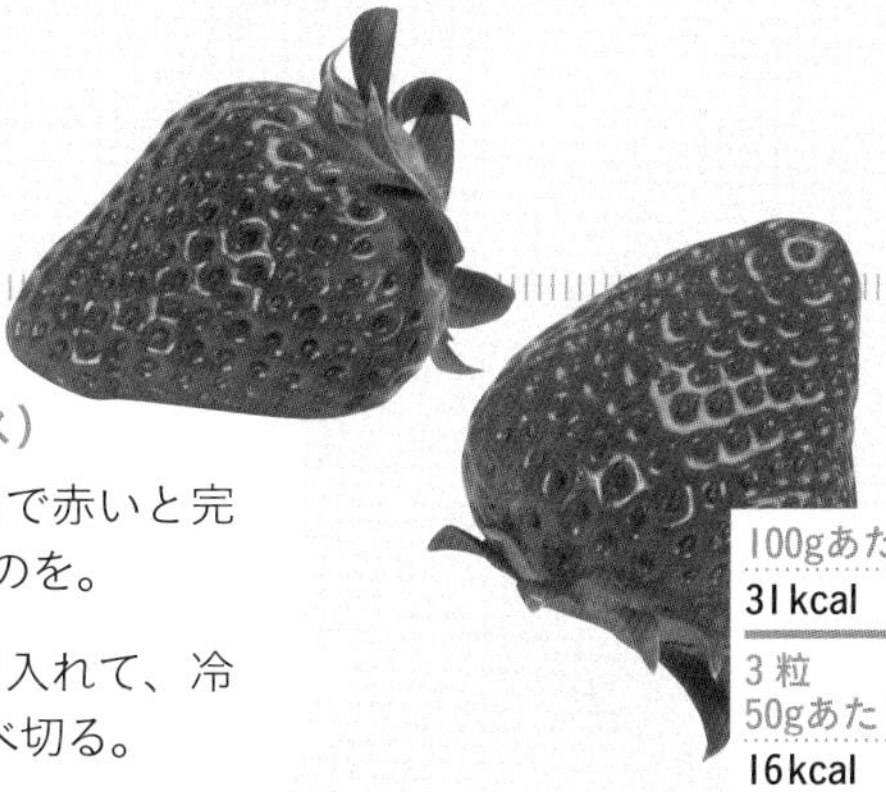

旬 5〜6月（露地《ろじ》）、12〜4月（ハウス）

選び方 ヘタがみずみずしく、ヘタの近くまで赤いと完熟。種のツブツブが浮き出ているものを。

保存法 洗わずにラップに包むか、ポリ袋に入れて、冷蔵庫の野菜室で保存。5日以内に食べ切る。

100gあたり 31kcal

3粒 50gあたり 16kcal

成分・効能

豊富なビタミンCでシミ・シワを防ぐ

中くらいの大きさなら、10粒ほどで1日に必要なビタミンC量がとれます。ビタミンCには、コラーゲンの生成を促進させてシワを、メラニンの生成を抑えてシミを防ぐ効果もあり、美肌づくりには欠かせません。

赤い色素アントシアニンは、肝機能を強化し、視力低下を防いでくれます。

食べ合わせのコツ

チーズと合わせて美肌づくり

チーズに多いビタミンAは、ビタミンCの酸化を防ぐ働きがある。いちごはヘタを取って洗うとビタミンCが逃げはじめてしまうため、できるだけ食べる直前にすること。

りんご

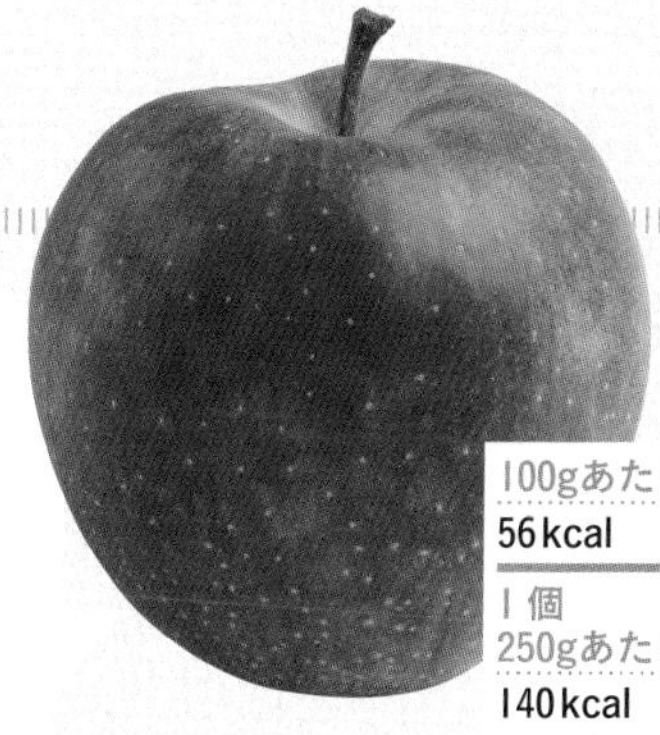

旬 9〜11月

選び方 重みがあり、皮の色が濃くおしりのくぼみが深いもの。皮がペタペタしてきたら食べ頃。

保存法 温度差で傷みやすくなるので、ポリ袋に入れて密封し、冷蔵庫の野菜室で保存する。

100gあたり 56kcal

1個 250gあたり 140kcal

成分・効能

リンゴ酸が体の疲れをいやしてくれる

多く含まれる食物繊維の1つ、ペクチンは、糖質の吸収を抑えて、腸の調子を整えます。むくみ解消効果のあるカリウムや、抗酸化作用で老化やガンを防ぐポリフェノールも豊富です。

また、食べたときの酸味は、リンゴ酸やクエン酸などの有機酸です。疲れた体をいやしてくれます。

食べ合わせのコツ

寒天と合わせて便秘解消

寒天とりんごの両方に含まれる食物繊維の相乗効果で、便秘が解消される。りんごの皮の部分に多く含まれるので、できるだけ皮をむかず、そのまま使いたい。

みかん

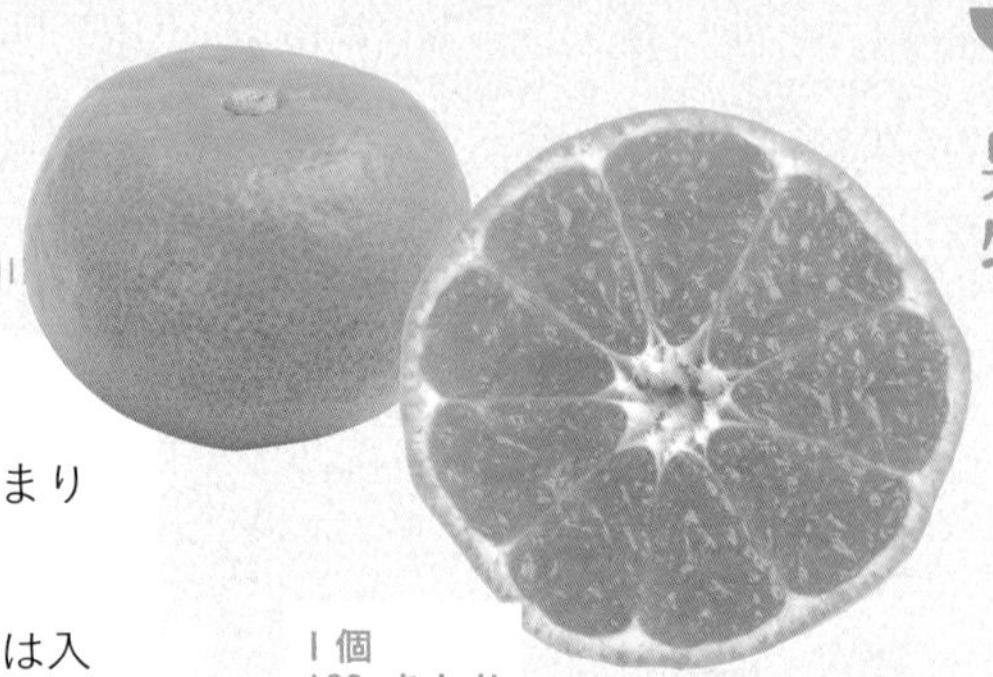

旬 11～1月

選び方　皮の色が鮮やかで、均一なものがよい。あまり大きくないほうが、甘くておいしい。

保存法　風通しのいい冷暗所で保存する。冷蔵庫には入れないほうが、より長もちする。

1個
100gあたり
49kcal

成分・効能

抗酸化ビタミンが肌を健康に保つ。ガンの予防効果も

一般的にみかんといわれるのは、温州みかんのこと。実のオレンジ色の部分には、β《ベータ》カロテンやβクリプトキサンチンなどの抗酸化ビタミンが豊富です。βカロテンは、肌を酸化から守り、健康に保ちます。βクリプトキサンチンは、ガンを予防する効果があります。

また、みかんに多く含まれるシネフリンという酸味成分に、体脂肪を分解して脂肪を燃焼する効果があるとされています。また、酸味はクエン酸で、体の疲れをとってくれます。

調理のコツ

薄皮や白い筋も残さず食べるとよい

実を覆《おお》っている薄皮や白い筋には、ビタミンP（ヘスペリジン）が含まれている。血管壁《けっかんへき》を強くして、ビタミンCの吸収を助ける効果があるため、ぜひ薄皮・白い筋ごと食べたいもの。同時に食物繊維も摂取できる。

食べ合わせのコツ

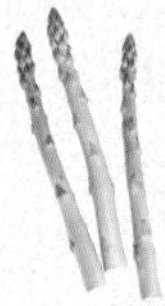

アスパラガスと合わせてかぜを防ぐ

グリーンアスパラガスやかぶ、じゃがいもなどに多く含まれるビタミンCと合わせてとることで、βクリプトキサンチンとの相乗効果が生まれる。免疫力を強化したり、かぜなどの感染症の予防や、ガン予防に効果を発揮する。

食材と栄養ミニ知識

「オレンジ」と「みかん」はどう違うの？

昔は、オレンジは輸入品ばかりでしたが、現在では、国産物のオレンジも増えています。みかんよりもビタミンCが多く含まれており、その甘酸っぱい香りのもととなる「αリモネン」には、気持ちを前向きにしてくれるリラックス効果があります。

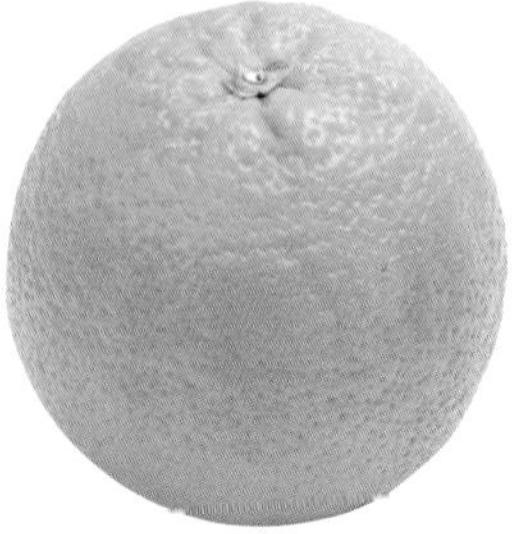

■オレンジ
100gあたり
42kcal
1個
200gあたり
84kcal

グレープフルーツ

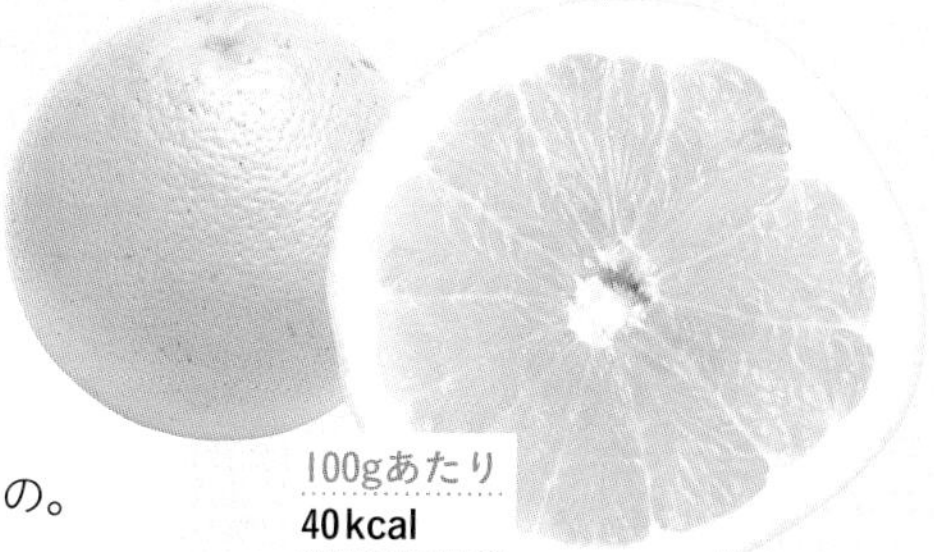

旬 4〜5月

選び方	きれいな丸い形をしていること。皮にハリがあって、ずっしりと果肉の詰まったもの。
保存法	防カビ剤などの心配があるため、皮をよく洗う。水けを拭き取り、ポリ袋に入れて冷蔵庫へ。

100gあたり
40kcal

1/2個
270gあたり
108kcal

成分・効能

香り成分が脂肪を分解する

ヌートカトンという香り成分が多く、この香りをかぐだけで脂肪が分解されるといわれています。心をおだやかにする効果も。

また、苦味の成分でポリフェノールの一種、ナリンギンには、強い抗ガン作用や血栓《けっせん》防止作用があります。疲労回復効果のあるクエン酸も豊富です。

食べ合わせのコツ
ピーナッツと合わせて美肌づくり

グレープフルーツのもつビタミンCと、ビタミンEの豊富なピーナッツなどのナッツ類を食べ合わせると、EがCの働きを高めて、シミやソバカスなどを防いでくれる。

レモン

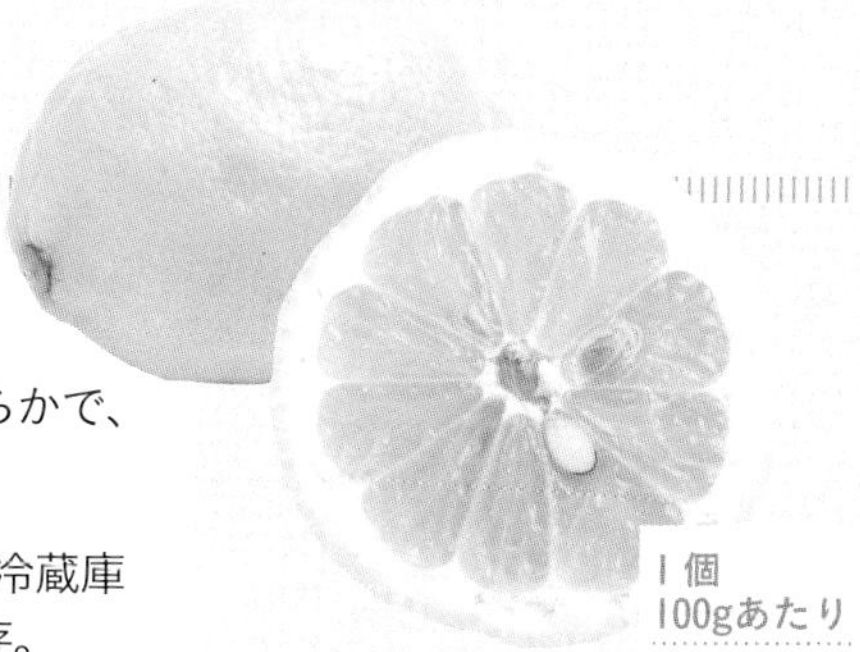

旬 9〜1月

選び方	重みのあるもの。形がよく、表面がなめらかで、色にムラのないものを選ぶ。
保存法	丸のままなら、ポリ袋に入れて冷暗所か冷蔵庫へ。切ったものはラップに包み、冷蔵保存。

1個
100gあたり
43kcal

成分・効能

クエン酸で疲労回復。かぜ予防にも効果的

多く含まれるクエン酸には、疲労物質の乳酸を分解して体の疲れをとる働きがあります。皮には、香り成分のαリモネンが含まれており、記憶をつかさどる脳の「海馬《かいば》」の働きを活性化する効果があります。

ビタミンCの含有量は果物の中で群を抜き、免疫力を高めてかぜを防ぎます。

食べ合わせのコツ
さつまいもと合わせて若返り効果

レモンに豊富なビタミンCと、さつまいもに含まれるビタミンC、Eを合わせると、Eの抗酸化力が高まって、肌を酸化から守り、若返らせてくれる。食物繊維で便秘の改善も。

キウイフルーツ

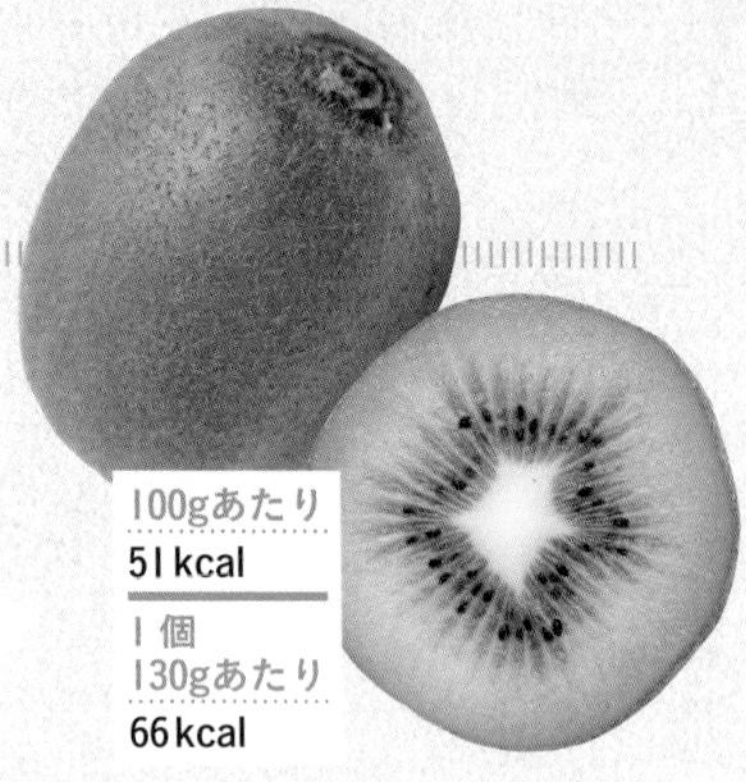

100gあたり
51kcal
1個
130gあたり
66kcal

旬 11月

選び方 できるだけ、皮にある茶色のうぶ毛が均一なものを。ハリがあって香りが出てきたら食べ頃。

保存法 冷蔵庫で保存する。貯蔵性が高いため、1～2カ月はもつ。加熱してジャムにしてもおいしい。

成分・効能

1個で1日に必要なビタミンCの3分の2を補える

ビタミンCやE、食物繊維のペクチンが豊富です。特にビタミンCは、1個で1日に必要な量の3分の2がとれるほど。また、ビタミンEとの相乗効果で抗酸化力がアップし、ガン予防に効果があります。

ペクチンは排便を促し、便秘改善に効果的です。

意外にも、肉や魚との相性がバツグン！キウイには、たんぱく質分解酵素のアクチニジンが含まれているためです。肉や魚の消化・吸収をよくし、エネルギー代謝も活発にします。

調理のコツ

むいた皮は肉にのせて焼くと有効活用できる

皮には、たんぱく質分解酵素のアクチニジンが豊富。むいた皮をかたい肉にのせて焼くと、やわらかく焼きあがる。この成分は実にも含まれているので、肉や魚料理のデザートとしてキウイを食べると消化がよくなり、胃もたれを防ぐ。

食べ合わせのコツ

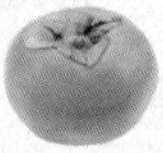

柿と合わせてむくみ解消

柿に含まれるカリウムと、キウイフルーツに含まれるカリウムの相乗効果で、手や顔、足のむくみが解消される。また、かぜを予防し、きれいな肌をつくる効果も期待できる。

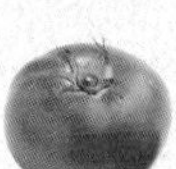

トマトと合わせて免疫力アップ

トマトに含まれるリコピンと、キウイフルーツのもつポリフェノール類を合わせることで、より抗酸化作用が強くなり、免疫力がアップする。アンチエイジングにも効果がある。

ヨーグルトと合わせて便秘解消

ヨーグルトに含まれる乳酸菌と、キウイフルーツに含まれる食物繊維のペクチンが合わさると、便秘を予防する効果が増幅される。1品でとるなら、ヨーグルトをキウイにかけて。

食材と栄養ミニ知識

早く熟成させたいときはりんごやバナナと保存する

熟していないキウイを早く熟成させたいときは、りんごやバナナと同じ袋に入れるとよいでしょう。エチレンガスが大量に発生し、完熟になります。軽く握ってみて、やわらかさを感じられれば食べ頃です。また、いっしょに入れたりんごやバナナも熟します。

ぶどう

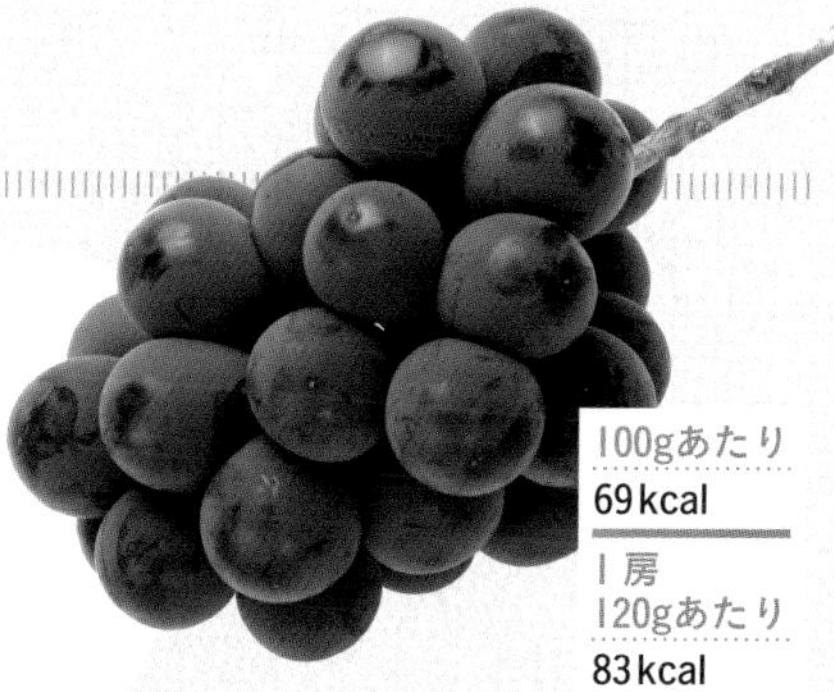

旬 8～10月

選び方　色も粒もそろっていて、皮に表面を保護する白い粉（ブルーム）がついているものを。

保存法　ポリ袋に入れて、冷蔵庫の野菜室で保存する。冷やし過ぎると味が落ちるため注意。

100gあたり
69kcal

1房
120gあたり
83kcal

成分・効能

すぐに吸収され、エネルギーになる

ぶどうの果糖とブドウ糖は、すぐにエネルギーに変わり、疲労回復に有効です。皮には、抗酸化作用で動脈硬化や心疾患を防ぐポリフェノールが豊富で、視力回復にも効果が。できれば皮まで食べましょう。

干しぶどうにするとミネラルが増え、骨粗しょう症や貧血予防に効果が。

食べ合わせのコツ

きゅうりと合わせてむくみ解消

きゅうりなどに多いカリウムと、ぶどうに含まれるカリウムの相乗効果で、利尿《りにょう》作用がアップし、むくみを解消する。目の疲れを回復したり、腎臓《じんぞう》病の予防・改善にも効果的。

ブルーベリー

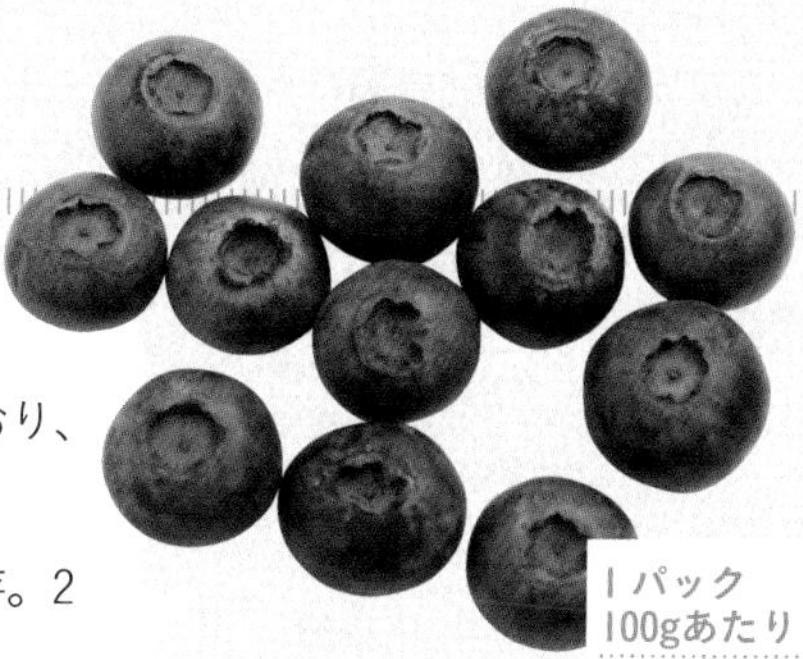

旬 6～7月

選び方　皮の色が鮮やかな青紫色で、粒がそろっており、表面に白い粉（ブルーム）がついているもの。

保存法　密閉容器に入れて、冷蔵庫の野菜室で保存。2～3日で食べ切る。冷凍保存も可能。

1パック
100gあたり
48kcal

成分・効能

アントシアニンが目を健康に保つ

ポリフェノールの一種アントシアニンは、青紫の水溶性色素。目の網膜《もうまく》にあるロドプシンという物質の合成を助け、眼精疲労や視力回復に効果があります。

ビタミンEも豊富で、冷えや肩こり、女性ホルモンの働きを活発にします。

食物繊維も豊富なので、整腸作用が期待できます。

食べ合わせのコツ

ヨーグルトと合わせて目の疲れを回復

乳酸菌を含むヨーグルトと合わせると、ブルーベリーのアントシアニンの吸収率がアップする。1品でとるなら、ブルーベリーにヨーグルトをかけて食べるのが手軽でおすすめ。

スイカ

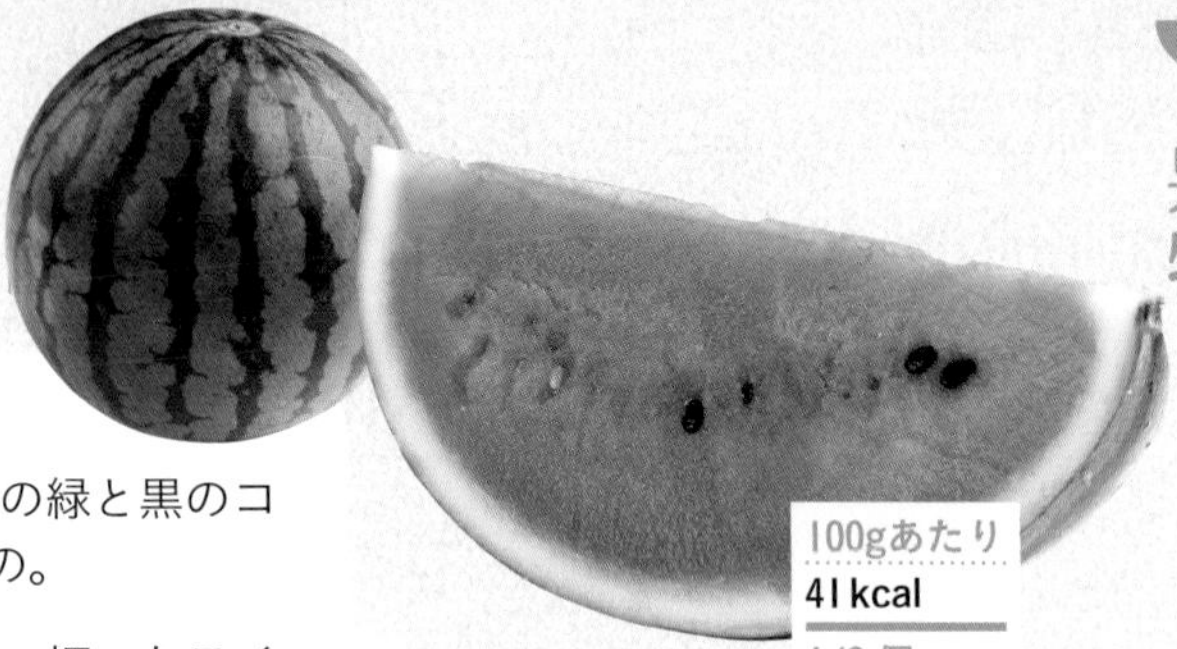

旬 7～8月

選び方	軽くたたいたときの音がよく、皮の緑と黒のコントラストがハッキリしているもの。
保存法	風通しのよいところに置いておく。切ったスイカは、ラップに包んで冷蔵庫の野菜室へ。

100gあたり 41kcal

1/8個 625gあたり 256kcal

成分・効能

気になるむくみや夏の冷え症に効果的

皮と果肉の間の白い部分には、アミノ酸の一種、シトルリンがたっぷり含まれています。むくみをとり、血液の流れをよくして、体を温めます。捨ててしまわずに、漬物にしたり、サラダに入れて食べましょう。利尿《りにょう》作用のあるカリウムも豊富なので、むくみ解消にはぴったりの果物です。

食べ合わせのコツ

ぶどうと合わせてむくみ解消

スイカにもぶどうにも、利尿作用のあるカリウムが多く含まれる。食後のデザートとして食べると、相乗効果でむくみが解消される。妊娠中など、むくみやすい人におすすめ。

梨（なし）

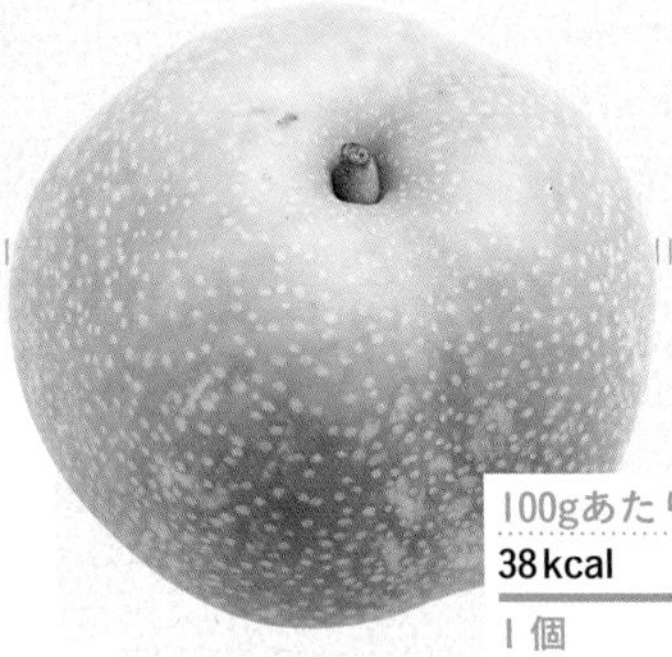

旬 9～10月

選び方	横に広く、腰の低いものが甘い。果肉に色ムラがなく、皮にハリがあるものを選ぶ。
保存法	できるだけ早く食べる。ポリ袋に入れて、冷蔵庫の野菜室で保存する。1週間が目安。

100gあたり 38kcal

1個 300gあたり 114kcal

成分・効能

食感の正体は食物繊維。クエン酸で疲労も回復

独特の食感は食物繊維で、腸の動きをよくし、便秘の解消に役立ちます。リンゴ酸やクエン酸も多く、疲労回復に効果があります。

また、カリウムが体内の余分な塩分を排出するため、高血圧予防にも。

たんぱく質分解酵素のプロテアーゼも含まれており、肉や魚の消化を助けます。

食べ合わせのコツ

キウイフルーツと合わせて消化をよくする

梨に含まれるプロテアーゼと、キウイフルーツのアクチニジンは、どちらもたんぱく質分解酵素。合わせると、相乗効果で、より消化がよくなる。胃腸の調子がよくないときに◎。

柿（かき）

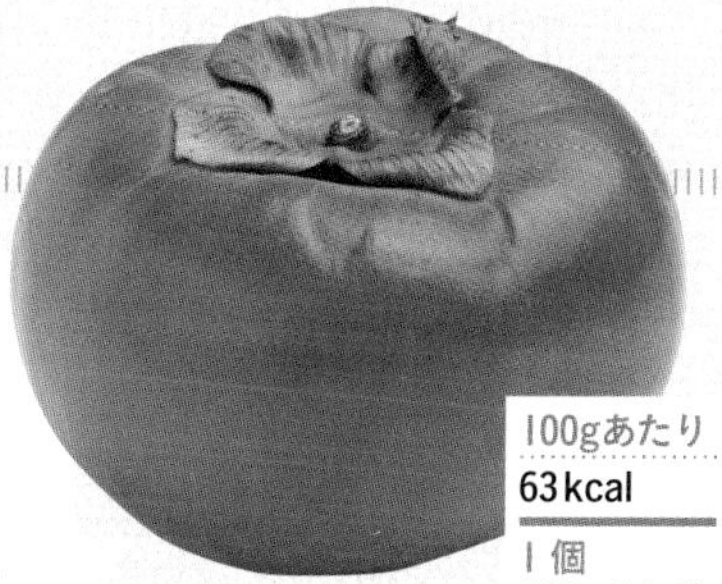

100gあたり
63kcal
1個
200gあたり
126kcal

旬 9〜11月

選び方 赤くて大きく、皮がつやつやして重さがあり、ヘタの形がきれいで実に張り付いているもの。

保存法 水で濡らしたティッシュペーパーをヘタの上にのせて、冷蔵庫の野菜室で保存する。

成分・効能

大量のビタミンCが魅力。抗ガン作用も

肌にハリをもたらすビタミンCが、1個で1日分を補えるほど豊富。抗酸化作用で老化を防ぐカロテンも多く、その相乗効果は美肌づくりに欠かせません。

苦味成分でポリフェノールの一種、タンニンにはアルコール分解作用が、さらにカリウムには利尿作用があり、二日酔いに効きます。

食べ合わせのコツ

くるみと合わせてガンを防ぐ

柿のオレンジの色素はβ《ベータ》クリプトサンチンというカロテノイドの１つで、強い抗ガン作用がある。くるみに豊富な脂質と合わせることで、その吸収率が上がる。

もも

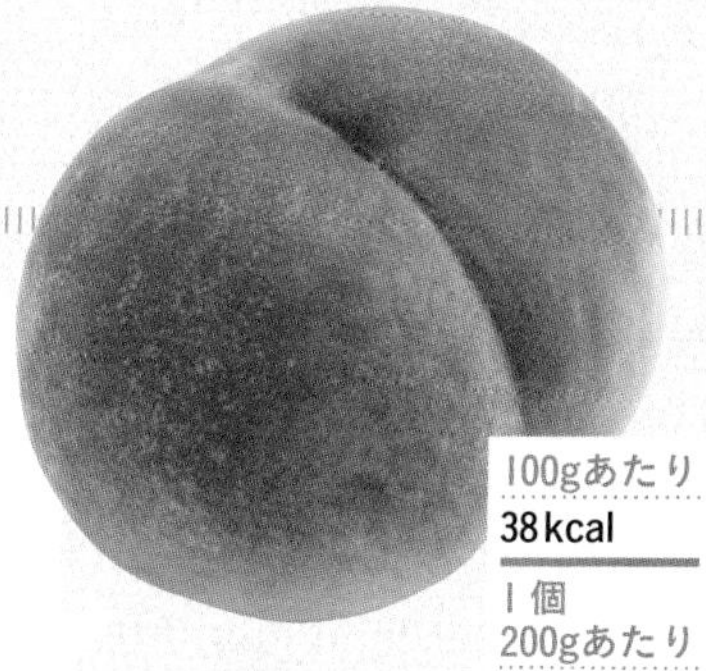

100gあたり
38kcal
1個
200gあたり
76kcal

旬 7〜9月

選び方 実が左右対称で、香りが強いものを。全体に産毛があり、くぼみのまわりが青くないものを。

保存法 熟す前のものは常温で。完熟したものは食べる直前に冷蔵庫へ。冷やし過ぎると甘みが落ちる。

成分・効能

食物繊維ペクチンがおなかの調子を整える

食物繊維の一種ペクチンが豊富で、腸内環境をよくし、便秘予防に効果があります。体内の余分な塩分を排出するカリウムも豊富で、血圧を下げ、むくみを解消してくれます。

疲労回復に効くクエン酸やリンゴ酸も含まれており、夏バテにも効果を発揮する果物です。

食べ合わせのコツ

グレープフルーツと合わせて美肌に

グレープフルーツに含まれ、肌にハリをもたらすビタミンCと、肌を酸化から守る、もものビタミンEの相乗効果で美肌に。ビタミンEにはガンを予防する効果もある。

しいたけ

旬 3～5月、9～11月

選び方 生は、肉厚で表面に傷がなくツヤがよいもの。干ししいたけは、大きくて表面が茶色のもの。

保存法 生はポリ袋に入れて冷蔵庫へ。干ししいたけは乾燥剤を入れ、缶などの密閉容器に保存。

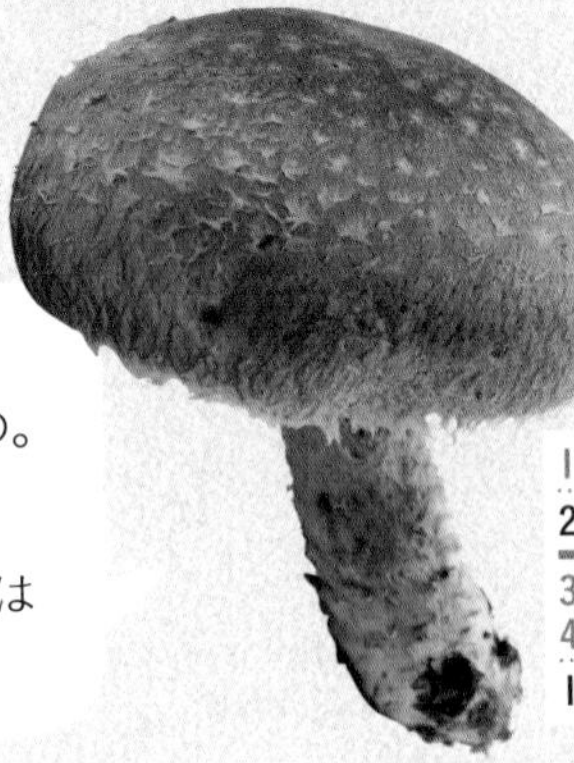

100gあたり 25kcal

3枚 40gあたり 10kcal

成分・効能

高コレステロールや便秘解消におすすめ。頭の働きもよくする

低エネルギーのしいたけには食物繊維のβ《ベータ》グルカンが豊富なため、コレステロール値や血圧を下げるなどの生活習慣病予防や、便秘の予防におすすめです。βグルカンには抗ガン作用も期待できます。

また、うまみ成分のグアニル酸には、記憶力や集中力を高め、脳の老化予防の効果があります。

さらに、エルゴステロールという成分が含まれます。これは紫外線にあたるとビタミンDに変化し、カルシウムの吸収率を高めます。

調理のコツ

洗わずに使って。汚れは拭き取る程度に

表面にごみや虫がついていることはほとんどない。風味や栄養成分を逃がさないためには、洗わず、気になるところをふきんなどで拭き取る程度に。干ししいたけは十分に水で戻す。戻し汁にも栄養が含まれるので、だしとして使う。

食べ合わせのコツ

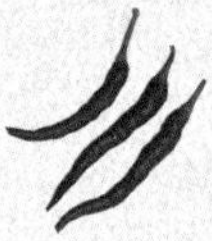

とうがらしと合わせてダイエット効果

とうがらしに含まれる辛味《からみ》成分のカプサイシンと低エネルギーのしいたけを食べ合わせると、カプサイシンのエネルギー代謝をよくして体脂肪を分解する作用や、血行促進作用が働く。ダイエット中の人におすすめの食べ合わせ。

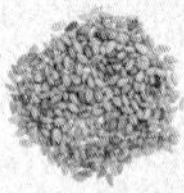

ごまと合わせて健脳効果

ごまに含まれる健脳効果のあるアミノ酸と、しいたけのうまみ成分グアニル酸を合わせると、グアニル酸がもつ脳の老化予防効果がより発揮される。脳が元気になり、記憶力もアップ。

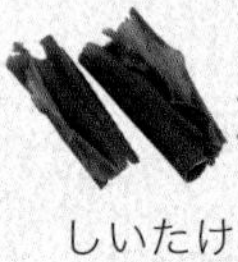

昆布と合わせて骨を丈夫にする

しいたけのビタミンDは、昆布に含まれるカルシウムの吸収率をアップし、骨を丈夫にする。昆布のもつグルタミン酸とでよりおいしくなる。

食材と栄養ミニ知識

生のしいたけは、2～3時間日光にあてる

生のしいたけは、紫外線に2～3時間あてるだけで、ビタミンDが増えることがわかっています。ビタミンDはカルシウムの吸収をよくします。調理前に干して、ビタミンDを増やしましょう。機械干しのしいたけにはビタミンDが含まれないため、注意。

しめじ

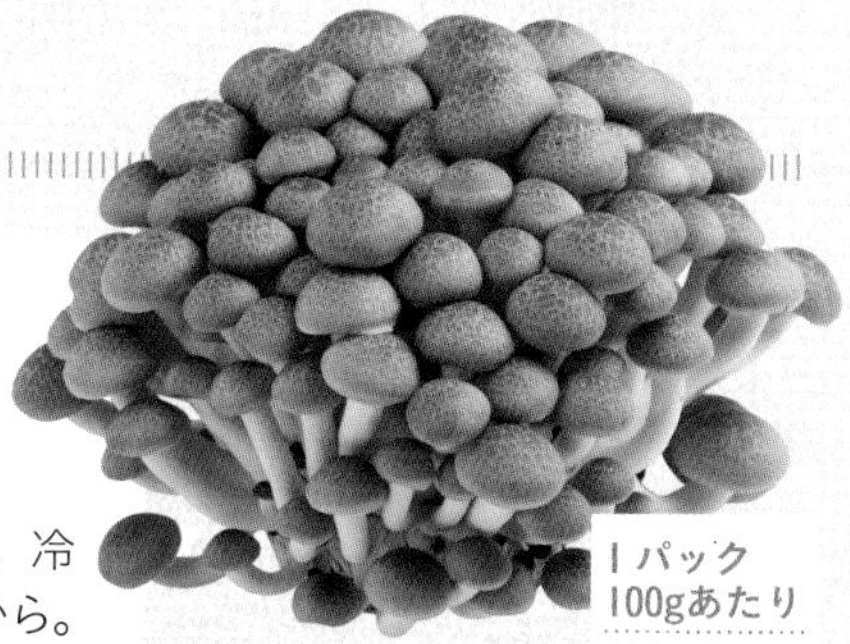

1パック
100gあたり
22kcal

旬 9〜11月

選び方	カサの色が濃くて開き過ぎず、ハリがあり、軸《じく》のかたいもの。締まっているものを選ぶ。
保存法	ラップに包むか密閉容器に入れて冷蔵庫へ。冷凍保存は、塩を加えた湯にサッとくぐらせてから。

成分・効能

アミノ酸のリジンがたんぱく質の吸収を促す

しめじとして市場に出回っているもののうち、大半を占めるのがぶなしめじとひらたけです。日本人に不足しがちな必須アミノ酸の一種、リジンが含まれており、これはたんぱく質の吸収をよくします。ビタミンB群や、カルシウムの吸収を助けるビタミンDも豊富です。

食べ合わせのコツ

ごぼうと合わせて腸をきれいに

しめじに含まれる食物繊維と、ごぼうに含まれる水溶性と不溶性の食物繊維を合わせることで腸内環境がよくなり、コレステロール値を下げる効果が倍増する。

※エネルギー量はぶなしめじの数値

えのきたけ

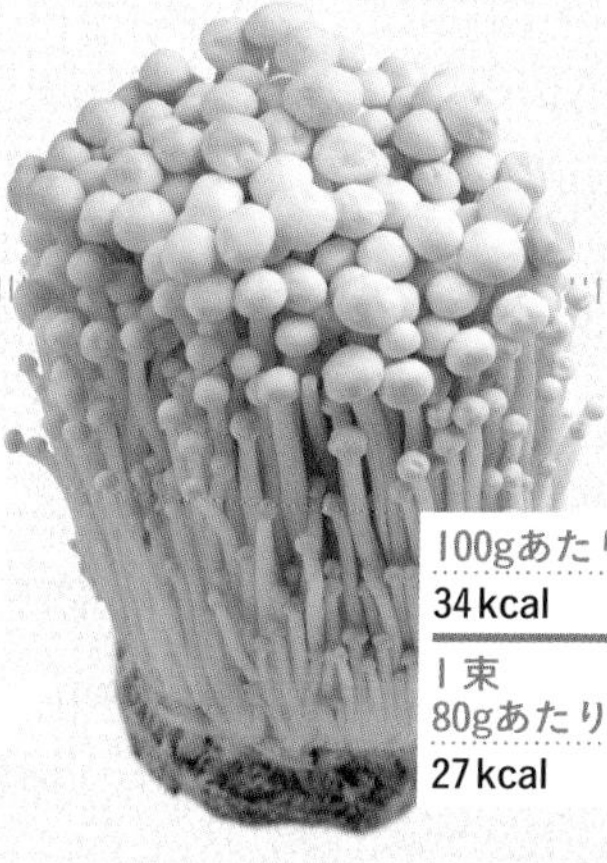

100gあたり
34kcal

1束
80gあたり
27kcal

旬 11〜3月

選び方	カサが開いておらず、背丈がそろっていて、軸《じく》がピンと張っているものを選ぶ。
保存法	真空パックのものなら冷蔵保存で1週間程度。冷凍保存は、根元を切って小分けにしてから。

成分・効能

ビタミンB_1で疲労を回復。安眠効果も

きのこ類の中でも、ビタミンB_1の含有量はトップクラス。疲労回復に効果があるため、夕食のメニューに加えると、1日の疲れをとり、安眠に導いてくれます。爪や髪の健康維持に役立つビタミンB_2も豊富です。

アミノ酸のギャバも含まれ、肝臓や腎臓《じんぞう》などの働きをよくする作用があります。

食べ合わせのコツ

さといもと合わせて血圧を下げる

えのきたけに含まれ、降圧作用があるアミノ酸のギャバと、血圧の上昇を抑えるカリウムが豊富なさといもを合わせると、より効果的に血圧降下の作用が期待できる。

なめこ

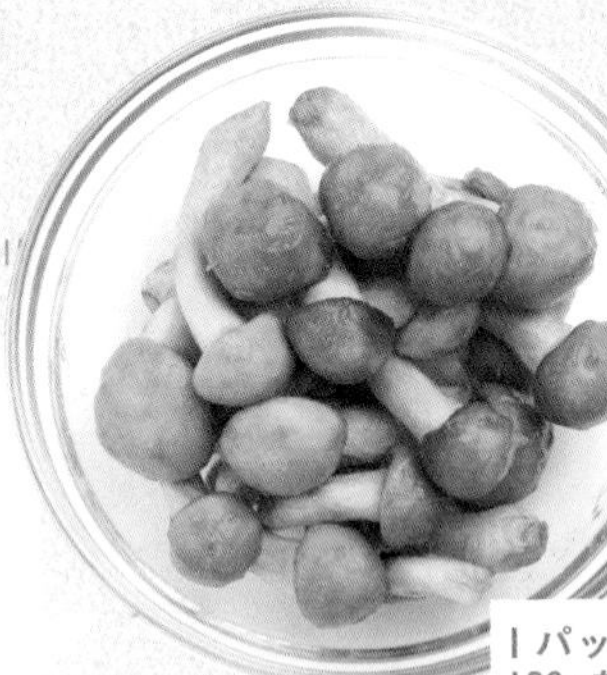

旬 9〜11月

選び方	カサが肉厚で、身がかたく締まったものを。カサが割れているものは避ける。
保存法	傷みやすいのですぐに食べる。塩を加えた湯にくぐらせてから、冷凍保存も可能。

1パック
100gあたり
14kcal

成分・効能

胃の粘膜を守り、腸の働きを助ける

なめこ独特のぬめりの成分は、糖たんぱくのムチン。たんぱく質の吸収を助け、胃粘膜《ねんまく》を保護します。

糖質の1つ、トレハロースも多く含まれます。これはカルシウムが体外に排出するのを防ぐため、骨粗しょう症の予防が期待できます。

豊富な食物繊維は便秘や大腸ガン予防に効果的です。

食べ合わせのコツ

大根と合わせて消化・吸収をよくする

腸の働きをよくするなめこだが、なめこ自体は消化がよいとはいえない。大根など、消化がよい野菜といっしょに食べよう。大根は、すりおろすと消化酵素がより働いて◎。

エリンギ

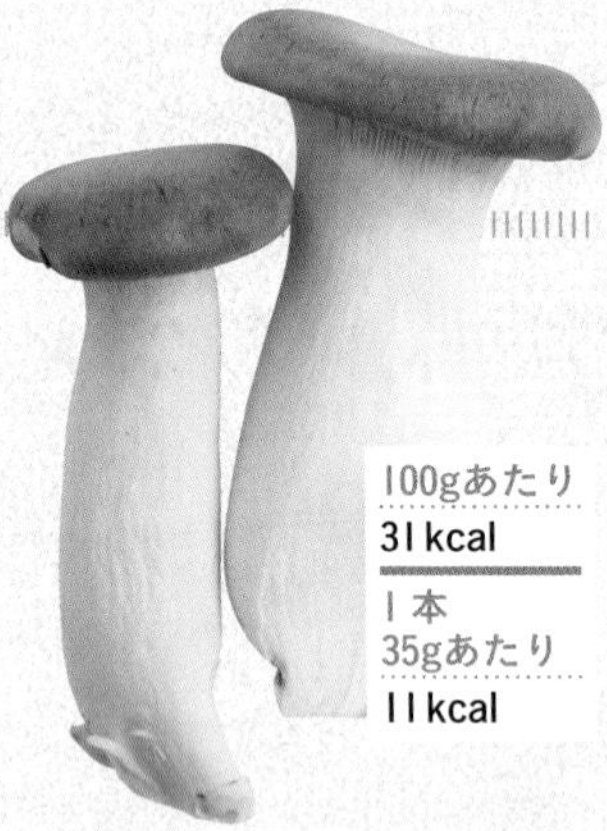

旬 通年

選び方	軸は、太くて、かたさと弾力があるもの。カサの色が薄い茶色で開き過ぎていないもの。
保存法	ラップに包み、冷蔵庫で保存する。傷みやすいため、できるだけ早く使い切るようにする。

100gあたり
31kcal
1本
35gあたり
11kcal

成分・効能

便秘や血圧の悩みを一度に解決

食物繊維の含有量が、きのこ類でもトップクラス。腸内をきれいにして便秘を解消するうえ、コレステロール値を下げてくれます。

体内の余分な塩分を排出して血圧を下げるカリウムも多く含まれます。また、髪や肌を健康に保ったり、口内炎を防ぐビタミンB_2も豊富です。

食べ合わせのコツ

たけのこと合わせて便秘解消

エリンギの食物繊維と、たけのこに含まれる不溶性の食物繊維は、合わせることでその効果が高まり、便秘解消により効果的。エリンギの汚れは洗わず、拭き取る程度で。

まいたけ

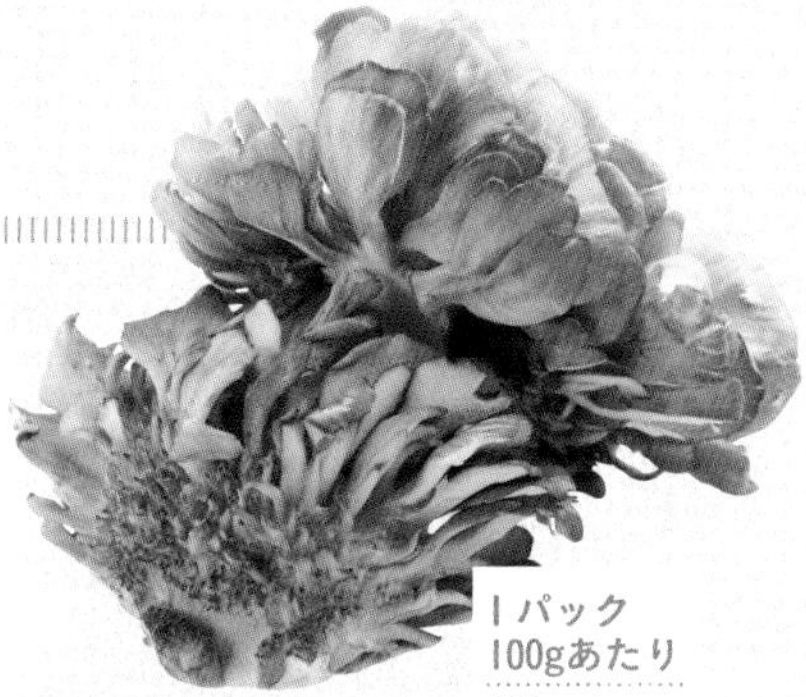

1パック
100gあたり
22kcal

旬 10〜11月

選び方 カサが肉厚で、しっかりしているもの。軸がかたく締まり、ピンと張っているものを。

保存法 パックのまま冷蔵庫で保存できる。小分けにしてラップに包み、冷凍庫で保存も可能。

成分・効能

免疫力アップで生活習慣病を撃退

免疫力を高めるβ《ベータ》グルカンが豊富。βグルカンは食物繊維の一種で、腸を刺激して腸内をきれいにします。また、免疫機能を高めて、ガン細胞の増殖を抑える働きも期待できます。

カルシウムの吸収を助けるビタミンDや、血行促進作用のあるビタミンE、ナイアシンも多く含まれます。

食べ合わせのコツ

さつまいもと合わせてガンを防ぐ

ビタミンEを豊富に含んださつまいもとまいたけを合わせると、抗ガン作用がより高まる。ビタミンEには血行をよくして体を温める作用もあるため、冷え症の改善にも。

マッシュルーム

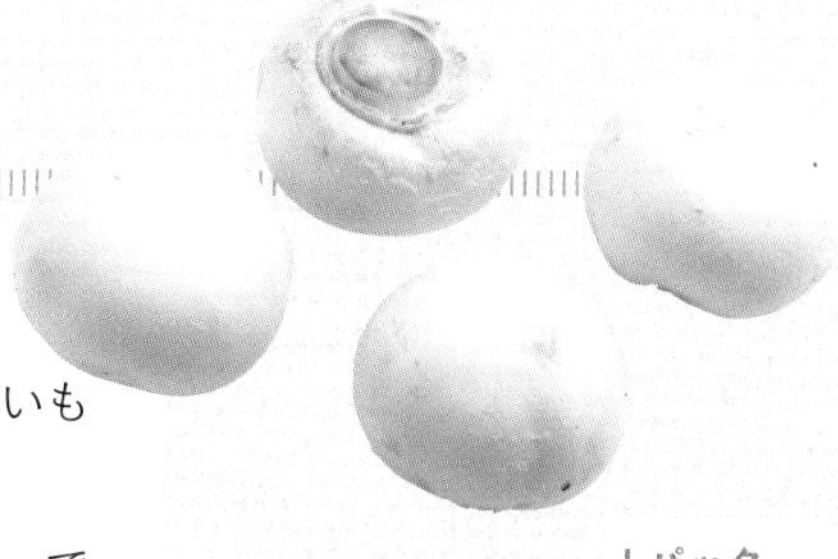

1パック
100gあたり
15kcal

旬 4〜6月、9〜11月

選び方 軸は短く太いもの。切り口が変色していないもの。カサの表面がすべすべしているものを。

保存法 ラップに包んで冷蔵庫へ。傷みやすいので、できるだけ早く食べ切るようにする。

成分・効能

ビタミンB_2で効率よくダイエット

脂質の代謝を助け、エネルギーに変えるビタミンB_2が多く、ダイエットに最適。血液中の脂質バランスを整え、動脈硬化を防ぐ食物繊維や、むくみ解消に効くカリウムも豊富です。

また、うまみ成分のグルタミン酸も多く含まれており、集中力や記憶力アップに効果を発揮します。

食べ合わせのコツ

小松菜と合わせて骨を丈夫に

マッシュルームなどきのこ類に多いビタミンDと、カルシウムが多く含まれる小松菜を合わせる。ビタミンDによりカルシウムの吸収率が高まり、骨や歯を丈夫にしてくれる。

わかめ

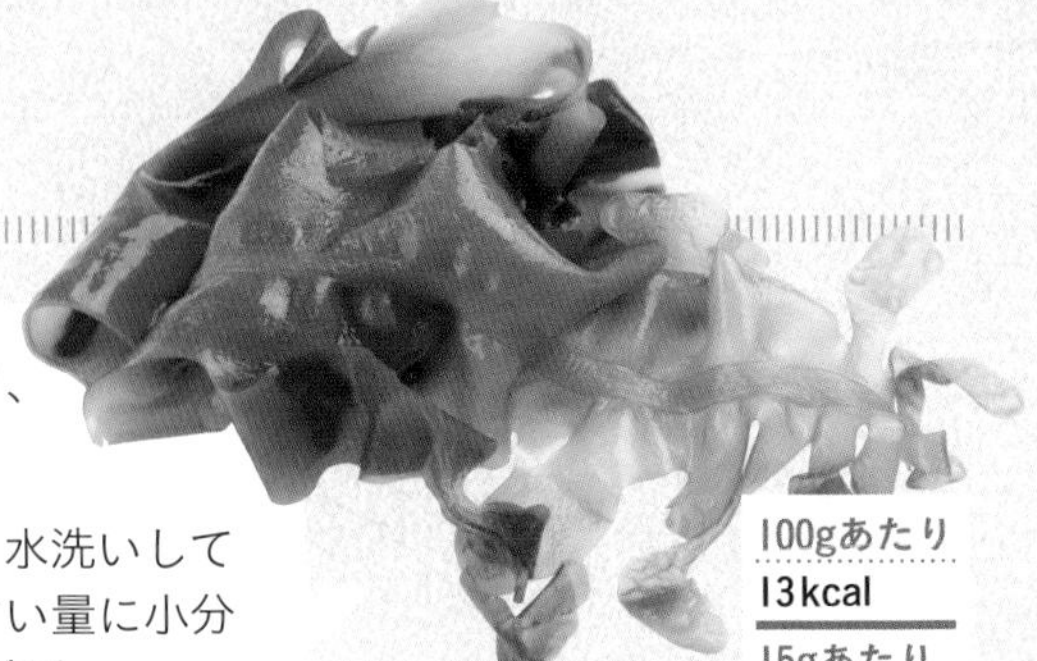

100gあたり 13kcal
15gあたり 2kcal

選び方　生わかめの場合は、厚みと弾力があり、緑の鮮やかなものを選ぶとよい。

保存法　生わかめはすでにゆでてあるため、水洗いして食べやすい大きさに切り、使いやすい量に小分けしてラップに包む。冷凍庫で保存する。

成分・効能

たっぷりのカルシウムが骨や歯をつくる

特有のぬめりは、食物繊維のフコイダン。便秘解消や降圧作用があります。

低エネルギー食品でミネラル分もたっぷり。特に、イライラを解消し、骨や歯を強くするカルシウムや、血液のもととなる鉄が豊富です。抗酸化作用のあるβ《ベータ》カロテンも多く、老化やガン予防に役立ちます。

食べ合わせのコツ

梅干しと合わせて骨を丈夫に

梅干しに豊富に含まれるクエン酸と合わせることで、わかめのカルシウムの吸収率が高まる。ペースト状にした梅干しとわかめの和え物など、簡単調理で効果バツグン。

※エネルギー量は塩蔵わかめ（塩抜き）の数値

昆布

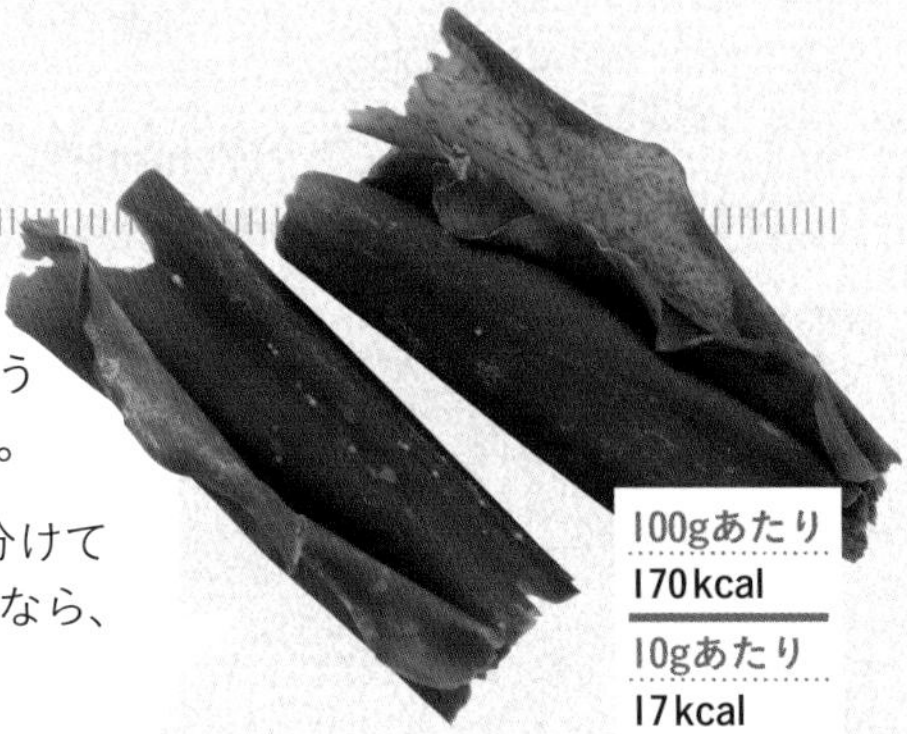

100gあたり 170kcal
10gあたり 17kcal

選び方　黒っぽく、肉厚なものがよい。だし用に使うなら、白い粉が吹いているものがおいしい。

保存法　1週間分くらいなら、使いやすい分量に分けて密閉容器に入れ、常温で保存。長期保存するなら、冷蔵庫で保存すれば3カ月ほどはもつ。

成分・効能

体の成長を助けるヨウ素が豊富

ミネラルの一種、ヨウ素が豊富です。甲状腺《こうじょうせん》ホルモンの材料で、3大栄養素の代謝を活発にし、体を活性化させ、脂肪の燃焼や子どもの体の発育を促します。

鉄やカリウム、カルシウムなども多く含まれます。特にカリウムの含有量が高く、むくみ解消や降圧作用が期待できます。

食べ合わせのコツ

さといもと合わせて健胃効果

さといもに豊富なムチンと、昆布に多く含まれるフコイダンは、ともにぬめり成分で胃粘膜《ねんまく》を保護する。合わせることで、おなかの調子を整え、消化・吸収をよくする。

※エネルギー量は真昆布（素干し）の数値

のり

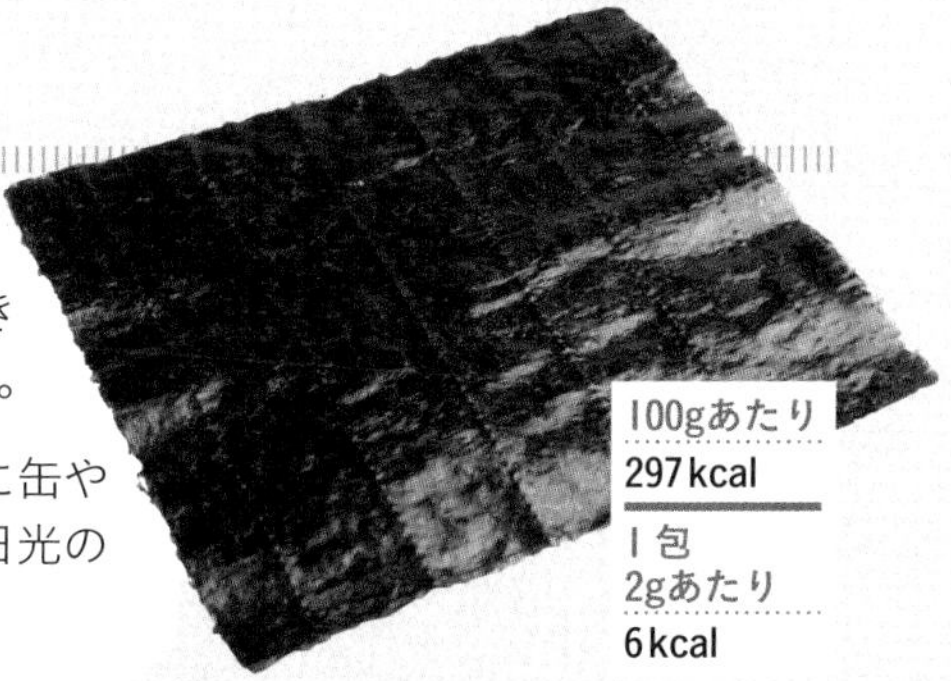

100gあたり
297kcal
1包
2gあたり
6kcal

選び方　形がゆがんでおらず、厚さが均一で、穴あきがないもの。やや青みを帯びたものがよい。

保存法　一度開封したものは、乾燥剤といっしょに缶や保存袋などに入れて密閉する。低温で、日光のあたらない場所に保存すること。

成分・効能
ニキビやシミなど肌トラブルを解消

肌の再生力を強くするビタミンB_{12}が豊富で、ニキビやシミなどの肌トラブルを解消します。

体内でビタミンAに変化するカロテンも含まれ、鼻や口などの粘膜をガードし、うるおいを保ちます。ビタミンAには免疫力を高める効果もあるため、かぜなどの感染症予防にも。

食べ合わせのコツ
冷やごはんと合わせてダイエット効果

のりと冷やごはんの食べ合わせは、相性◎。冷やごはんに含まれ、食物繊維の働きをするレジスタントスターチと、のりの食物繊維のダブル効果でダイエット効果バツグン。

※エネルギー量は焼きのりの数値

ひじき

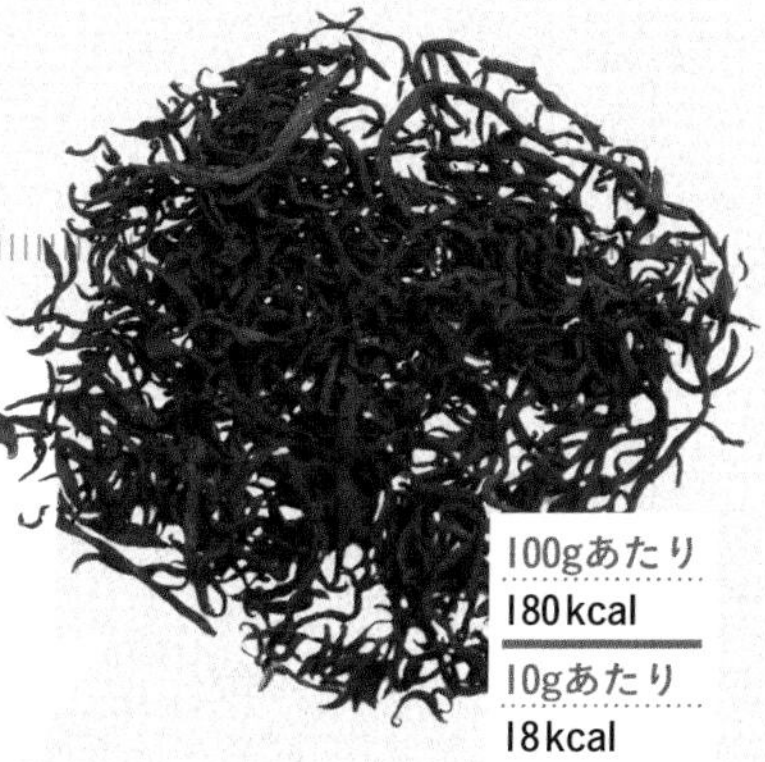

100gあたり
180kcal
10gあたり
18kcal

選び方　生のひじきなら、光沢があり、太さがそろっているもの。乾燥ひじきは、色ムラのないもの。

保存法　水に戻したものは、保存袋に入れて冷凍庫へ。1～2週間は日もちする。乾燥したままなら、冷暗所で1～2年の長期保存が可能。

成分・効能
カルシウムが牛乳の9倍にもなる

鉄とカルシウムの含有量は、海藻類の中でもトップクラス。特に、カルシウムは牛乳の約9倍にもなります。骨や歯が丈夫になり、骨粗しょう症予防に効果があります。

食物繊維も豊富で便秘解消に役立つほか、腸内の有害物質を包み込んで排出するため、大腸ガン予防にも。

食べ合わせのコツ
油揚げと合わせてコレステロール対策

ひじきに含まれるビタミンB群やぬめり成分の食物繊維と、油揚げや大豆製品に含まれるレシチンを合わせると、ダブル効果でコレステロール値を下げる効果が高まる。

※エネルギー量は干しひじき（ステンレス釜）の数値

そら豆

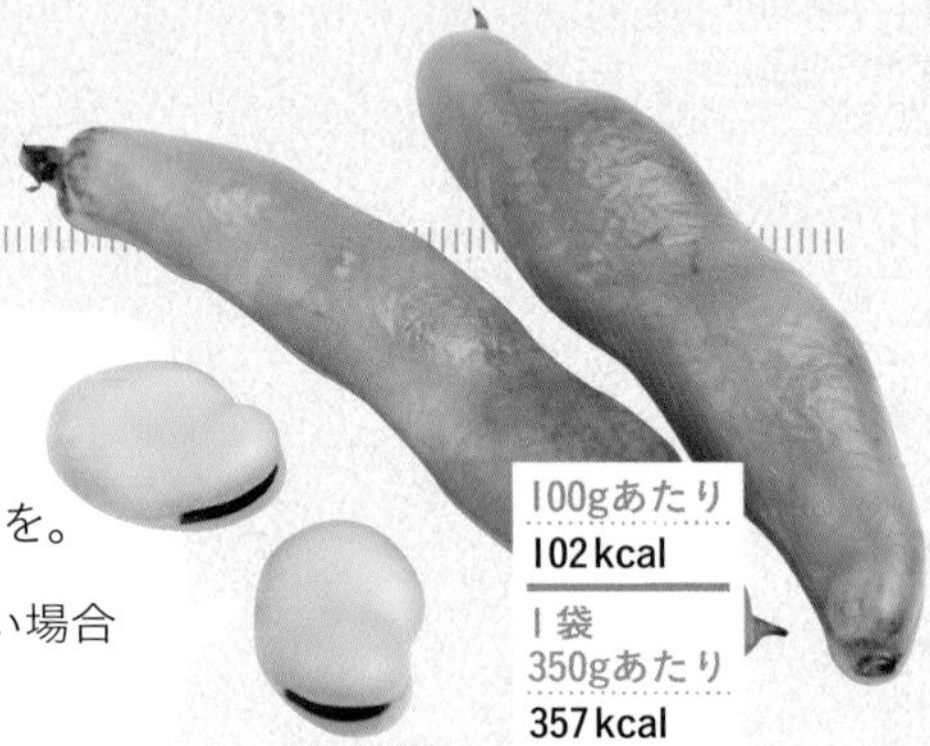

旬 4〜6月

選び方 さやが鮮やかなグリーンで弾力があり、豆の粒がそろい、ワタが詰まっているものを。

保存法 栄養価が落ちやすいので、すぐに食べない場合は、かためにゆでて冷凍するとよい。

100gあたり 102kcal
1袋 350gあたり 357kcal

成分・効能

代謝の促進や美肌づくりに効果大

ビタミンB_1とB_2が多く含まれます。また、糖質や脂質の代謝がよく、肌や髪の健康を保ち、ダイエットにも効果があります。利尿《りにょう》作用でむくみを解消するカリウムも豊富です。

皮には、食物繊維や水溶性のビタミン類が含まれているため、皮ごと食べるのもおすすめです。

食べ合わせのコツ

鶏肉と合わせてダイエット効果

そら豆のビタミンBの複合体には、代謝をよくする働きがある。鶏肉などの良質の動物性たんぱく質と合わせることで、効率よく脂肪が燃え、ダイエット効果が期待できる。

さやいんげん

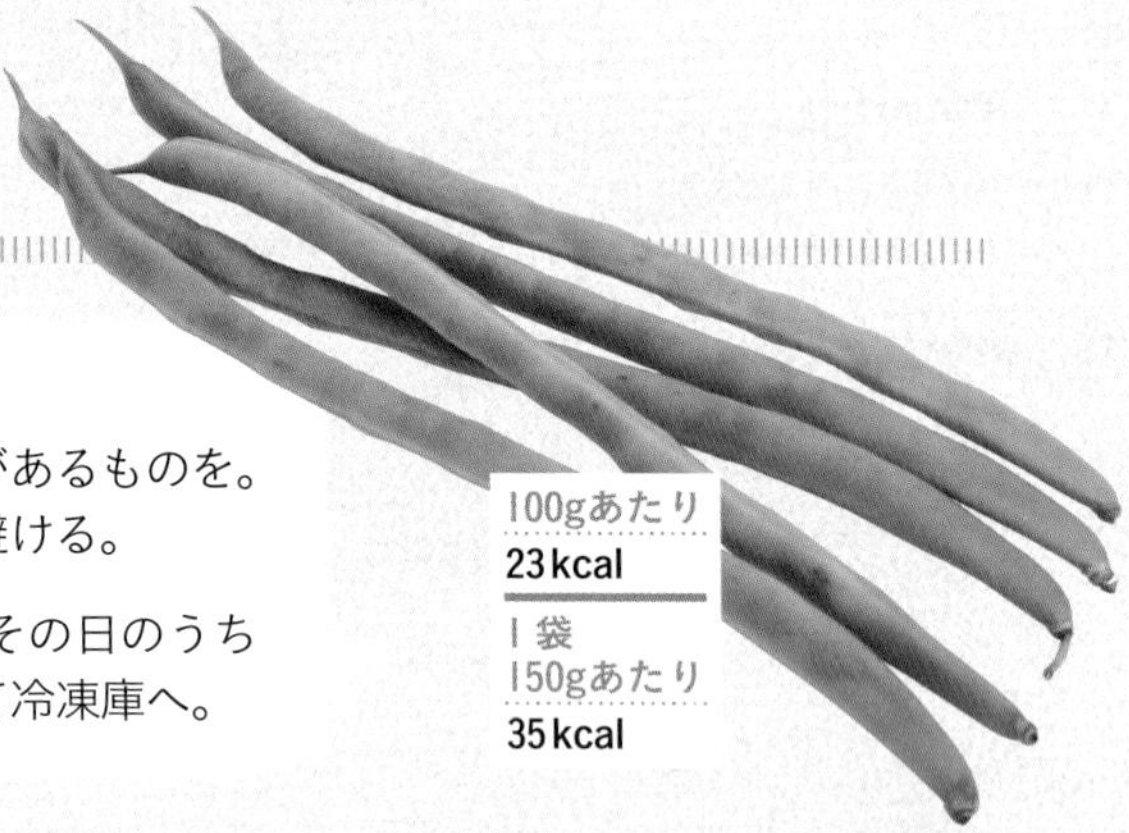

旬 6〜9月

選び方 さやの端から端まで、ピンとハリがあるものを。豆の形がハッキリ出ているものは避ける。

保存法 鮮度が落ちやすいので、できればその日のうちに使い切る。残ったらサッとゆでて冷凍庫へ。

100gあたり 23kcal
1袋 150gあたり 35kcal

成分・効能

女性にうれしい栄養素がいっぱい

抗酸化作用でガンなどを抑制するカロテンや、必須アミノ酸であるリジンが豊富に含まれています。リジンには、女性ホルモンをつくり出し、受精率を高める働きがあります。

また、月経前症候群（PMS）を軽減するマグネシウムも豊富に含まれていて、女性にうれしい食材です。

食べ合わせのコツ

納豆と合わせて美肌づくり

たんぱく質が多い納豆と合わせれば、リジンが働いてたんぱく質の吸収率が高くなり、肌がつやつやに。同様の理由で、わかめなどの海藻と合わせても効果が期待できる。

ごま

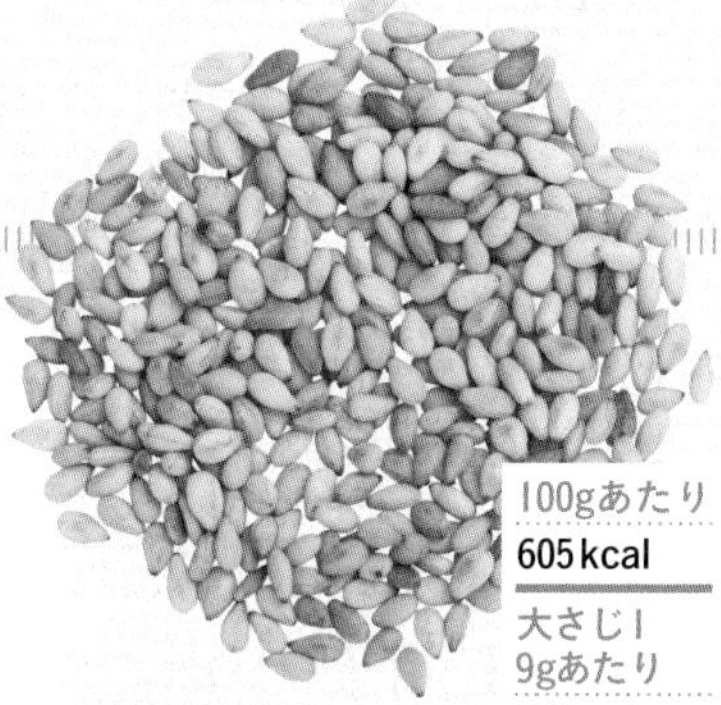

100gあたり
605kcal
大さじ1
9gあたり
54kcal

旬 通年

選び方	色が濃く、粒がそろっているもの。白ごまと黒ごま、金ごまなどがあるが、栄養価はほぼ同じ。
保存法	密閉容器に入れて、湿気から守る。調理に使う前に軽く炒りなおすと、風味が戻る。

成分・効能

セサミンで若返りやコレステロール対策

ごま特有の成分、ゴマリグナンの一種セサミンが豊富です。高い抗酸化作用をもち、老化防止や肝機能改善に役立ちます。悪玉コレステロールを減らして動脈硬化を防ぐ、不飽和脂肪酸のリノール酸も含まれます。

外皮《がいひ》がかたく、生では消化しにくいので、炒ってすりごまにするのがおすすめ。

食べ合わせのコツ

マグロと合わせて健脳効果

マグロのDHAと食べ合わせることで、ごまに含まれ、健脳効果のあるアミノ酸が働く。ごまは空気に触れると酸化しやすいため、使う直前にすりごまにするとよい。

※エネルギー量はいりごまの数値

アーモンド

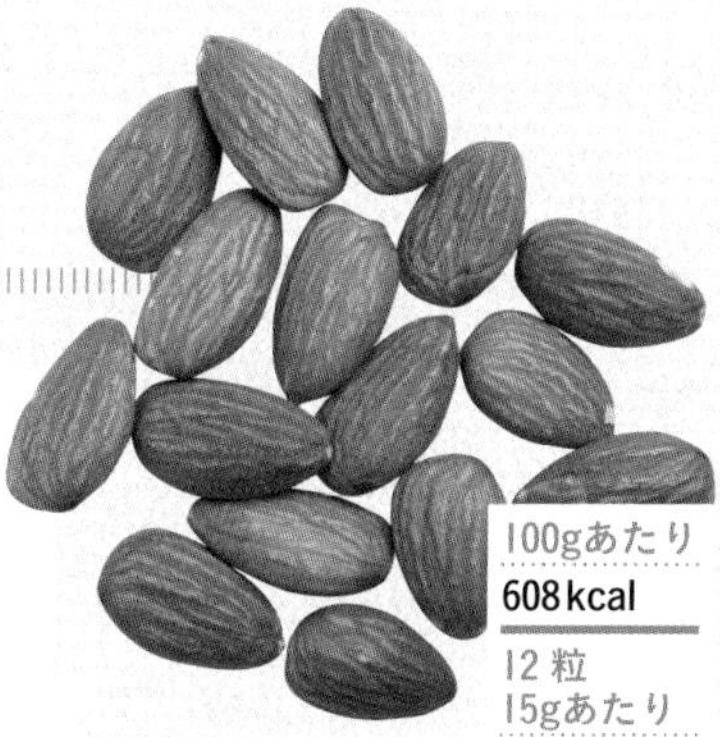

100gあたり
608kcal
12粒
15gあたり
91kcal

旬 通年

選び方	できれば皮付きで、傷のないものを選ぶ。むき身なら、しっかりと密閉されたものを。
保存法	湿気を含むと香りが悪くなる。皮付きもむき身も、密閉容器に入れて冷凍保存がよい。

成分・効能

実にも皮にも、強い抗酸化作用が

抗酸化作用が強く、血管を若返らせ、紫外線を肌からブロックするビタミンEが豊富。オレイン酸は、悪玉コレステロールを減らして、血栓《けっせん》症や動脈硬化など生活習慣病を防ぎます。

薄皮にはポリフェノールがたっぷり。これには細胞がサビつくのを抑えて、老化を防ぐ作用があります。

食べ合わせのコツ

オレンジと合わせて若返り効果

ビタミンCが多いオレンジやいちごと、ビタミンEが多いアーモンドを合わせると、ビタミンEの抗酸化作用が高まり、アンチエイジング効果がよりアップする。

玄米

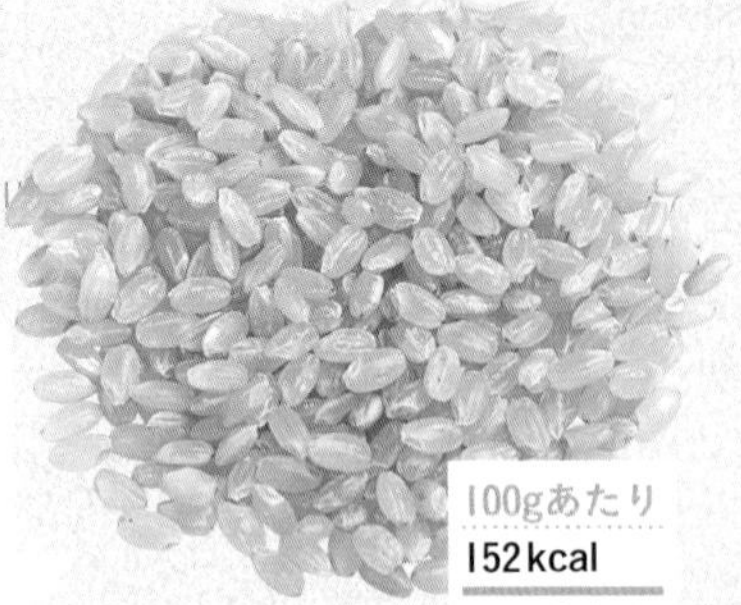

旬 8〜10月（新米）

選び方	製造年月日を確認し、日付が新しいものを選ぶ。粒がそろっているものがよい。
保存法	直射日光を避け、涼しい場所や冷蔵庫の野菜室で保存。とうがらしを入れておくと虫よけに。

100gあたり
152kcal
150gあたり
228kcal

成分・効能

外皮に守られ、ビタミンB_1が豊富。食物繊維で整腸作用も

玄米とは、稲のいちばん外側のもみ殻《がら》だけを取り除いた米のこと。ぬかや胚芽《はいが》部分が残っているため、ビタミンB_1や糖質、たんぱく質、脂質、ミネラル、食物繊維などの栄養素が豊富に含まれています。

ビタミンB_1は、糖質を効率よくエネルギーに変えて肥満を防ぎます。食物繊維には整腸作用があり、便秘を予防します。また、ぬかには不飽和脂肪酸のリノール酸が含まれ、血管を若返らせるため、動脈硬化予防に有効です。

調理のコツ

玄米に対し、水の量は 1.5 倍に

玄米モードがついている炊飯器で炊くなら、それに合った水の量がベストだが、ついていない場合は、玄米の量の 1.5 倍の水を入れて炊く。ごみなどをとるようにサッと洗った後、6 時間程度浸水させて炊けば、芯《しん》が残らない。

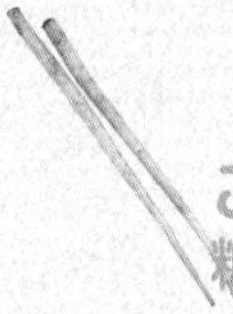

食べ合わせのコツ

ごぼうと合わせて糖尿病を防ぐ

玄米のもつビタミン B_1 が糖質の代謝を促し、ごぼうに含まれる食物繊維が血糖値の上昇を抑える働きがあるため、糖尿病に有効だといわれている。ただし、玄米は消化がよくないため、胃腸の調子が悪いときはおかゆで食べること。

食材と栄養ミニ知識

玄米と白米、栄養価はどう違う？

白米には、栄養価が高い、ぬかや胚芽の部分がありません。ですから、ビタミン B_1 は玄米の８分の１、ビタミン B_2 は２分の１、脂質、葉酸は玄米の３分の１しか含まれておらず、玄米のほうが栄養価が高いことがわかります。常食には玄米がおすすめです。

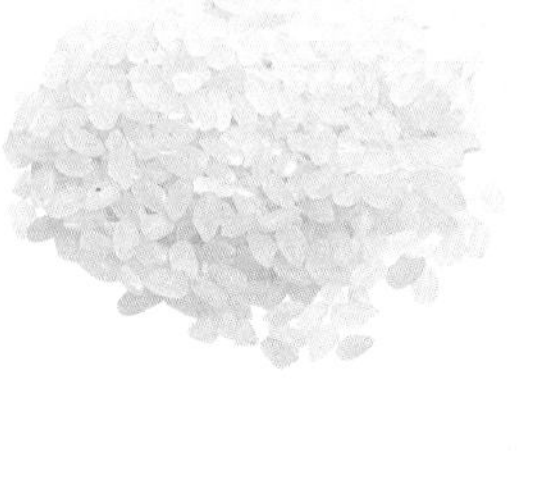

■精白米
100gあたり
156kcal
150gあたり
234kcal

※エネルギー量は炊いたときの数値

胚芽精米

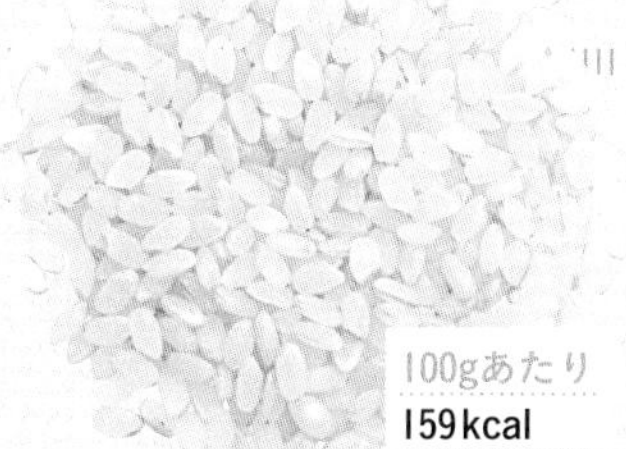

旬 8～10月（新米）

選び方　製造年月日を確認し、日付が新しいものを選ぶ。粒がそろっているものがよい。

保存法　直射日光を避け、涼しい場所や冷蔵庫の野菜室で保存。とうがらしを入れておくと虫よけに。

100gあたり 159kcal
150gあたり 239kcal

成分・効能

白米より栄養価があり玄米より食べやすい

胚芽精米は、玄米からぬかの部分を取り除いたもの。胚芽部分にはビタミンB_1、抗酸化作用のあるビタミンE、動脈硬化を防ぐリノール酸や、便秘に効く食物繊維が豊富に含まれています。玄米より消化がよく、食べやすいのが特徴です。

胚芽部分が流れないよう、サッと洗って炊きます。

食べ合わせのコツ　にらと合わせて冷え症対策

胚芽精米の雑炊ににらを入れると、両方に豊富なビタミンB_1が、ダブルで血行をよくして体を温めてくれる。冷え症の改善や、かぜの回復にも効果がある。

※エネルギー量は炊いたときの数値

そば

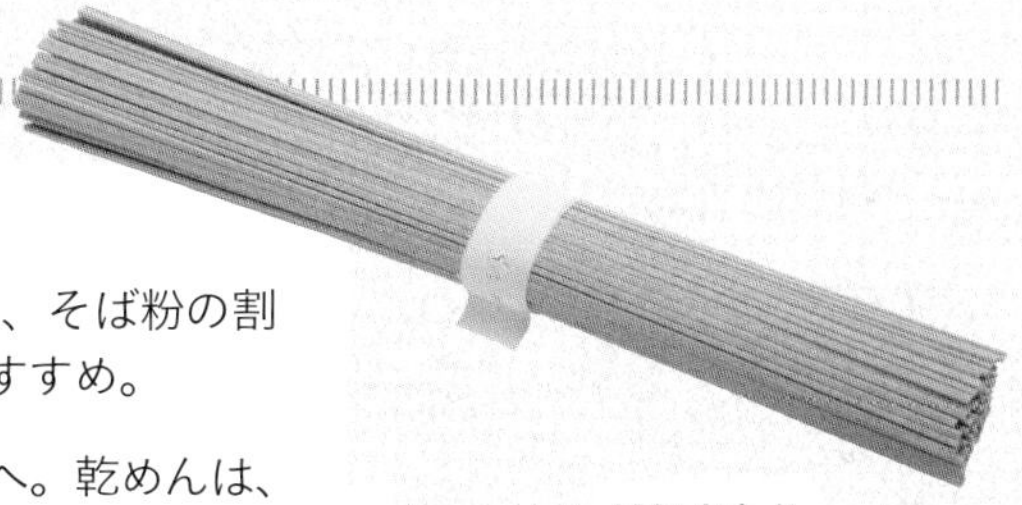

旬 11～12月（新そば）

選び方　「二八そば」「十割そば」といった、そば粉の割合が多い生めんタイプのものがおすすめ。

保存法　生めんは、保存袋に入れて冷凍庫へ。乾めんは、開封後は保存袋に入れて冷暗所へ。

100gあたり 130kcal

成分・効能

ミネラルが豊富な主食。ルチンで丈夫な血管に

低エネルギーで良質のたんぱく質を含むほか、アミノ酸のリジン、ビタミン様物質のルチン、そして鉄をとることができます。

ルチンには血管を強くする働きがあり、動脈硬化や高血圧を予防します。生めんのそば湯にはルチンが溶け出しているので、汁までいただきましょう。

食べ合わせのコツ　パセリと合わせて動脈硬化予防

パセリには、ビタミンやミネラル、食物繊維が豊富に含まれる。抗酸化作用もあり、そばと合わせると動脈硬化を防ぐ働きがアップする。刻んで薬味として使いたい。

※エネルギー量はゆでたときの数値

酢

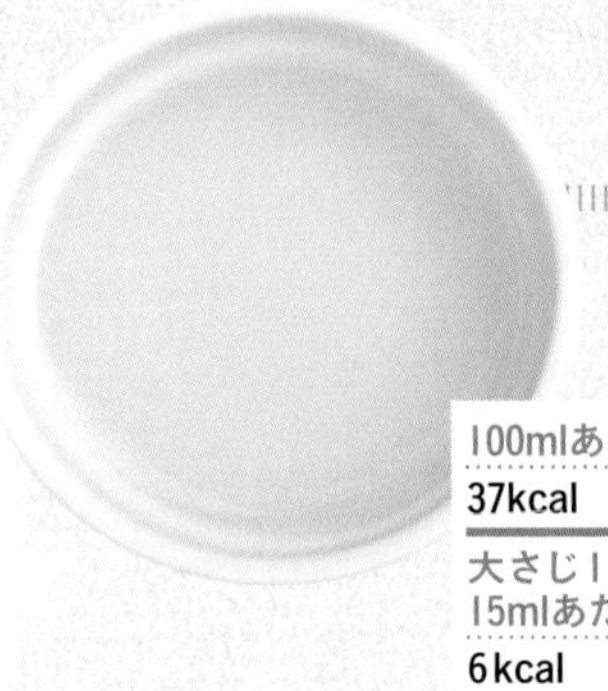

100mlあたり 37kcal
大さじ1 15mlあたり 6kcal

選び方	化学的に合成された合成酢や、エチルアルコールを原料にするアルコール酢には、あまり薬効は望めない。材料表示をよく確かめて。
保存法	開封したら冷暗所で保存。1カ月を目安に、できるだけ早く使い切るようにする。

成分・効能

疲労もストレスもクエン酸ですっきり

酢には、酢酸《さくさん》やクエン酸などの有機酸がたっぷり含まれています。特にクエン酸は、体内でブドウ糖を効率よく燃やし、体内にたまった老廃物を排出させます。疲れているときなどには欠かせない成分です。

また、クエン酸にはカルシウムの吸収力を高める作用もあります。

食べ合わせのコツ

トマトと合わせて疲労回復

酢に含まれるクエン酸と、トマトのクエン酸のダブル効果で体が元気になり、美肌効果が高まる。1品でとるなら、トマトに酢をかけて食べると◎。酸味が食欲をそそる。

※エネルギー量は穀物酢の数値

植物油

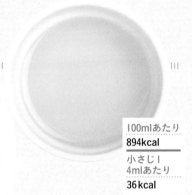

100mlあたり 894kcal
小さじ1 4mlあたり 36kcal

選び方	オリーブ油のうち、エキストラバージンタイプは、動脈硬化を防ぐオレイン酸が特に多く含まれる。ごま油と菜種油は、圧搾タイプが良質。
保存法	開封すると酸化がはじまるため、早めに使い切る。同じ油で何度も揚げ物をするのは避ける。

成分・効能

高コレステロールや高血圧に効果的

植物油とは、大豆、オリーブ、とうもろこし、ひまわりなどの植物の種子からとった油の総称です。

不飽和脂肪酸のリノール酸やオレイン酸が多く含まれ、コレステロールを減らし、血圧を下げます。また、ビタミンAやEなど、脂溶性ビタミンの吸収を高める効果もあります。

食べ合わせのコツ

ピーマンと合わせて美肌づくり

ピーマンに多く含まれているクロロフィルにはデトックス効果があり、脂溶性なので、オリーブ油などと合わせると吸収率が高まる。その結果、肌荒れが改善される。

※エネルギー量はオリーブ油の数値

みそ

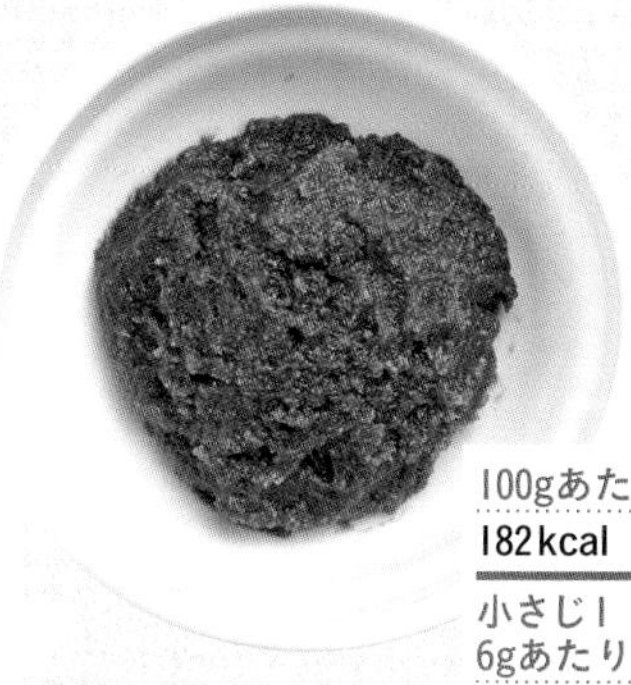

100gあたり
182kcal
小さじ1
6gあたり
11kcal

選び方　赤みそも白みそも、原料はまったく同じ。塩分が高いため、高血圧の人は減塩タイプに。

保存法　空気に触れると味が落ち、カビが生えやすくなる。できるだけ表面を平らにしてしっかりラップし、冷暗所か冷蔵庫で保存する。

成分・効能

良質のたんぱく質やビタミンB_2が豊富

蒸した大豆に麹《こうじ》と塩を加えてできる発酵食品。大豆と同様に、抗酸化作用のあるサポニンや、9つの必須アミノ酸をバランスよく含む植物性たんぱく質が豊富です。細胞の再生を助けるビタミンB_2も多く含みます。腸内環境を整える乳酸菌や、ストレスを和らげるギャバも含まれています。

食べ合わせのコツ

なすと合わせてコレステロール対策

みそのもつ乳酸菌は腸内環境をよくし、なすに含まれるナスニンにはコレステロール値を下げる働きがある。食べ合わせると、コレステロールを下げる働きがアップする。

※エネルギー量は淡色辛みその数値

はちみつ

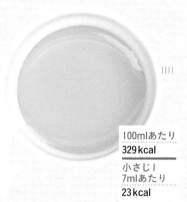

100mlあたり
329kcal
小さじ1
7mlあたり
23kcal

選び方　レンゲ、アカシア、みかん、りんごなど、さまざまな種類がある。加熱処理をしていないものほど、ミネラルが豊富で上質となる。

保存法　密封し、直射日光の当たらない場所で常温保存。白くにごって結晶化した場合、湯せんで溶かす。

成分・効能

即効性のあるエネルギー源になる

ビタミンB群の一種、パントテン酸を含みます。パントテン酸は肌を健康に保ち、美肌づくりに効果的。さらに、腸内環境をよくするグルコン酸が、便秘や下痢の解消に一役買います。また、ブドウ糖や果糖などが豊富。どちらも消化・吸収がよく、すぐにエネルギーに変わります。

食べ合わせのコツ

レモンと合わせて疲労回復

はちみつのブドウ糖と、レモンのクエン酸の働きで、疲労回復に即効性を発揮する。1才未満の乳児ははちみつのボツリヌス菌を消化できないため、食べさせないこと。

Q　老化をまねく「ＡＧＥ（最終糖化物質）」ってどんな物質？どんな食品に含まれているの？

A　体内で増え過ぎた糖質に、たんぱく質が結びついてできたもの。揚げ物の二度揚げや、“焦げ”に注意して。

「ＡＧＥ」は、糖質とたんぱく質が加熱されてできた物質のことです。例えば、血液中に糖質が増え過ぎると、糖質が細胞や筋肉など、体内の組織をつくっているたんぱく質と結びつきます。そこに体温による熱が加わり、ＡＧＥに変わります。また、ハンバーグやホットケーキ、から揚げなどは、加熱するとこんがりと焼き色がつきます（メイラード反応）。この、焼き色のついた部分にもＡＧＥが含まれます。

ＡＧＥは体内のあちこちに沈着して、組織を劣化させ、老化をまねきます。脳や骨も老化させ、アルツハイマーや骨粗しょう症、慢性関節リウマチ、変形性関節症や、ガンをまねくリスクも高まります。

予防のポイントは、食品を加熱し過ぎないことです。例えば、揚げ物は高温で揚げるとメイラード反応が進みます。カラッと揚げたいからといって、二度揚げをすればなおのこと。調理の際は、野菜は先に下ゆでして火を通しやすくしたり、肉や魚は火力を調節したりして、“焦げ”をつけないよう心がけましょう。

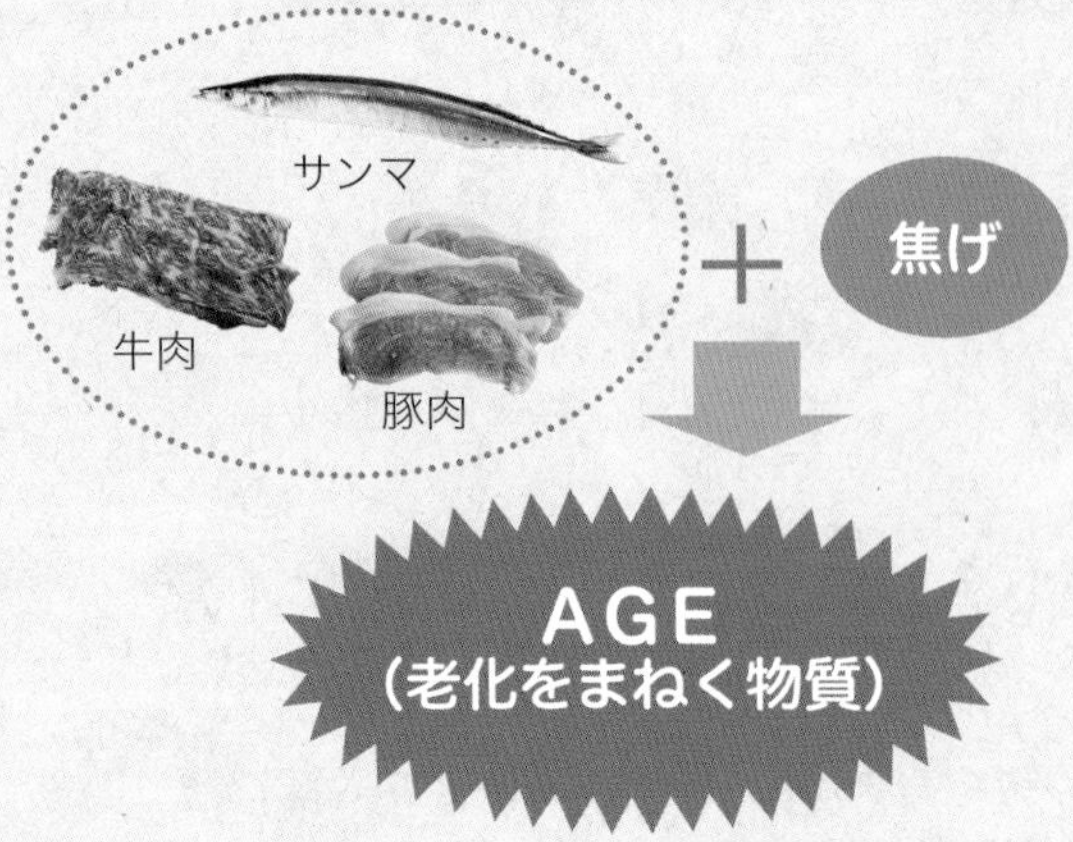

たんぱく質の豊富な食品は、できるだけ焦がさないように

特にたんぱく質の焦げには、少量だが「ヘテロサイクリックアミド」という発ガン物質が含まれる。ＡＧＥを増やすだけでなく、ガンの危険性もともなうため、できるだけ焦がさないよう注意したい。

STAGE
5

栄養素の力で
気になる症状がスッキリ♪

免疫力を高める、体を温めて代謝を促すなど、
栄養素には体の不調を改善する効果があります。
ここでは「体と心の不調」「美容トラブル」「生活習慣病」に分けて、
42 の症状別に、栄養素による改善策を解説。
「なんだか最近、体調がすぐれないな」と感じたら、
栄養素の力を借りて、体に元気を取り戻しましょう。

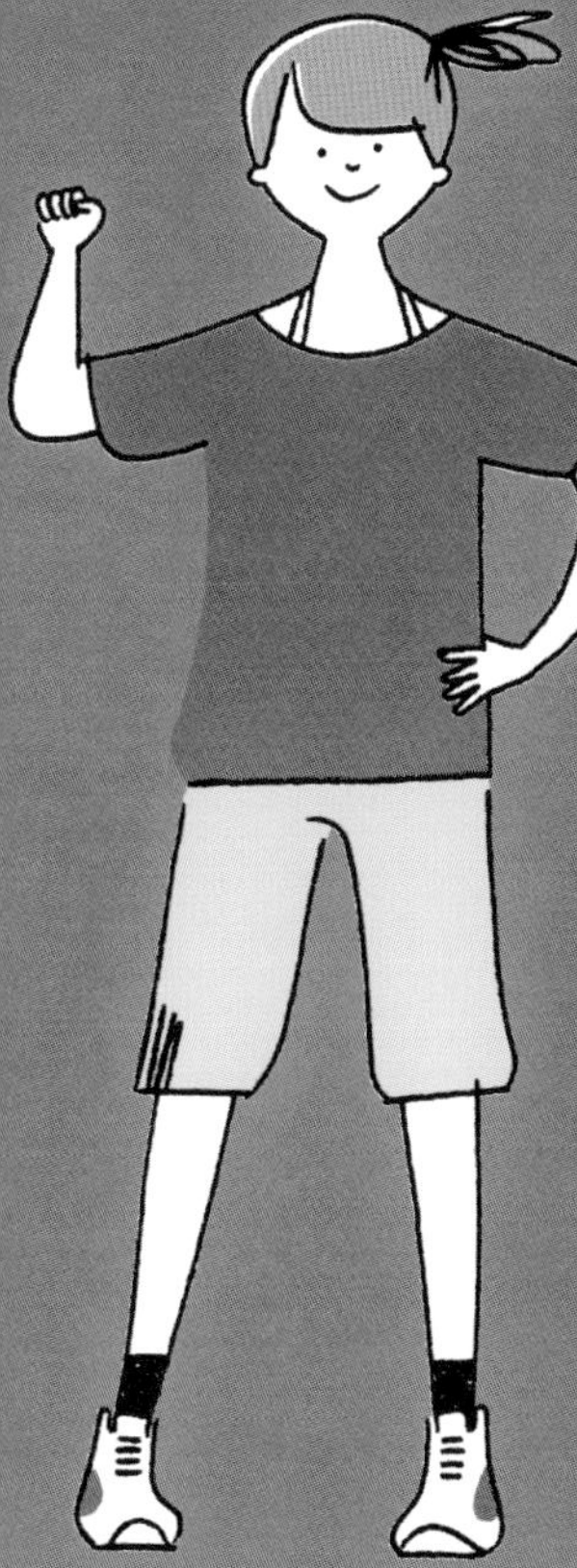

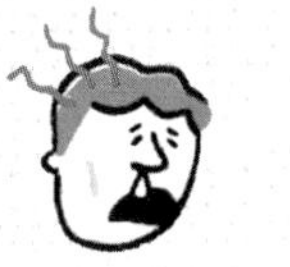

体と心の不調

目が疲れやすい

- ✔「ビタミンA」と「アントシアニン」がおすすめ
- ✔にんじんやブルーベリー、ほうれん草などを積極的にとる
- ✔視神経の働きを助ける「ビタミンB群」もよい

要因　パソコンを長時間使うなど、目を酷使する

仕事でパソコンを使ったり、テレビを長時間見たり、スマホでゲームやメールをしたり……。現代人はとかく目を酷使しがち。これが疲れ目やドライアイの最大の原因です。

また、無理なダイエットや偏食などで、目の健康に必要な栄養素が足りないと、目が疲れやすくなることも。ほうっておくと、視神経の働きが悪くなったり、視力の低下につながったりすることもあります。

対策　視神経の働きを助ける栄養素をとる

目がショボショボする、目が乾くなど違和感を感じたら、遠くのほうを見るなどして、目を休めましょう。

食事でとりたいのは、「ビタミンA」です。涙の量を増やして、目の乾燥を防ぐ働きがあります。ポリフェノールの一種である「アントシアニン」も目の疲れに効果的です。

さらに「ビタミンB群」もおすすめ。視神経の働きを助け、視力低下や目の疲れを防ぐ効果があります。

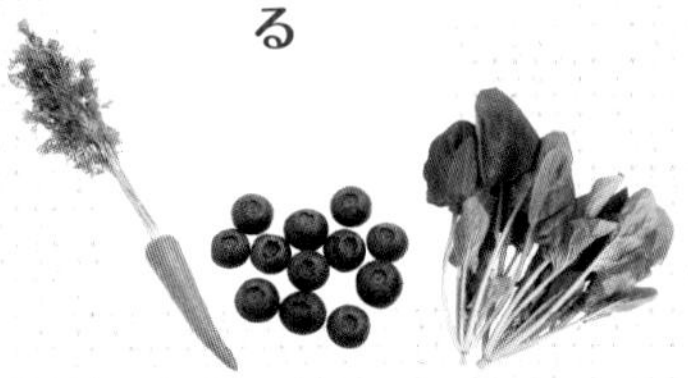

さらに効果アップ　食べ合わせテク

にんじんとレーズンのサラダ

にんじんに含まれるβ《ベータ》カロテンは、体内でビタミンAに変わる。目によいアントシアニンの豊富な**レーズン**といっしょにとることで、目の疲れをより効果的にケアする。

ブルーベリーのヨーグルト添え

ヨーグルトに含まれる乳酸菌が、アントシアニンなど**ブルーベリー**の栄養素の吸収率を高める。血糖値や血中脂質が気になる人は、無糖や無脂肪のヨーグルトを選んで。

栄養処方箋

ビタミンA（βカロテン）　➡P80

うなぎやレバー、緑黄色野菜などに多いビタミンで、「目のビタミン」といわれるほど目の健康と関わりが深い。涙の量を増やして目の粘膜《ねんまく》をうるおし、乾燥から守る。

アントシアニン　➡P131

ポリフェノールの一種。目の網膜《もうまく》にあるロドプシンの再合成を活性化させ、疲れ目の回復や目の機能向上に効果的。ブルーベリー、ぶどう、赤じそ、なすなどに多い。

鼻水、鼻づまりがある

- ✔慢性的な鼻水、鼻づまりは体の冷えから起こる
- ✔肉、魚、卵などの「たんぱく質」で、スタミナをつける
- ✔鍋物など温かい料理にすると、体を温める効果がアップ

要因　体の冷えが鼻の不調をまねく

長引くとつらい、鼻水や鼻づまり。かぜの症状として現れているなら、1週間〜10日もすれば治まります。鼻水の色が、無色透明から黄色や緑色に変わったら、鼻の奥の粘膜に細菌やウイルスによる炎症が起こっていると考えられます。

かぜをひいているわけではないのに、鼻水や鼻づまりが慢性的にある場合は、「体の冷え」によるものかもしれません。

対策　スタミナをつけて体を温める

冷えによる鼻水や鼻づまりには、良質の「たんぱく質」をとることが大切。食べ物をとると、代謝によって熱エネルギーが生じます。その熱エネルギーは、3大栄養素の中でたんぱく質が特に大きく、体を温めるのに効果的。スタミナがついて、免疫力を高める効果もあります。

温かい料理にして食べると、より効果はアップ。鍋物などで、心も体もしっかり温めましょう。

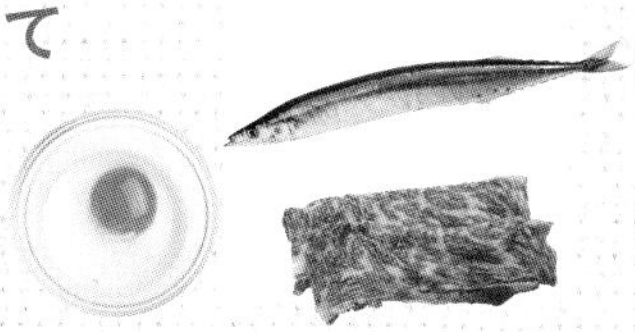

栄養処方箋

たんぱく質 ➡P74

肉や魚、卵、大豆製品などに多く含まれ、筋肉や臓器、皮膚、血液、ホルモンなどの材料になる。免疫力を高める効果もある。20種類のアミノ酸から構成される。

食べ合わせテク　さらに効果アップ

牛肉ときのこ、小松菜の鍋

牛肉は良質なたんぱく質や、鉄を豊富に含む。代謝にはビタミンB群が必要なので、**きのこ**や**小松菜**といっしょにとるとよい。体が温まる鍋物が最適。

栄養の効能ウソ・ホント

体を温める栄養素をとるとくしゃみも治まる？

くしゃみも、体の冷えが原因で起こります。鼻水、鼻づまりと同じように、体を温めることで症状が改善します。良質のたんぱく質をしっかりとりましょう。また、入浴や軽いストレッチなども、体を温めるのに効果があります。

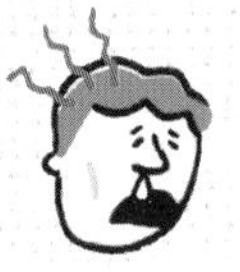

のどが痛い、声がかれる

- ✔のどの粘膜の炎症が原因で起こる
- ✔「ビタミンA」には、のどの粘膜を丈夫にする働きがある
- ✔うなぎやレバー、にんじん、ほうれん草などを積極的にとる

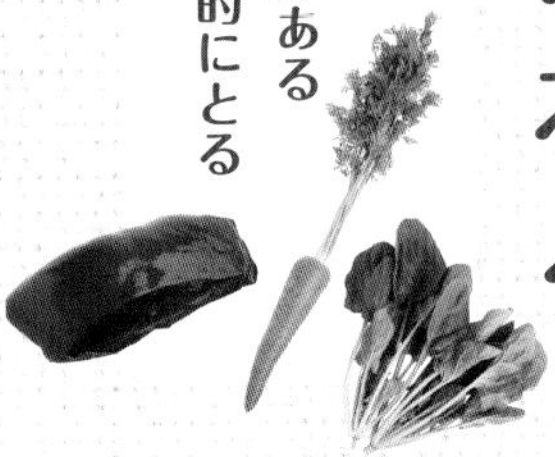

要因 のどの粘膜に炎症が起こる

大声を出した翌日、なんだかのどが痛い――これはのどの使い過ぎで炎症が起こったため。のどの痛みや声がれのほとんどは、炎症が原因です。炎症は、声の出し過ぎや、ウイルスや細菌の感染などによって起こります。

炎症をほうっておくと、発熱したり、白色や黄色、緑色の痰《たん》が出たりすることもあります。体内の水分が不足すると、痰も出にくくなります。

対策 のどの粘膜を丈夫にする栄養素を補う

のどの炎症には、「ビタミンA」が効果的。のどの粘膜《ねんまく》を保護し、丈夫にしてくれます。ビタミンAは、うなぎやレバーに豊富です。体内でビタミンAに変わる「β《ベータ》カロテン」にも同じ効果があり、にんじんやほうれん草に多く含まれています。

また、みょうがの辛味《からみ》成分「ミョウガジアール」には抗菌作用や解毒作用があり、のどの痛みを和らげる効果が期待できます。

さらに効果アップ 食べ合わせテク

はちみつ入りキャロットジュース

にんじんのビタミンA（βカロテン）に**はちみつ**を加えることで、のどの粘膜を保護し、さらに疲労回復効果が得られる。にんじんを**ほうれん草**に替えてもOK。

鶏皮とみょうが、しょうがのごま酢和え

ゆでて細く切った**鶏皮**、細かく刻んだ**みょうが**と**しょうが**を、**すりごま**と**甘酢**で和えるだけ。のどの炎症の回復に加え、たんぱく質の多い鶏皮で疲労回復効果が期待できる。

栄養処方箋

ビタミンA（βカロテン） ➡P80

脂溶性のビタミン。目の健康を保つほか、皮膚や粘膜を保護し、丈夫にする。肌荒れを改善し、免疫機能を高める効果も。うなぎ、レバー、緑黄色野菜などに豊富。

ミョウガジアール ➡P138

みょうがに含まれる辛味成分。抗菌作用や解毒作用がある。のどの痛みや口内炎の症状を和らげたり、かぜの予防に役立つ。細かく刻んで用いると効果が高まる。

せきが止まらない

- ✔ せきの多くは、かぜによるのどの炎症や体の冷えが原因
- ✔ せきを和らげるには、免疫力を高める「ビタミンC」がおすすめ
- ✔ みかんやキウイ、ブロッコリー、ピーマンなどを積極的にとる

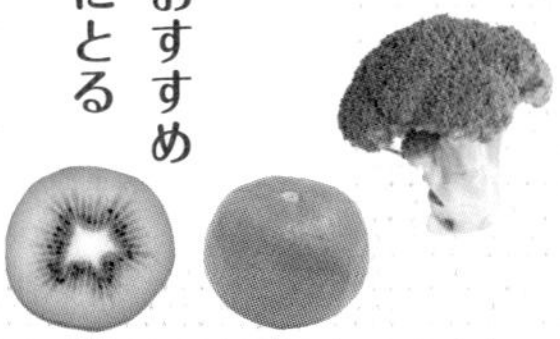

要因

かぜによる炎症や体の冷えが原因に

せきの多くは、かぜのひき始めのサイン。ウイルスや細菌による、のどや気管支の炎症が原因です。のどの痛みや腫《は》れ、発熱をともなうこともあります。また、体の冷えが原因でせきが出ることもあり、これは胃腸の弱い人によく見られます。

いずれの場合も、ひどくなると、せき込んで十分な睡眠がとれなくなり、体力が消耗してしまいます。早めの対処を心がけましょう。

対策

ビタミンCで免疫力を高め、炎症を抑える

せきを鎮《しず》めるためには、「ビタミンC」をたっぷりとりましょう。体全体の免疫力を高めて、かぜをひきにくくし、回復を早めてくれます。

ビタミンCは、よく知られているように、みかんやキウイフルーツなどの果物、ピーマンやブロッコリーなどの緑黄色野菜に豊富に含まれています。2〜3時間ほどで排泄されるので、とりだめはできません。毎食とることが大切です。

栄養処方箋

ビタミンC ➡P102

コラーゲンの合成に欠かせない水溶性ビタミン。白血球を活性化させて免疫力を高め、美白効果や抗ガン作用もある。野菜や果物、いも類などに多く含まれる。

食べ合わせテク さらに効果アップ

しょうが入りみかんジュース

みかんのビタミンCと、**しょうが**に豊富なショウガオールが炎症を抑えてくれる。しょうがはすりおろして入れる。ホットジュースにしてもおいしい。

栄養の効能ウソ・ホント

みかんの皮は薬になる？

みかんの皮は「陳《ちん》皮《ぴ》」として、古くから漢方薬で使われており、かぜのときなどに処方されます。家庭では、みかんの皮を干してから、ミキサーなどで細かくすると使いやすくなります。ごはんに振りかけたり、スープなどに入れたりすると、おいしく手軽に栄養がとれておすすめです。

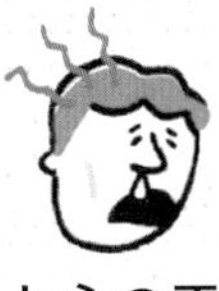

口内炎が治らない

- ✓口内炎は物理的な刺激や感染、ビタミン不足が原因で起こる
- ✓特に「ビタミンB群」が不足すると、口内炎になりやすい
- ✓レバーやサバ、カツオ、マグロなどを積極的にとる

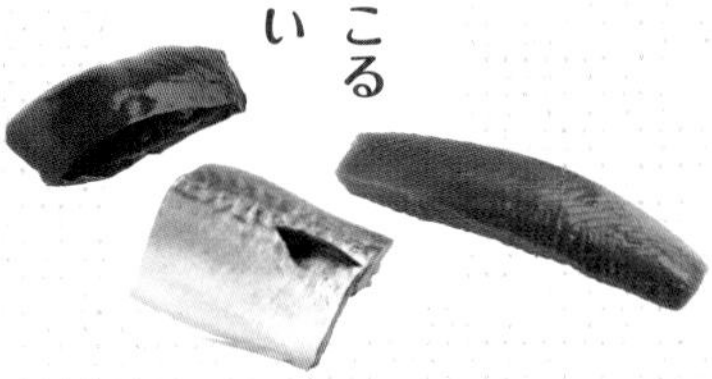

要因　口の中、または体のどこかに異常がある

口の中の粘膜《ねんまく》を噛《か》んでしまったり、熱いものや刺激物を食べたりすると、口の中の粘膜に小さな傷ができることがあります。その傷口から細菌やウイルスが入り込み、感染して起こるのが、口内炎です。

胃の調子が悪いと口内炎ができるとよくいうように、全身の健康状態も影響します。過労や睡眠不足、ビタミン不足などがあると、口内炎になりやすくなります。

対策　ビタミンB群をとり、たんぱく質の代謝アップ

口内炎といちばん深い関係があるビタミンは「ビタミンB群」です。なかでも大切なのが、皮膚や粘膜の成長を促す「ビタミンB_2」と「ビタミンB_6」。いずれも、レバーや魚などを中心に、幅広い食材に含まれます。ビタミンAやビタミンCなども、バランスよくとりましょう。

痛みで食べにくいときは、味付けを薄くし、やわらかく煮てとろみをつけるなど、工夫してみて。

さらに効果アップ　食べ合わせテク

鶏肉のクリームシチュー

たんぱく質源となる**鶏肉**と、ビタミンB_2を含む**たまねぎ**を合わせてとろう。皮膚や粘膜の代謝をより活発にするには、ビタミンA（β《ベータ》カロテン）を含む**にんじん**も入れて。

そら豆とレバーの煮込み

そら豆は、豆類の中でも屈指のビタミンB_2含有率を誇る。ビタミンB_6が豊富な**レバー**と煮込めば、口内炎の予防・改善に効果的。B_2もB_6も水溶性なので煮汁ごと食べて。

栄養処方箋

ビタミンB_2 ➡P90

たんぱく質や脂質の代謝に関わり、細胞の再生やエネルギーの代謝を促す。皮膚や髪、爪の成長に欠かせないビタミン。レバー、チーズ、納豆、たまねぎなどに豊富。

ビタミンB_6 ➡P94

主にたんぱく質の代謝に関わる水溶性ビタミン。たんぱく質が体内で有効に使えるよう働き、皮膚や髪、歯の成長を促す。レバーやサバ、カツオ、マグロなどに多い。

食欲が出ない

- ✔ 病気やストレス、疲労などが食欲不振の原因になる
- ✔ ストレスや疲労が原因の場合、少量でも食べることが大切
- ✔ わさびに含まれる辛味成分「シニグリン」で、食欲を刺激する

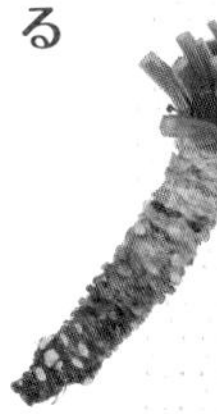

要因　ストレスによって空腹感が抑えられる

食事は日々の楽しみですが、時には「食べ物がのどを通らない」ということも。病気が原因のこともありますが、多くはストレスによるものです。疲れがたまっていて、重大な悩みや不安を抱えていると、空腹を感じなくなり、食欲がわきません。

食べないでいると、体力も気力も衰えて、さらにストレスを強く感じます。悪化すると、拒食症をまねく恐れもあるので、注意が必要です。

対策　辛味成分で食欲を刺激する

悩みや不安をすぐに取り去るのは難しいかもしれません。でも、疲労を回復してストレスに対処するには、少しでも食べることが大切です。

そこで、わさびやからしの力を借りるのがおすすめ。わさびやからしに含まれる「シニグリン」という成分は、ツーンという涙が出るような辛さのもとになるもので、食欲増進に強い効果があります。体の中から元気を出していきましょう。

栄養処方箋

シニグリン

わさびやからしに含まれる辛味《からみ》成分。すりおろすと、化学反応により「アリルからし油」に変化し、殺菌や食欲増進の強い効果を発揮する。細かくおろすほどに効果的。

食べ合わせテク　さらに効果アップ

刺身のねぎわさび和え

新鮮な**刺身**の薬味に、**刻みねぎ**と**わさび**を使ってみよう。わさびはできれば生のものをすりおろして。刺身の良質なたんぱく質で、疲労回復効果もアップ。

栄養の効能ウソ・ホント

逆に、食べ過ぎてしまうときは“大根”が効く！

ストレスで、逆に暴飲暴食に走ってしまうこともあります。そんなときは大根がおすすめ。大根に含まれる「ジアスターゼ」という消化酵素が消化を助け、弱った胃の回復を促してくれます。大根おろしにして生のままで食べるとよいでしょう。

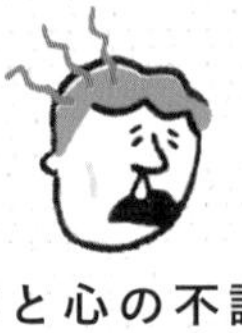

体と心の不調

胃腸が弱い

- ✔ 胃腸は自律神経に支配されており、ストレスの影響を受けやすい
- ✔ 消化不良や下痢には、緑茶や紅茶に多い「タンニン」がおすすめ
- ✔ りんごなどの果物に豊富な「ペクチン」には整腸効果がある

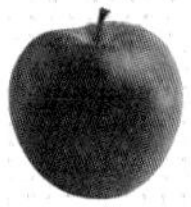

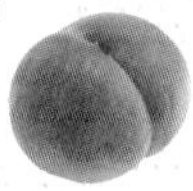

要因 強い緊張やストレスが胃腸の働きを悪くする

強い緊張やストレスが続くと、自律神経のバランスが乱れて、さまざまな支障をきたします。

胃腸の不調もその1つ。胃腸の働きは自律神経によって支配されています。そのため、自律神経のバランスが崩れると、消化不良で胃がもたれたり、下痢が起こったりするなど、影響を受けやすいのです。ひどくなると、胃そのものが傷ついて、胃潰《かい》瘍《よう》を引き起こすこともあります。

対策 緊張を和らげ胃の負担を軽くする

適度なストレスは生活にハリをもたらしますが、ため込むのは問題。趣味やスポーツで発散するなど、リラックスする時間をとりましょう。

食事では、緑茶や紅茶、シナモンなどに含まれる「タンニン」がおすすめ。消化液の分泌を促して、胃腸の負担を軽くするとともに、腸のけいれんを抑えて、便をかたくする作用があります。また、果物に多い「ペクチン」も整腸作用があります。

さらに効果アップ 食べ合わせテク

シナモンクッキー

シナモンは香辛料の1つで、タンニンを多く含む。**バター**などの脂肪分とともにとると栄養素の効能が高まるため、シナモン入りのクッキーやパンなどを食べるのがおすすめ。

りんごと大根のサイコロサラダ

りんごに含まれるペクチンという水溶性の食物繊維と、**大根**の消化酵素ジアスターゼには整腸作用がある。ペクチンは腸を刺激し過ぎないため、下痢にも便秘にも効果的。

栄養処方箋

タンニン ➡ P140

ポリフェノールの一種で、緑茶や紅茶、シナモンなどに多い。消化液の分泌を促して胃を丈夫にしたり、腸のけいれんを抑えて、ゆるい便をかたくしたりする作用がある。

食物繊維（ペクチン） ➡ P129

水溶性の代表的な食物繊維。りんごやももなどの果物の、特に皮に多い。胃腸の働きを整えて、下痢や便秘などを改善する。ジャムづくりにも使われる。

すぐ便秘になる

- 便秘には、腸の働きが弱いタイプと強すぎるタイプがある
- 腸の働きが弱いタイプは、「不溶性食物繊維」で腸を刺激する
- 強すぎるタイプは、海藻などに豊富な「水溶性食物繊維」をとる

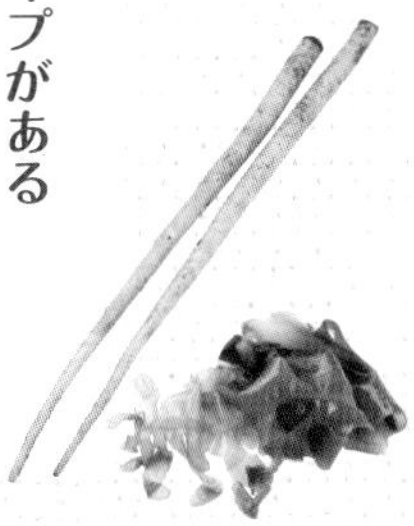

要因　腸の働きの低下やストレスによって起こる

特に女性に多く見られる便秘の悩み。慢性的な便秘は、大きく2つの種類に分けられます。

1つは、便を押し出す、腸のぜんどう運動が弱いために起こる「弛緩《しかん》性便秘」。食生活や生活リズムの乱れ、運動不足が主な原因です。

もう1つの「けいれん性便秘」は、ストレスが原因です。ストレスによって腸が過敏になり、ぜんどう運動が強すぎて便秘が起こります。

対策　食物繊維で腸を刺激し腸の動きを活発にする

便秘解消には、食事や睡眠など生活リズムを整えることが大切です。

弛緩性便秘では不溶性の「食物繊維」をとりましょう。便の量を増やすとともに、腸のぜんどう運動を促します。けいれん性便秘では、同じ食物繊維でも、作用のおだやかな水溶性の食物繊維がおすすめ。海藻に含まれる「アルギン酸」などが代表的です。「ビフィズス菌」や酢の「クエン酸」も、腸の働きをよくします。

さらに効果アップ　食べ合わせテク

わかめとキムチのサラダ

わかめに豊富な食物繊維のアルギン酸は、腸におだやかな刺激を与えて排便を促す。**キムチ**には乳酸菌が多く含まれ、腸の働きをよくしてくれる。合わせることで便秘解消に効く。

ごぼうのヨーグルト和え

薄めのめんつゆで**ごぼう**を煮て、**ヨーグルト**で和えるだけ。ヨーグルトのビフィズス菌と、ごぼうに含まれる不溶性食物繊維のリグニンとイヌリンが、腸の働きを助けてくれる。

栄養処方箋

食物繊維（アルギン酸）　➡ P129

水溶性の食物繊維の1つで、わかめや昆布などの海藻に豊富。食事で摂取した添加物などを包み込み、排出する。不溶性食物繊維と比べて、腸への刺激がおだやか。

乳酸菌（ビフィズス菌）　➡ P136

ビフィズス菌は腸内にいる乳酸菌の一種。腸の働きを活性化し、消化・吸収を促す。便秘予防や、腸内細菌のバランスを整えて下痢を防ぐ。ヨーグルトなどでとるとよい。

体と心の不調

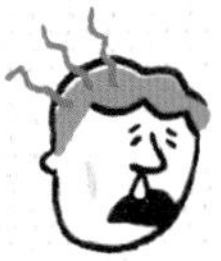

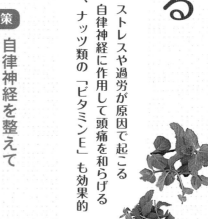

頭痛がする

- 慢性的な頭痛のほとんどは、ストレスや過労が原因で起こる
- ミントの「メントール」は、自律神経に作用して頭痛を和らげる
- 果物に豊富な「ビタミンC」、ナッツ類の「ビタミンE」も効果的

要因　精神的なストレスや過労が原因になりがち

頭痛の中には、脳の病気が原因のものもありますが、慢性的な頭痛の多くは、主にストレスや過労などがきっかけで起こります。

慢性的な頭痛は、起こり方によって3つのタイプに分けられます。特に多いのが「緊張性頭痛」で、首筋から後頭部に鈍痛《どんつう》が現れます。また、脈を打つようにズキズキ痛む「片《へん》頭痛」や、ある一定期間に集中して起こる「群発性頭痛」があります。

対策　自律神経を整えて痛みを和らげる

突然の頭痛に襲われると、何もできず、ただただ痛みが治まるまでじっと耐えるだけ――そんなときに試してもらいたいのが、ミントです。

ミントのスーッとした香り成分の「メントール」には、抗菌・解毒・鎮静《ちんせい》作用のほか、自律神経に作用して、頭痛を和らげる効果があります。

また、ビタミンCやビタミンE、ビタミンB群も、頭痛の緩和に効果があるといわれています。

栄養の効能ウソ・ホント

ミント味のあめやガムでも効能は期待できる？

ミント味のあめやガムでも、ある程度は頭痛を和らげる効果が期待できます。慢性的な頭痛がある人は、頭痛が起こったときすぐにとれるよう、ふだんから持ち歩くのもよいでしょう。また、家庭にミントのハーブティーを常備するのもおすすめ。

栄養処方箋

メントール

ミントに含まれる精油成分で、スーッとした香りがある。抗菌・解毒・鎮静作用があり、薬としても用いられる。自律神経に働きかけて頭痛などを和らげる。

食べ合わせテク　さらに効果アップ

ミントスパゲッティ

ミントに含まれるメントールは、**オリーブ油**とともにとるとより効果アップ。バジルペーストの代わりにミントペーストを使って、ミントスパゲッティに。

肩こりがつらい

- ✔ 首や肩の筋肉の血行が悪くなり、老廃物の「乳酸」がたまる
- ✔ 酢やレモンなどに豊富な「クエン酸」で乳酸を取り除く
- ✔ かぼちゃやナッツ類などに多い「ビタミンE」で血行をよくする

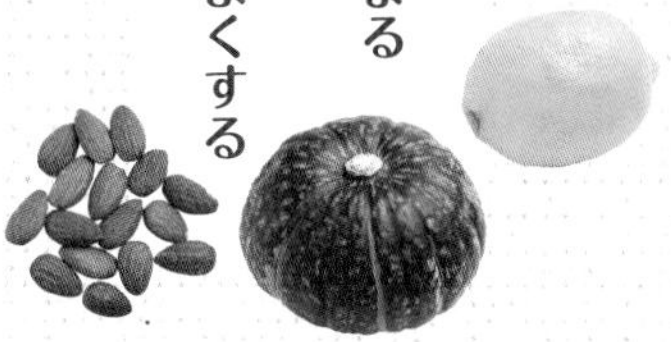

要因 首や肩の血流が悪くなって起こる

同じ姿勢を長時間続けるなどすると、首や肩の筋肉に負担がかかって、肩こりが起こります。肩こりは、いわば筋肉痛の一種。筋肉の血流が悪くなって「乳酸」がたまり、痛みを感じることもあります。

乳酸とは、エネルギー源となるブドウ糖のうち、完全燃焼されなかった燃えカスが、筋肉の中で変化したものです。肩こりだけでなく、全身の疲労のもとになります。

対策 筋肉に乳酸をためないようにする

肩こりを解消するポイントは、2つ。1つは「クエン酸」をとって、乳酸をつくらないようにすること。クエン酸は、ブドウ糖の完全燃焼を助け、燃えカスとなったブドウ糖を分解してくれます。全身の疲労にも効果があるので、毎日クエン酸をとることで疲れにくくなります。

もう1つのポイントは、血行をよくする「ビタミンE」をとること。軽い運動や入浴もよいでしょう。

さらに効果アップ 食べ合わせテク

野菜たっぷりポン酢鍋

ポン酢に含まれるクエン酸が、筋肉の中に乳酸がたまるのを防ぐ。アツアツの鍋で、ビタミンCの豊富な**野菜**をたくさんとることで、体も温まり疲労回復効果がアップ。

かぼちゃのバターソテー

かぼちゃに豊富なビタミンEには、血流をよくする働きがある。脂溶性のビタミンなので、**バター**などの脂肪分といっしょにとって吸収を高めて。若返り効果も期待できる。

栄養処方箋

クエン酸 ➡P140

レモンなどの柑橘《かんきつ》類や、酢に多く含まれる酸味成分。ブドウ糖の代謝に欠かせず、乳酸がたまるのを防ぐ働きがある。肩こりや筋肉痛の予防、疲労回復に効果的。

ビタミンE ➡P84

緑黄色野菜やナッツ類などに多い脂溶性ビタミン。強力な抗酸化作用で、活性酸素の害から体を守る。血行をよくするため、肩こりや頭痛、冷え症の改善に役立つ。

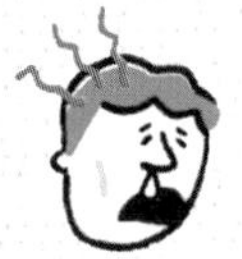

記憶力が衰えてきた

- 記憶に関わる神経伝達物質の分泌は、年齢とともに衰える
- 大豆に含まれる「レシチン」が神経伝達物質の分泌を高める
- キャベツに豊富な「グルタミン酸」も記憶力アップに効果的

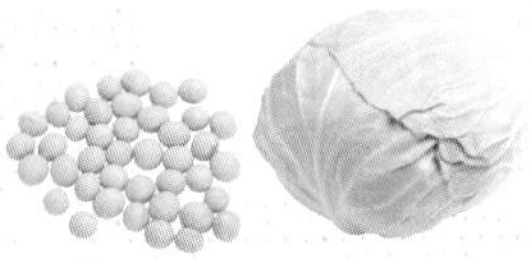

要因　脳の働きの低下やストレスによって起こる

人の名前がとっさに出てこなかったり、会話の中で「あれ、それ」なんて言葉が増えてきたりすると、記憶力の低下が気になるものです。

脳の神経細胞は、アセチルコリンという神経伝達物質を介して、情報をやり取りし、記憶を定着させています。ところが、歳とともにアセチルコリンの分泌は衰えてきます。疲労やストレスも、記憶力や集中力を低下させる要因になります。

対策　脳を活性化させてやる気を高める

衰えてきたアセチルコリンの分泌を高めるには、大豆に含まれる「レシチン」が強い味方になります。

レシチンに含まれる「コリン」は、体内に入るとアセチルコリンとなり、記憶力や集中力を高めてくれます。大豆のほか、納豆、豆腐、油揚げなどの大豆製品でもOKです。

キャベツなどに含まれる「グルタミン酸」も、記憶力を高めて、やる気をアップする効果があります。

さらに効果アップ　食べ合わせテク

ポークビーンズ

大豆と**豚肉**を、コンソメスープとトマトで煮込んだ料理。大豆に豊富なレシチンが記憶力を高めるほか、豚肉に含まれる脂質の代謝を助けるため、肥満の予防・改善にも。

ヨーグルトのコールスロー

マヨネーズの代わりに**ヨーグルト**を使ったコールスロー。ヨーグルトに含まれるビタミンB_2が、**キャベツ**のグルタミン酸の吸収率を高める。ヨーグルトは無糖を選んで。

栄養処方箋

レシチン ➡ P140

リン脂質の1つで、大豆や大豆製品、卵黄などに多い。脳内の神経伝達物質の合成に関わり、記憶力や集中力を高める。動脈硬化を防ぐ効果もある。

グルタミン酸 ➡ P134

アミノ酸の一種で、キャベツや大豆製品、マグロなどに多い。脳の機能を高め、記憶力ややる気をアップさせる。過剰にとると不眠や神経症などが現れることも。

体が冷えやすい

- ✔冷えは、自律神経のバランスが崩れることで起こる
- ✔血行改善には、しょうがに含まれる「ジンゲロール」がおすすめ
- ✔とうがらしの「カプサイシン」も血行をよくし、体を温める

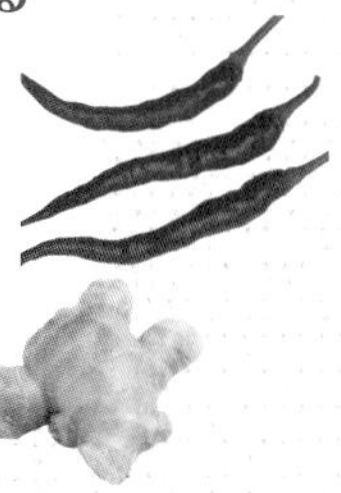

要因　自律神経が乱れて、熱が体に行き渡らなくなる

毎日の食事量が足りなかったり、運動不足などが続いたりすると、体内で十分な熱がつくられません。

さらに、ストレスなどから自律神経のバランスが崩れると、血流や体温の調節がうまくいかなくなります。その結果、熱が全身にうまく運ばれず、冷えが生じます。

冷えをほうっておくと、肩こりや頭痛、便秘、下痢など、全身の不調をまねくことにもなります。

対策　血行をよくし、体を温める

冷えの改善には、熱を運ぶ血液の流れをよくすることが大切です。

そこでおすすめなのが、しょうがやとうがらし。しょうがの辛味《からみ》成分である「ジンゲロール」には、血行を促して体を温める効果があります。とうがらしの辛味成分「カプサイシン」も、同じ効果があります。

入浴も血行を促しますが、特に半身浴が効果的。ぬるめのお湯につかり、体の芯《しん》から温まりましょう。

さらに効果アップ　食べ合わせテク

豚しゃぶのしょうがにんにくダレ

しょうがの辛味成分ジンゲロールが血行を促進し、体を温めてくれる。**にんにく**と合わせると効果がアップ。**豚しゃぶ**のタレに使えばビタミンB_1が摂取でき、疲労回復効果も。

カキの豆板醤スープ

とうがらしに多いカプサイシンは、豆板醤など調味料を使うととりやすい。とうがらしにはビタミンCも豊富で、良質のたんぱく質を含む**カキ**と食べると美肌効果も期待できる。

栄養処方箋

ジンゲロール ➡ P138

しょうがに含まれる辛味成分。加熱すると「ショウガオール」に変化する。血行促進や殺菌、抗酸化、食欲増進などの作用がある。細かくするほど効果が増す。

カプサイシン ➡ P133

とうがらしに含まれる辛味成分。体内の脂肪を燃焼させて、エネルギー消費を促し、肥満を防ぐ。血行促進や発汗、体温上昇、食欲増進などの作用もある。

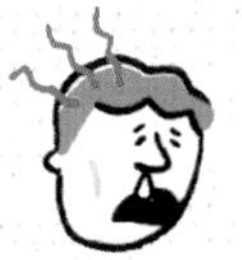

筋肉痛がつらい

- ✔ 筋肉の組織が損傷したり、疲労物質がたまって起こる
- ✔ 肉や魚、卵など、筋肉の材料となる「たんぱく質」をしっかりとる
- ✔ 豚肉やサバなどに多い「ビタミンB_6」で、たんぱく質の代謝を高める

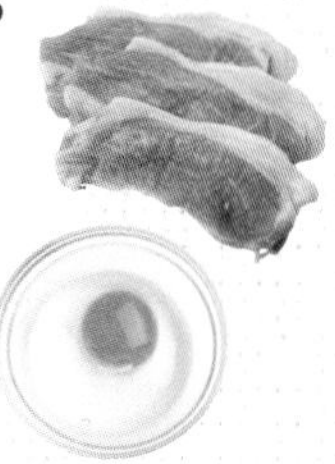

要因 筋肉の損傷や、疲労物質の蓄積

休みの日に張り切ってスポーツをしたり、ショッピングで歩き回ったりしたら、翌日の筋肉痛がつらかったという経験はよくあるものです。

筋肉痛は、ふだん使わない筋肉を使ったときや、ハードな運動をしたときなどに起こります。そのメカニズムはハッキリしていませんが、筋肉の組織の損傷や炎症が原因とする説や、乳酸などの疲労物質がたまって起こるという説などがあります。

対策 たんぱく質とビタミンB_6で筋肉を回復する

筋肉痛は、できるだけ早く治まってほしいもの。そこで積極的にとりたいのが、「たんぱく質」です。なかでも筋肉を構成する「バリン、ロイシン、イソロイシン」というアミノ酸が、損傷した筋肉組織の修復に役立ちます。たんぱく質の代謝を高める「ビタミンB_6」もとりましょう。

また「ビタミンC」や「ビタミンE」をたくさんとると、筋肉痛を和らげる効果があるといわれています。

栄養処方箋

ビタミンB_6 ➡P94

水溶性のビタミン。食事でとったたんぱく質を、人体に必要なたんぱく質に再合成する際に不可欠。免疫システムを正常に保つ。豚肉、レバー、サバなどに多い。

食べ合わせテク さらに効果アップ

ポークピカタ

卵も**豚肉**も良質のたんぱく質を含む。豚肉には、たんぱく質の代謝を高めるビタミンB_6も多いため、たんぱく質を体内で効率よく利用できる。

栄養の効能ウソ・ホント

運動不足がまねく腰痛にはカルシウムが重要

腰痛は、急な運動などで筋肉を痛めたときに生じるほか、デスクワークで同じ姿勢を続けるなどして背骨のカーブが変化し、背骨に負担がかかることでも起こります。骨をつくるカルシウムや、魚介類のカキなどに多いムコ多糖類が効果的です。

貧血を起こしやすい

- ✔ 貧血の多くは体内の鉄が不足する「鉄欠乏性貧血」
- ✔ レバーやカキ、大豆、小松菜などに豊富な「鉄」をしっかり
- ✔ ピーマンやブロッコリーなどに多い「葉酸」もとる

要因　体内の鉄が減り体が酸欠状態になる

血液は全身に酸素を運んでいますが、その主役は赤血球に含まれる「ヘモグロビン」という赤い色素です。ヘモグロビンの材料である鉄が不足すると、血液中のヘモグロビンが少なくなります。すると、全身の細胞に酸素が不足して、倦怠《けんたい》感、動悸《どうき》、息切れ、めまい、食欲不振などの症状が現れます。

これが「鉄欠乏性貧血」で、貧血の中でもっとも多いものです。

対策　ヘモグロビンのもとなる鉄を意識してとる

月経のある女性は、定期的に体内の鉄が失われます。しかし、鉄は体内でつくることができないうえ、吸収率が低いので、不足しがち。食事でしっかりと鉄をとるようにしましょう。レバーや魚、小松菜、大豆などに多く含まれています。

また、「葉酸」は赤血球の材料になります。不足すると、赤血球がうまくつくれません。葉酸を含む緑黄色野菜も積極的にとりましょう。

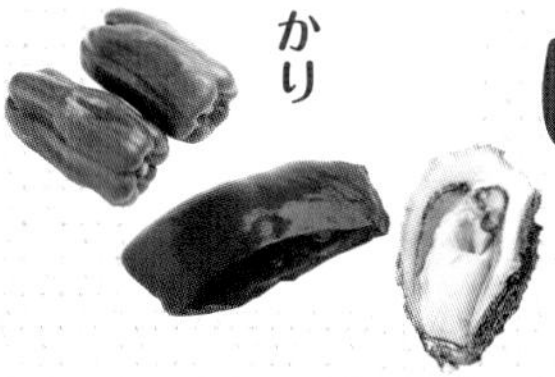

さらに効果アップ　食べ合わせテク

ほうれん草とカキのスープ

ほうれん草に含まれるビタミンCは、**カキ**に豊富な鉄の吸収率を高めてくれる。ビタミンCは水溶性ビタミンなので、スープにすると煮汁に出た分までムダなくとることができる。

ピーマンとレバー炒め

葉酸の多い**ピーマン**と鉄の多い**レバー**の組み合わせは、造血作用があり、貧血予防に効果大。ピーマンにはビタミンCも豊富に含まれているので、鉄の吸収を助けてくれる。

栄養処方箋

鉄 ➡ P116

酸素を全身に運ぶヘモグロビンの構成成分。体内への吸収率が悪く、特に月経のある女性は不足しやすい。レバー、カキなどの魚介類、小松菜、大豆などに豊富。

葉酸 ➡ P97

ビタミンB群の１つで、水溶性ビタミン。ピーマンやブロッコリー、ほうれん草などに豊富に含まれ、赤血球の材料になり、細胞の合成に関わる。胎児の発育に重要。

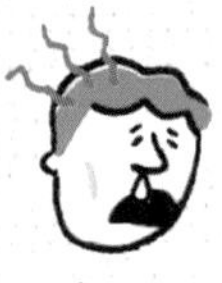

イライラする

- ✔ 精神を安定させる「ビタミンB_1」は、ストレスで失われる
- ✔ ビタミンB_1の豊富な豚肉を積極的にとって、イライラを抑える
- ✔ 乳製品や煮干し、レタスなどに多い「カルシウム」もおすすめ

要因 ストレスによって気持ちがトゲトゲする

ストレスを感じると、脳内の神経伝達物質がうまく働かなくなります。それを正常化するために使われるのが「ビタミンB_1」。つまり、ストレスがあると、体からビタミンB_1が失われるというわけです。

ビタミンB_1は本来、精神を安定させ、疲労を回復する栄養素。ストレスで失われると、精神状態が不安定になり、イライラしたり、気持ちがトゲトゲしたりするのです。

対策 ビタミンB_1やカルシウムで精神を安定させる

心がイライラ、トゲトゲするときは、不足しているビタミンB_1をたっぷりとって、精神を安定させましょう。ビタミンB_1の補給には豚肉がおすすめ。また、「カルシウム」にも、イライラを鎮《しず》めて精神状態を安定させる働きがあります。

さらに、レバーや魚の赤身、ナッツ類などに多い「ビタミンB_6」は、特に生理前のイライラ（月経前症候群）を鎮めるのに効果があります。

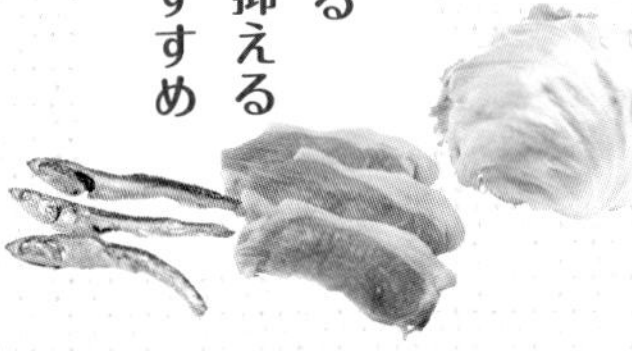

さらに効果アップ 食べ合わせテク

レタスのじゃこ炒め

レタスには意外にも、カルシウムが豊富。生で食べることが多いが、加熱してもシャキシャキして美味。**じゃこ**に含まれるビタミンDで、カルシウムの吸収率がアップする。

酢豚

ビタミンB_1をとるには、**豚肉**が◎。**たまねぎ**の辛味《からみ》成分、硫化アリルで吸収率が高まる。**酢**に豊富なクエン酸は、体内に疲労物質がたまるのを防ぎ、B_1とともに疲労回復に効く。

栄養処方箋

カルシウム ➡ P110

神経の興奮を鎮めて精神を安定させる。骨や歯の材料となり、不足すると骨粗しょう症をまねく。牛乳や乳製品、煮干しのほか、レタスなどにも豊富。

ビタミンB_1 ➡ P88

水溶性のビタミン。糖質の代謝を助けたり、精神を安定させたりする働きがある。豚肉やレバーのほか、玄米やライ麦など外《がい》皮《ひ》の残っている穀類にも多く含まれる。

気分が沈んでしまう

- 鎮静作用のある、セロリの「アピイン」がおすすめ
- しょうがに含まれる「ショウガオール」も精神を安定させる
- からしやわさびの「シニグリン」は気持ちを高める作用がある

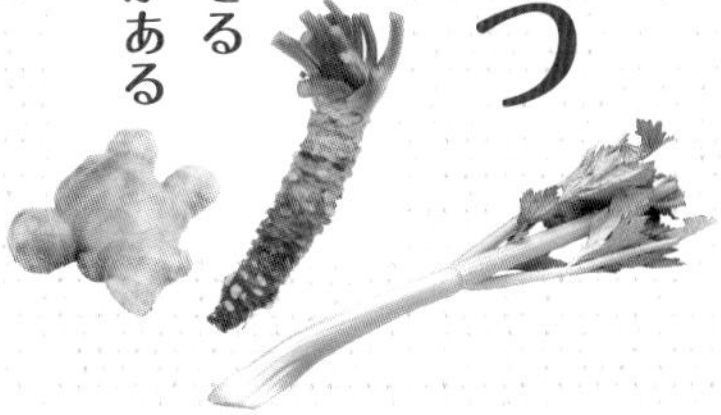

要因　不安や心配事、精神的なストレスが引き金に

人生いつもハッピーというわけにはいきません。仕事で嫌なことがあったり、家庭に心配事があったりすると落ち込みますし、特に理由はないのに悲しくなったり、不安になったりすることもあるでしょう。

ストレスが増えると、副腎《ふくじん》皮質《ひしつ》ホルモンも多く分泌されます。その結果、ホルモンの材料となるたんぱく質や、合成に必要なビタミンB群やビタミンCが大量に失われます。

対策　気持ちを落ち着かせ、体の中から元気にする

「病は気から」とよくいわれますが、気分の不調は、体の中から整えていきます。気持ちを落ち着かせるには、セロリに含まれる「アピイン」や、しょうがに含まれる「ショウガオール」が効果的です。しょうがは刻むほど効能が高まるため、細かく刻んで薬味などに使いましょう。

からしやわさびに含まれる「シニグリン」にも、血行をよくして、気分を高める効果があります。

さらに効果アップ　食べ合わせテク

セロリの葉のベーコン炒め

セロリの葉には栄養が多く含まれているので、細かく刻んで加熱してとるとよい。**オリーブ油**で**ベーコン**と炒めると、クセのある香りが和らいで、食べやすくなる。

豚肉のしょうが焼き

豚肉に含まれる脂肪が、**しょうが**に含まれるショウガオールの吸収を高めてくれる。豚肉のビタミンB_1には疲労を回復させる作用があるので、心と体の疲れに効く。

栄養処方箋

アピイン ➡ P131

セロリやパセリなどに含まれる独特の香り成分の1つで、特にセロリの葉の部分に多く含まれる。精神を安定させて落ち着かせたり、頭痛を和らげる効果がある。

ショウガオール ➡ P138

しょうが独特の辛味のもとになる精油成分。血行をよくして、細胞の新陳代謝を活発にする作用がある。また、落ち込んだ気分を引き上げてくれる効果も。

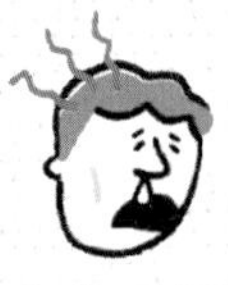

体と心の不調

体がだるい、疲れやすい

- ✔疲労がたまると、免疫力が低下し、病気にかかりやすくなる
- ✔疲労回復には、「たんぱく質」と豆類などの「ビタミンB_1」
- ✔にんにくの「アリシン」や、アスパラガスの「アスパラギン酸」も◎

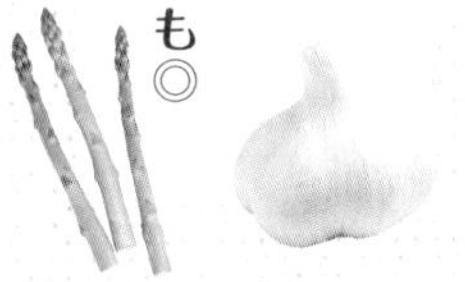

要因 心身ともに疲労やストレスがたまる

若い頃なら、ひと晩ぐっすり眠れば元気になったのに、最近は疲れがとれないと感じている人、多いのではないでしょうか。体がだるい、やる気が出ない、食欲がないなどの症状は、心身ともに疲れやストレスがたまっている証拠です。

ほうっておくと、免疫力が低下して、かぜなどの感染症にかかりやすくなります。心臓病や糖尿病、高血圧などのリスクも高まります。

対策 ビタミンB_1やたんぱく質で疲労回復

疲労回復には、十分な休養がいちばん。がんばり過ぎず、心身をいたわることを忘れないでください。

食事で積極的にとりたいのは、スタミナをつける「たんぱく質（↓P209）」と「ビタミンB_1（↓P222）」。にんにくに含まれる「アリシン」をいっしょにとると、より高い疲労回復効果が得られます。

「アスパラギン酸」も、疲労回復やスタミナをつける効果があります。

さらに効果アップ 食べ合わせテク

鶏肉とピーナッツのにんにく炒め

鶏肉のたんぱく質と、**ピーナッツ**のビタミンB_1で疲労回復。**にんにく**のアリシンが、ビタミンB_1の吸収を高めてくれる。にんにくは、栄養価が減らないよう加熱し過ぎないこと。

アスパラガスとなめこのポン酢和え

アスパラギン酸の豊富な**アスパラガス**を、サッと湯がいた**なめこ**と、クエン酸を含む**ポン酢**で和えるだけ。なめこには、アスパラギン酸の吸収を助ける「ムチン」が含まれる。

栄養処方箋

アリシン ➡P135

にんにく特有の香りのもとになる成分。体内でビタミンB_1と結合して、疲労回復の効果を高める。強い抗菌作用も。ねぎやたまねぎ、にらなどにも含まれる。

アスパラギン酸 ➡P134

アミノ酸の1つで、アスパラガスのほか、豆類、もやし、ナッツ類、肉などにも多く含まれる。新陳代謝を活発にし、疲労回復やスタミナアップに効果がある。

かぜをひきやすい

- ✔ 免疫力が低下していると、ウイルスに感染してかぜをひきやすい
- ✔ オレンジやレモン、野菜などに多い「ビタミンC」で免疫力アップ
- ✔ にんじん、うなぎなどの「ビタミンA」で、のどや鼻を守る

要因　免疫力の低下によりウイルスに感染する

かぜは特定の病名ではなく、ウイルスの感染で上気道に起こる急性炎症の総称です。原因となるウイルスは200種類以上で、免疫力が低下していると感染しやすくなります。

主な症状は、くしゃみ、鼻水、鼻づまり、せき、のどの痛み、発熱、頭痛などです。こじらせると、気管支炎や肺炎をまねきます。特に免疫力が低下している人は、肺炎で命に関わることもあります。

対策　ビタミンCなどで免疫力を高める

かぜ予防には、免疫力を高める作用のある「ビタミンC」や「ビタミンA」がおすすめです。

ビタミンCは、細胞同士の結合を高めてウイルスの侵入を防ぎ、体内に入ってきたウイルスを排除する白血球を活性化してくれます。

ビタミンAは、強い抗酸化力でのどや鼻の粘膜《ねんまく》の健康を保ち、ウイルスの侵入をシャットアウトします。ビタミンCもAも、果物や野菜に豊富です。

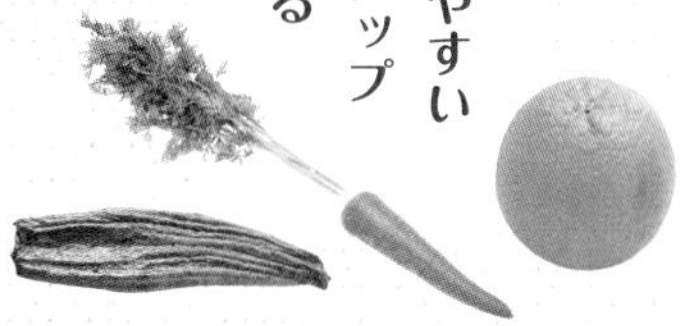

さらに効果アップ　食べ合わせテク

にんじんのグラッセ

にんじんに豊富なβ《ベータ》カロテンは、脂溶性なので、**油**を使うと吸収が高まり、効果もアップ。葉にも栄養が多いので、葉つきが手に入れば、揚げ物やおひたしなどでぜひ食べて。

オレンジのバターサンド

オレンジの果肉と**バター**を練り合わせたものを、**食パン**に塗ってサンドイッチに。バターがビタミンCの酸化を防ぎ、効果が高まる。オレンジは、防カビ剤の心配のない国産品を。

栄養処方箋

ビタミンA（βカロテン） ➡P80

うなぎなどに含まれるレチノールと、にんじんやモロヘイヤなどの緑黄色野菜に多く、体内でビタミンAに変わるβカロテンがある。皮膚や粘膜を健康に保つ。

ビタミンC ➡P102

コラーゲンの合成に必要なビタミン。血管や粘膜を丈夫にしたり、免疫力を高めたりする。果物をはじめ、赤ピーマン、ブロッコリー、じゃがいもなどにも豊富。

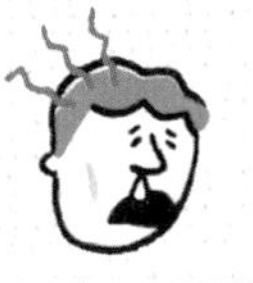

二日酔いがひどい

- ✔アルコール量が肝臓の代謝能力を超えると、二日酔いが起こる
- ✔肉や魚、卵の「たんぱく質」は、肝臓を丈夫にしてくれる
- ✔梅に豊富で、代謝をよくし肝機能を高める「ピクリン酸」もとる

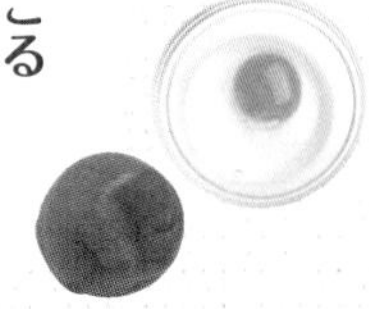

要因 アルコールをうまく代謝できなくて起こる

お酒をたくさん飲んだ翌日に、頭はガンガン、胸はムカムカ、めまいもする。このような二日酔いの原因は、「アセトアルデヒド」です。

アルコールは、肝臓でアセトアルデヒドに分解された後、二酸化炭素と水になって排泄されます。肝臓の代謝能力には個人差があり、アルコールの量が代謝能力を超えてしまうと、アセトアルデヒドがうまく処理できず、二日酔いが起こります。

対策 肝臓を丈夫にし、代謝を活発にする

アルコールの代謝を高めるには、「たんぱく質」をとります。肝臓も、アルコールの代謝に関わる酵素も、たんぱく質が原料だからです。たんぱく質のおつまみをとりながら飲むと、二日酔い防止の効果大です。

また、梅に含まれる「ピクリン酸」は、肝臓を丈夫にします。アルコールの代謝に関わる「ビタミンB_1」や、アルコールの吸収を抑える「タンニン」などもおすすめです。

さらに効果アップ 食べ合わせテク

梅干し入り卵雑炊

二日酔いで胃の調子が悪いときでも、**雑炊**ならサラッと食べやすい。良質なたんぱく質である**卵**に、ピクリン酸を含む**梅干し**を加えて、弱った肝機能を強化しよう。

白菜とベーコンのスープ

白菜には、アルコール代謝で肝臓に生じる熱を下げて、余分な水分を排出する作用がある。たんぱく質とビタミンB_1を含む**ベーコン**を加えて、たんぱく質の代謝をさらにアップ。

栄養処方箋

たんぱく質 ➡P74

肝臓やアルコール代謝に関わる酵素の材料で、肝臓を丈夫にして機能を高める。肉や魚、卵などの動物性たんぱく質と、大豆などの植物性たんぱく質がある。

ピクリン酸 ➡P138

梅に含まれる成分。アルコールを含む全身の代謝を活性化したり、肝機能や腎機能を高める。梅干しには消臭効果もあり、ペースト状にすると料理に使いやすい。

更年期障害でつらい

- ✔更年期障害は、女性ホルモン「エストロゲン」が減少して起こる
- ✔大豆や大豆製品に含まれる「イソフラボン」で症状が和らぐ
- ✔うつや落ち込みには、サフランに多い「テルペン」が効果的

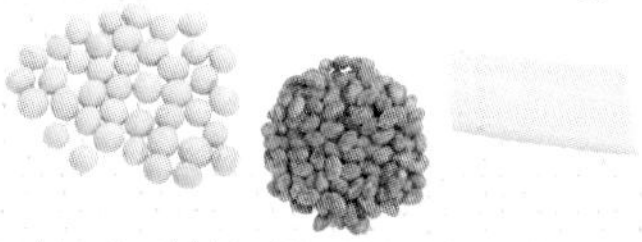

要因 女性ホルモンの分泌が低下して起こる

閉経前後になると、女性ホルモンの「エストロゲン」の分泌が急に低下するため、多様な症状が現れます。これを「更年期障害」といいます。

具体的には、イライラや不安、顔のほてり、動悸《どうき》、冷え、発汗、頭痛、肩こりなどが現れ、症状の種類や程度は人によって異なります。ひどい場合はうつ状態に陥ることも。

骨粗しょう症や脂質異常症、肥満などのリスクも高くなります。

対策 ホルモンバランスを整える食生活を

更年期の症状を和らげるには、「イソフラボン」がおすすめ。大豆に含まれる成分で、エストロゲンの働きを補ってくれます。骨量を増やして骨粗しょう症を防ぐ効果もあるので、カルシウムとともに、若い頃から積極的にとるとよいでしょう。

もう1つおすすめなのが「テルペン」。黄色の色づけをするスパイスのサフランに含まれ、更年期の落ち込みやうつの改善にも役立ちます。

さらに効果アップ 食べ合わせテク

枝豆と豆腐のスープ

イソフラボンは、大豆以外の食品にはほとんど含まれない。若い大豆である**枝豆**と、大豆製品の**豆腐**を組み合わせれば、イソフラボンを効率よく摂取できる。みそ汁にするのも◎。

ブイヤベース

テルペンは、**肉**や**魚**などの脂肪といっしょにとると吸収がよくなるため、魚介たっぷりのブイヤベースに。**イカ**と**エビ**は最後に加えてサッと火を通すと、食感がよくなる。

栄養処方箋

イソフラボン ➡ P131

大豆や大豆製品に多いポリフェノールの一種。体内でエストロゲンと似た働きをするため、更年期障害の予防や改善に役立つ。骨量を増やし、骨や歯を丈夫にする効果も。

テルペン

サフランの花のめしべを乾燥させた、黄色の色づけ用のスパイス「サフラン」の成分。子宮の状態を整え、自律神経に作用してうつや不安、不眠を改善する。

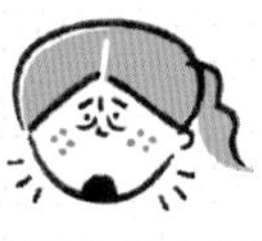

美容トラブル

肌が乾燥する

- ✔ 栄養が不足し、皮脂の分泌が低下すると、肌が乾燥する
- ✔ にんじんなどで、皮膚の代謝を高める「ビタミンA」をとる
- ✔ 黒ごまやひじきなどに多い「セラミド」で、皮膚のうるおいを保つ

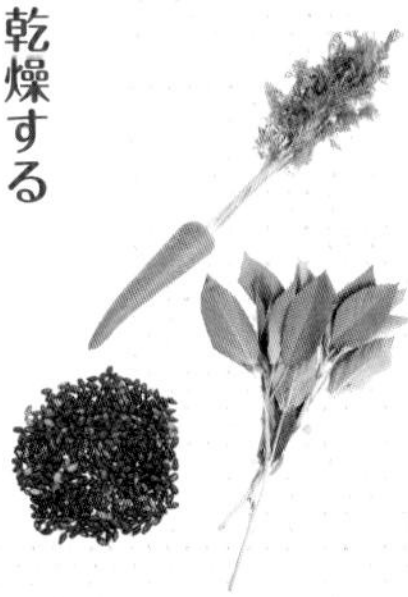

要因　肌の栄養不足や保湿の低下が原因に

皮膚の外側にある角質層の細胞は、4〜6週間ごとに新しい細胞に生まれ替わり、古い細胞はアカとしてはがれ落ちます。肌をつくるための栄養素が不足すると、このターンオーバーがきちんと行われず、乾燥肌などの肌トラブルをまねきます。

また、寒さなどで皮膚の代謝が低下すると、皮脂《ひし》の分泌や保湿成分の産生も低下します。肌の水分が蒸発しやすくなり、乾燥肌になるのです。

対策　肌の代謝を促しハリ・ツヤを取り戻す

カサカサ肌は、肌の老化の第一歩。早めのケアが肝心です。

健康なターンオーバーを取り戻すには、皮膚の代謝を促す「ビタミンA」が効果的です。「セラミド」も肌にとって重要な栄養素。角質層の細胞間にある脂質で、外からの刺激を防ぎ、うるおいを保ちます。

ダイエットなどで脂質を極端に減らすと、乾燥肌になることも。適量の脂質はとるようにしましょう。

さらに効果アップ　食べ合わせテク

天ぷらうどん

セラミドを含む**うどん**に、ビタミンA（β《ベータ》カロテン）の豊富な**にんじん**のかき揚げをのせて、うるおい効果をアップ。にんじんは**油**で調理すると、βカロテンの吸収がよくなる。

小松菜の黒ごま和え

小松菜をゆでて、**黒ごま**で和えるだけの簡単メニュー。小松菜のビタミンA（βカロテン）と黒ごまのセラミドのダブル効果で、肌を乾燥から守ってくれる。ドライアイにも効果的。

栄養処方箋

ビタミンA（βカロテン）　➡P80

脂溶性ビタミンの1つで、レバーやうなぎ、モロヘイヤ、にんじん、ほうれん草などに多く含まれる。皮膚や粘膜《ねんまく》、目の角膜《かくまく》などの新陳代謝を活発にし、健康に保つ。

セラミド　➡P139

脂肪酸とアミノ酸が結合してできた、脂質の1つ。肌を保湿し、うるおいを保つ働きがある。黒ごま、ひじき、大豆、こんにゃく、ほうれん草などに多い。

ニキビができる

- ✔思春期のニキビと大人のニキビは、メカニズムが違う
- ✔肌の再生力を高める「ビタミンB_{12}」がおすすめ
- ✔レバーやカキ、のりなどを積極的にとる

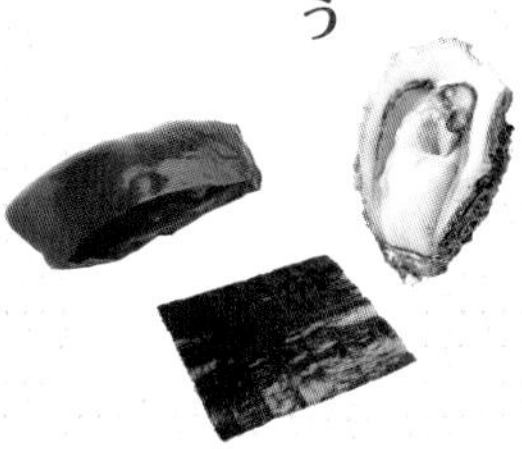

要因　肌の表面の角質層の代謝が低下してできる

思春期は新陳代謝が活発で、皮脂の分泌もさかん。余分な皮脂が毛穴に詰まったところに菌が繁殖すると、ニキビができます。

大人のニキビはもっと複雑。不規則な生活やストレス、ホルモンバランスの乱れ、化粧品などが原因で角質層の機能が低下します。すると、角質層のターンオーバーがうまくいかなくなって、古い角質層が毛穴をふさぎ、ニキビができるのです。

対策　肌の再生力を高めて皮膚の粘膜を守る

大人ニキビの場合、清潔にしようとゴシゴシ洗ったりすると、かえって肌を傷つけて悪化させることも。

まずは生活リズムを整えて、肌本来の再生力を取り戻すことが大切です。食事では「ビタミンB_{12}」を積極的にとりましょう。「葉酸（→P221）」とともに細胞の代謝を促し、肌の再生力を高めてくれます。「ビタミンA」や「ビタミンB_2」も皮膚の代謝を促します。

栄養処方箋

ビタミンB_{12} ➡P96

水溶性ビタミンの1つ。葉酸とともに細胞の代謝に関わり、肌の再生力を高める。赤血球の合成を助け、神経の機能を正常に保つ働きもある。レバーや魚介に多い。

食べ合わせテク　さらに効果アップ

マグロとカキの手巻き寿司

酢飯、**マグロ**、ゆでた**さやいんげん**、バターで焼いた**カキ**を**のり**で巻く。カキやマグロはビタミンB_{12}、のりやさやいんげんはカロテンなどが豊富。

栄養の効能ウソ・ホント

肌が荒れる月経前症候群にはマグネシウムが効果的

月経前はホルモンバランスの変化から、肌荒れやむくみ、下腹部痛、イライラなどが現れることも。このような「月経前症候群（PMS）」の改善には、子宮の収縮を抑える「マグネシウム」が効果的。イワシやアサリ、カキなどに豊富に含まれます。

美容トラブル

シミ・ソバカスが目立つ

- ✔ 紫外線でつくられたメラニン色素が肌に沈着すると、シミになる
- ✔ 「ビタミンC」が多いトマトやカリフラワーなどが効果的
- ✔ ほうれん草やブロッコリーに多く、肌の代謝を高める「葉酸」もとる

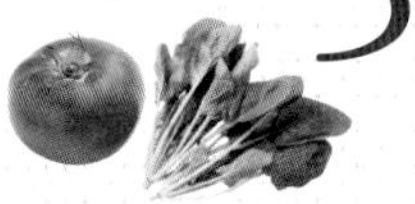

要因　紫外線により、メラニン色素がつくられる

紫外線にあたると、表皮にある色素細胞「メラノサイト」が活性化して、褐色のメラニン色素がつくられます。メラニン色素は、有害な紫外線を吸収し、体の組織を守る働きをするもの。ふつうは新陳代謝によって排出されるものです。

ところが、新陳代謝のリズムが乱れると、メラニン色素が排出されず、皮膚に沈着してしまいます。こうしてできるのが、シミやソバカスです。

対策　紫外線に負けないよう肌のバリア力を高める

紫外線を浴び続けていると、活性酸素が細胞の遺伝子を傷つけて、皮膚ガンを引き起こすことも。日焼け対策はしっかり行いましょう。

美白には「ビタミンC」がおすすめです。メラニンの生成を抑え、メラニン色素を排出する働きがあります。「葉酸」をいっしょにとると、より効果が期待できます。

紫外線による活性酸素の害を防ぐには、「ビタミンE」も効果的です。

さらに効果アップ　食べ合わせテク

ガスパッチョ

トマトは強い抗酸化力のあるリコピンや、β《ベータ》カロテン、ビタミンCなどが豊富。同じくCの豊富な**ピーマン**や、エネルギー源となる**食パン**とともに刻んで、ミキサーで混ぜて。

ほうれん草のココット

ビタミンCと葉酸が多く含まれる**ほうれん草**。たんぱく質の豊富な**卵**とともに調理することで、肌を丈夫にするコラーゲンを合成し、紫外線から肌を守ってくれる。

栄養処方箋

ビタミンC ➡ P102

メラニン色素の生成を防いで、シミ予防に役立つ。トマトやほうれん草、カリフラワーなどに多いが、水溶性なので、生でとったり、短めのゆで時間で調理したりする。

葉酸 ➡ P97

血液中のヘモグロビンを合成したり、細胞の新陳代謝や発育を促したりするビタミン。ビタミンCと合わせてとると効果が高まる。ほうれん草やブロッコリーなどに豊富。

毛穴が目立つ

- ✔ 肌の保湿力を高めれば、毛穴は目立たなくなる
- ✔ ナッツ類などに多い「ビタミンE」で血行促進、保湿効果を得る
- ✔ 肉や魚、卵、大豆の良質な「たんぱく質」で、肌のハリを保つ

要因 肌の代謝が低下すると毛穴が目立つ

顔の毛穴は、毛がほとんど退化している代わりに、皮脂腺《ひしせん》が発達しているため、体の毛穴よりも目立ちやすくなっています。また、皮脂の分泌が主な役割ですから、脂《あぶら》がたまっているのが自然な状態です。

ただ、肌の新陳代謝が低下していると、毛穴が開きっぱなしになって目立ちやすくなります。皮脂と角質が混じって毛穴に詰まり、黒ずんでしまうこともあります。

対策 肌の保湿力を高め毛穴をカバーする

毛穴を目立たなくするには、「ビタミンA」や「ビタミンE」がおすすめです。ビタミンAは皮膚の新陳代謝を活発にする効果があります。ビタミンEは抗酸化力を高め、血行・代謝を促進する働きがあり、それが保湿効果につながります。

さらに、良質の「たんぱく質」をとることも大切。肌のハリやうるおいを保つ「コラーゲン」が、たんぱく質から合成されるためです。

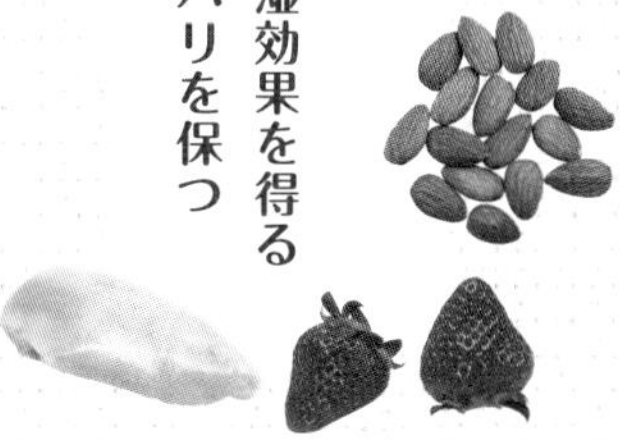

さらに効果アップ 食べ合わせテク

手羽先のから揚げ

手羽先には良質のたんぱく質、ビタミンA、ビタミンEが全部含まれている。**油**で揚げることで、ビタミンAとEの吸収がアップ。

アーモンドといちごのアイス

ビタミンEの豊富な**アーモンド**と、ビタミンCの豊富な**いちご**で、美肌アイスに。「卵白」「卵黄＋グラニュー糖」「生クリーム」をそれぞれ泡立てて合わせ、つぶしたいちごと、スライスしたアーモンドを加えて冷凍庫へ。

栄養処方箋

ビタミンE ➡P84

脂溶性ビタミンの1つで、強い抗酸化力をもつ。血行や代謝を促進することで保湿効果が得られる。アーモンドなどのナッツ類、かぼちゃ、モロヘイヤなどに豊富。

たんぱく質（コラーゲン） ➡P76

体内のたんぱく質は多種類あるが、約30～40%はコラーゲンが占める。コラーゲンは鶏の手羽先やカレイ、うなぎなどに豊富で、肌のハリやうるおいを保つ。

顔がほてる

- ✔皮膚の血液量が増えるために現れる症状。更年期の女性に多い
- ✔「ビタミンB_1」や「ビタミンB_2」で、体全体の代謝を整える
- ✔レバーやチンゲン菜、納豆などを積極的にとる

要因 自律神経の乱れにより血流量が増える

夏でもないのに、顔が赤く熱くなって、汗までダラダラ出てくる。このような顔のほてりは、更年期の女性によく見られる症状です。

ホルモンバランスが崩れる更年期は、血流量を調節する自律神経のバランスも乱れがち。すると、顔の皮膚の血管が拡張して血流量が増えるために、ほてりが起こるのです。

ビタミンの欠乏やホルモン分泌の異常から起こることもあります。

対策 ビタミンB_1、B_2で新陳代謝を促進する

更年期障害として現れている場合は、大豆に豊富な「イソフラボン」が改善に役立ちます（↓P227）。

また、ほてりは体全体の代謝がスムーズでない状態だと考えられます。そこで、「ビタミンB_1」や「ビタミンB_2」を積極的にとるとよいでしょう。3大栄養素といわれる「糖質、脂質、たんぱく質」の代謝を促す働きがあり、エネルギーを生み、体全体の調子を整えてくれます。

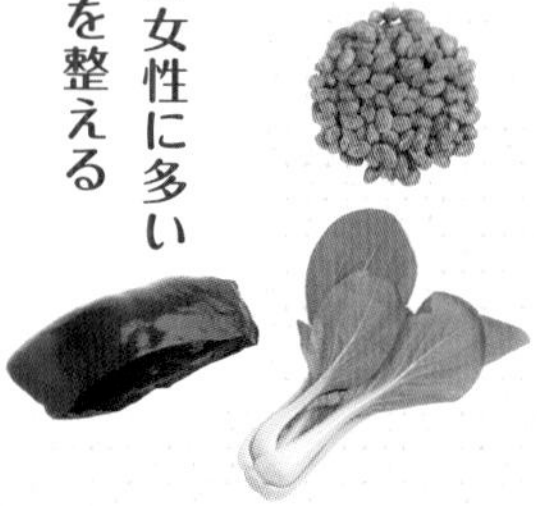

さらに効果アップ 食べ合わせテク

レバニラ炒め

レバーはビタミンB_1とB_2、ビタミンAが豊富な食品なので、食卓に出す回数を増やしたいもの。ビタミンB_1の吸収を高める**にら**と食べ合わせれば、疲れ知らずの体に。

チンゲン菜とサケのサッと煮

めんつゆと砂糖で、**チンゲン菜**と**サケ**をサッと煮るだけ。チンゲン菜はビタミンB_1・B_2・C、葉酸などが豊富。サケのカルシウムが加われば、ストレス解消効果も期待できる。

栄養処方箋

ビタミンB_1 ➡P88

糖質の代謝を促進する水溶性ビタミンで、不足すると脳や体のエネルギー不足になり、疲れやすくなる。レバーやチンゲン菜のほか、豚肉、玄米などに豊富。

ビタミンB_2 ➡P90

主にたんぱく質や脂質の代謝を促し、成長を促進する水溶性ビタミン。レバー、チーズ、うなぎ、納豆などに多く含まれる。ニキビや口内炎の改善にもよく効く。

シワが気になる

- ✔真皮にある「コラーゲン」が、紫外線や加齢でダメージを受ける
- ✔肉や魚の「たんぱく質」と、野菜に豊富な「ビタミンC」をとる
- ✔カキやレバーに多い「亜鉛」、ピーマンなどの「クロロフィル」も

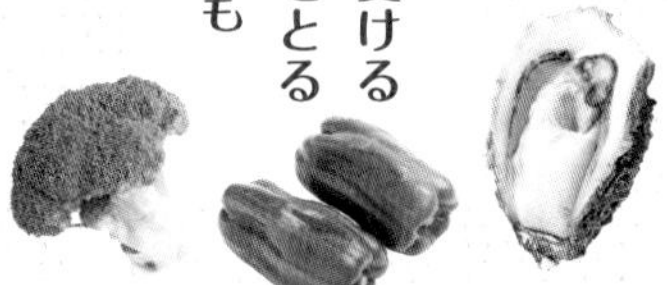

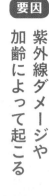

要因　紫外線ダメージや加齢によって起こる

　歳とともに気になってくるのが、目元や口元のシワ。主な原因は、紫外線と加齢です。紫外線のうち、波長の長いUV—Aは肌の奥（真皮《しんぴ》）にまで届き、肌のハリを保つ「コラーゲン」をかたく変質させます。

　また、40才を過ぎると、コラーゲンはしだいに減少します。肌の代謝も衰えて角質層が厚くなり、真皮に負担をかけます。こうしたダメージが重なって、シワができるのです。

対策　コラーゲンを補って弾力のある肌に

　加齢とともにコラーゲンは減っていくため、食事で補っていきましょう。コラーゲンの材料となる「たんぱく質」とともに、合成に必要な「ビタミンC」をとることが大切です。

　また、カキやレバーに含まれる「亜《あ》鉛《えん》」も、たんぱく質の合成を促す酵素の材料となります。さらに「クロロフィル」もおすすめ。新陳代謝を活発にする作用があり、肌荒れやシワ、たるみの改善にもつながります。

さらに効果アップ　食べ合わせテク

カキフライのブロッコリー添え

亜鉛やたんぱく質の豊富な**カキ**に、**ブロッコリー**のビタミンCを加えて、美肌効果をアップ。ビタミンCは水溶性なので、調理する際はゆで過ぎないよう気をつけて。

ピーマンのオリーブ油炒め

ピーマンには、ビタミンCもクロロフィルも豊富に含まれ、シワの改善に効果的。クロロフィルは脂溶性で熱に強いため、**オリーブ油**で炒めると吸収がさらに高まる。

栄養処方箋

ビタミンC ➡P102

肌のハリやうるおいを保つ、コラーゲンの育成に欠かせないビタミン。シミ・ソバカスの予防にも効果がある。ブロッコリーやピーマン、レモンなどに豊富に含まれる。

クロロフィル ➡P139

天然の緑色の色素で、ほうれん草、ピーマン、にらなどに多い。すぐれた整腸効果があり、小腸内の不純物を除去する。新陳代謝を促し、肌荒れやシワにも効果的。

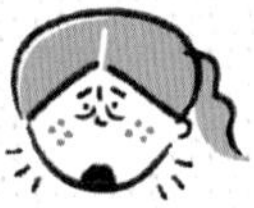

美容トラブル

顔や手足がむくむ

- ✔ 血液の流れが悪くなって老廃物がたまることが原因
- ✔ 酢などの「クエン酸」を利用して、血行やリンパの流れをよくする
- ✔ 「シトルリン」「カリウム」で利尿作用を高め、老廃物を排出する

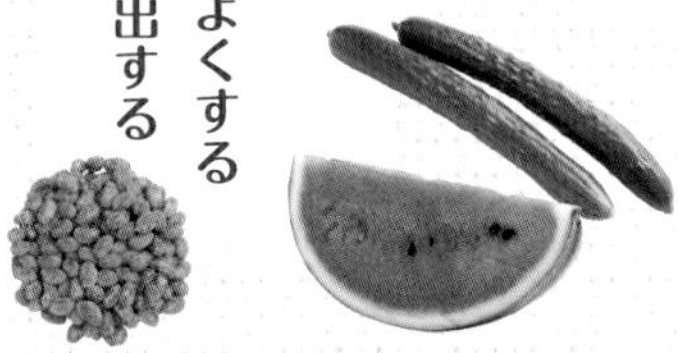

要因　足の血流が悪くなり老廃物がたまる

お酒を飲んだ翌日、顔や手がむくんだり、立ちっぱなしの仕事で足がパンパンになったり。むくみは日頃よくある症状の1つです。

全身をめぐる血液には、細胞に酸素と栄養を届けるとともに、不要な老廃物を回収する役割があります。老廃物は、尿として排泄されます。

ところが血流が悪くなると、老廃物の回収がうまくいかずにたまってしまい、むくみが生じます。

対策　利尿作用を高めて老廃物を排出しよう

体内の老廃物をスムーズに排出するには、「クエン酸（→P217）」を積極的にとりましょう。血行を促進してリンパの流れをよくすることで、たまった老廃物の排出を促します。

また、利尿《りにょう》作用を高める「シトルリン」や「カリウム」も効果的です。特にシトルリンは、腎臓《じんぞう》の働きを助けます。きゅうりなどに豊富で、むくみ改善に加え、冷え症や肩こりの解消、ダイエット効果もあります。

さらに効果アップ　食べ合わせテク

きゅうりとわかめの酢の物

酢に含まれるクエン酸が血行を促進、**きゅうり**に豊富なシトルリンの利尿作用とでダブルの効果が得られる。**わかめ**のカリウムでさらに利尿効果＆むくみ解消効果がアップ。

スイカとタコの和え物

スイカには、シトルリンもカリウムも多く含まれているため、高い利尿作用が期待できる。タウリン、コラーゲンが豊富な**タコ**と食べ合わせて、肝機能アップや美肌効果もプラス。

栄養処方箋

シトルリン　➡ P140

たんぱく質を構成するアミノ酸の一種。腎臓の機能を高めて、尿をつくる働きを促す。血管を若返らせ、血行をよくする効果も。きゅうり、スイカ、とうがんなどに多い。

カリウム　➡ P108

納豆、ほうれん草、さといもなどに豊富な、ミネラルの一種。ナトリウムとともに細胞内と細胞外との浸透圧《しんとうあつ》の調節を行う。血圧を抑える作用や、利尿作用がある。

髪の毛がよく抜ける

- ✔ストレスによる頭皮の血行不良や、自律神経の乱れが原因
- ✔レバーやナッツ類に多く、髪や皮膚の健康を保つ「ビオチン」が◎
- ✔カキやホタテなどに豊富な「亜鉛」もおすすめ

要因 ストレスが重なると抜け毛が増える

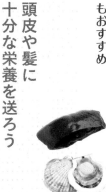

本来、髪の毛が抜けるのは、自然な現象です。抜けた後に、新しい毛が生えてくるものです。

けれども、あまりに抜け毛が多いのは、ストレスが原因かもしれません。ストレスや過労によって自律神経のバランスが崩れたり、血行が悪くなったりして、抜け毛が増えることがあります。不規則な生活、睡眠不足、喫煙、過度の飲酒なども、髪の毛に悪影響を与えます。

対策 頭皮や髪に十分な栄養を送ろう

健康な髪のために欠かせないビタミンが「ビオチン」です。糖質や脂質、たんぱく質の代謝に作用するビタミンB群の1つで、特に髪や皮膚の健康を保つのに大切です。「ビタミンA」や「ビタミンB_2」「亜《あ》鉛《えん》」なども、髪や皮膚の健康を保つために重要な栄養素です。

髪を守るには、生活リズムを整え、十分な睡眠を心がけましょう。過度の飲酒や喫煙は避けてください。

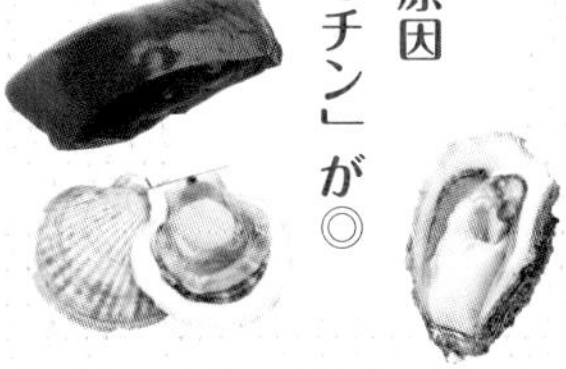

さらに効果アップ 食べ合わせテク

牛レバーシチュー

ビオチンが豊富な**牛レバー**は、血抜きしてから焼く。ビオチンは水溶性なので、スープごと食べられるシチューに。ビタミンB_2の豊富な**ヨーグルト**を添えると、髪がより健康に。

カキのバター焼き

カキには髪の健康を保つ亜鉛が多く含まれている。亜鉛はビタミンAによって吸収が高まるため、ビタミンAが豊富な**バター**でサッと焼いて。カキの代わりに**ホタテ**を使っても。

栄養処方箋

ビオチン ➡ P100

ビタミンB群の一種で、糖質や脂質、たんぱく質の代謝を助ける働きがある。髪や皮膚を健康に保つのに重要で、レバー、ピーナッツ、くり、大豆などに多い。

亜鉛 ➡ P118

髪や皮膚をつくるたんぱく質の合成に必要不可欠なミネラル。傷の回復を早めるほか、味覚異常を防ぐ効果なども期待できる。レバーやカキ、ホタテ、納豆などに豊富。

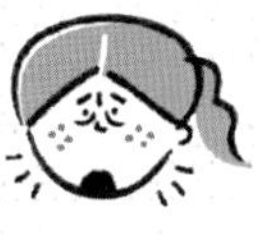

美容トラブル

ものもらいができる

- ✔まぶたに細菌が感染し、痛みや腫れ、膿が現れたりする
- ✔何度も繰り返す場合は、免疫力が低下しているサイン
- ✔うなぎやにんじんなどで、目の健康を保つ「ビタミンA」をとる

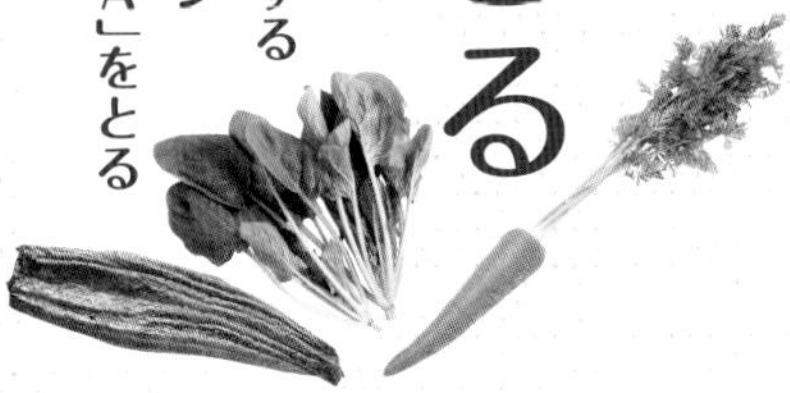

要因　細菌が感染して まぶたに炎症が起こる

まぶたの縁や内側にある皮脂腺《ひしせん》などに細菌が感染して起こるのが「ものもらい」です。医学的には「麦粒《ばくりゅう》腫《しゅ》」といい、まぶたが腫《は》れて痛みが現れたり、膿《うみ》が出たりします。

ものもらいを起こすのは、ふだんから皮膚に住みついている常在菌です。たまにかかるくらいなら問題ありませんが、繰り返しかかる場合は、細菌に対する免疫力が低下しているサインだと考えられます。

対策　目によい栄養素をとり 粘膜を保護する

免疫力を回復するには、休養と栄養バランスのよい食事が不可欠。そのうえで、目の健康を保つビタミンをとりましょう。代表的なのが「ビタミンA」で、視細胞に作用するとともに、皮膚や粘膜《ねんまく》の代謝をよくします。「ビタミンB群」も視神経の働きを助け、目の疲れを防ぎます。

なお、どんなに小さな症状でも自己判断は禁物です。必ず眼科で診断を受けるようにしてください。

栄養の効能ウソ・ホント

うなぎは、白焼きよりかば焼きのほうが低カロリー？

うなぎの調理法は地域によって違いがありますが、基本的に、白焼きはタレをつけずに一度だけ焼いたものです。一方、かば焼きは一度焼いた後、タレをつけてもう一度焼いたもの。二度焼きする分、脂《あぶら》が抜け、さっぱりとした味わいになります。

栄養処方箋

ビタミンA（βカロテン） ➡P80

脂溶性のビタミンで、目の角膜《かくまく》や粘膜などを健康に保つ。うなぎやレバーなどに多い。にんじん、ほうれん草などに豊富なβカロテンは、体内でビタミンAに変わる。

食べ合わせテク　さらに効果アップ

うなぎのかば焼き

うなぎはビタミンA（レチノール）が豊富な食品の代表格。粘膜を強化して免疫力を高める。副菜には**ほうれん草**のおひたしでβ《ベータ》カロテンをプラス。

目の下にクマができる

- ✔睡眠不足やストレスなどで、目もとの血行が悪くなるのが原因
- ✔アボカドやナッツ類などに多い「ビタミンE」で、血行をよくする
- ✔レモンなどの果物に豊富な「ビタミンC」でさらに効果アップ

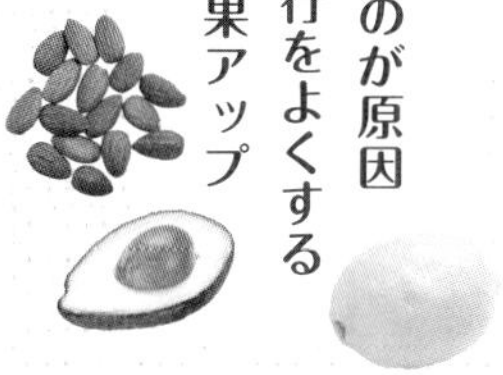

要因 生活習慣の乱れにより血行が悪くなる

目の下に青黒いクマがあると、「疲れている人」に見えてしまいます。

クマができるのは、血行不良が原因です。睡眠不足や過労、ストレス、過度の飲酒、喫煙などの要因が積み重なって起こります。

また、貧血や体の冷えによって、血液の流れが悪くなっているケースもあります。なかでも、月経の影響で鉄不足になりやすい女性や、冷え症の人に多く見られます。

対策 目元の血行をよくし しっかり睡眠をとる

クマを治すには、生活習慣を見直すことが第一。睡眠をしっかりとり、過度の飲酒や喫煙は避けましょう。

食事面では、「ビタミンE」がおすすめです。ナッツ類や植物油などに多く含まれていて、目もとなどの毛細血管の血行をよくする作用があります。レモンやキウイフルーツなどに豊富な「ビタミンC」と合わせてとると、ビタミンEの働きが助けられ、より効果がアップします。

栄養処方箋

ビタミンE ➡P84

強い抗酸化力をもつ脂溶性ビタミン。毛細血管の血行をよくして、肩こりや頭痛、冷え症の改善に効果的。アーモンドなどのナッツ類、かぼちゃ、アボカドなどに豊富。

食べ合わせテク さらに効果アップ

アボカドレモン

アボカドはビタミンEをたっぷり含み、美肌効果バツグンの果物。ビタミンCの豊富な**レモン**を添えると、ビタミンEの抗酸化力が高まり、さらに効果◎。

栄養の効能ウソ・ホント

アボカドの美肌効果はハリウッド女優のお墨付き

アボカドは「森のバター」と称されるほど、植物性脂肪が豊富な果物。ビタミンEのほか、ビタミンB群やカリウムも多く、肌のうるおいを保つ効果があります。永遠の妖精と呼ばれた女優、オードリー・ヘップバーンもよく食べていたとか。

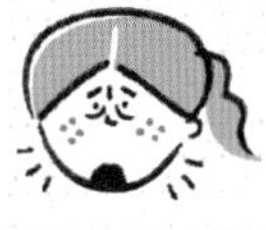

美容トラブル

口臭が気になる

- ✔ 歯周病や虫歯などの病気や口の中の汚れが、口臭のもとに
- ✔ ほうれん草に多い「クロロフィル」や、「リンゴ酸」がおすすめ
- ✔ よく噛んで食べると唾液の分泌がよくなり、口臭を防ぐ

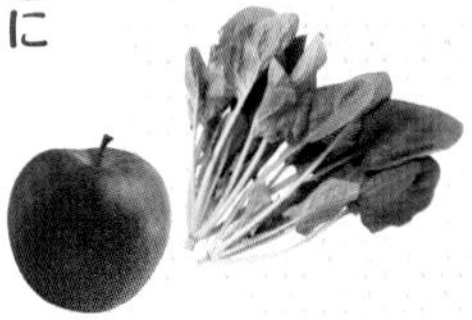

要因 口の中の汚れや病気がにおいのもとに

自分ではなかなか気づきにくいだけに、実のところどうなのか、気になるのが口臭です。

口臭の原因は主に2つあります。1つは、歯周病や虫歯など、口の中の病気が原因の場合。2つめは、歯磨きなどが不十分で、歯と歯ぐきとの隙間《すきま》に歯石や歯垢《しこう》がたまっている場合です。歯周病や虫歯は、ほうっておくと悪化し、歯の損失につながるため、早急な治療が必要です。

対策 消臭効果のある栄養素をとろう

口臭が気になる人には、においのもととなるアンモニアを分解する「クロロフィル」がおすすめです。「リンゴ酸」や、お茶などに多い「カテキン」も消臭効果があります。

口の中の病気や汚れが原因なら、病気の治療や清掃を行えば、口臭は治まります。また、唾《だ》液には口の中の汚れを落とす作用があります。よく噛《か》んで食べると、唾液の分泌が促されて、口臭予防につながります。

さらに効果アップ 食べ合わせテク

ほうれん草のキッシュ

ほうれん草はクロロフィル、β《ベータ》カロテン、ビタミンB群、鉄など、栄養たっぷり。具材に**ベーコン**を使うと、ベーコンのたんぱく質がほうれん草の鉄の吸収を高め、貧血予防にも。

焼きりんご

りんごの芯《しん》をくり抜き、オーブンで焼く。**はちみつ**などで香りづけすると免疫力アップに。りんごは皮の部分に抗酸化力のあるポリフェノールを含むので、皮ごと食べたい。

栄養処方箋

クロロフィル ➡ P139

ほうれん草やピーマン、あしたばなどに多い緑色の色素。体臭の主な原因であるアンモニアを分解するため、消臭効果がある。コレステロール値を下げる効果も。

リンゴ酸 ➡ P140

りんごや梨などの果物に含まれる酸で、さわやかな酸味がある。口臭を予防したり、疲労を回復したりする効果がある。歯磨き粉などの成分としても使われている。

唇が乾燥する

- ✔ 加齢や発熱などで体内の水分が不足すると、唇の粘膜が乾く
- ✔ 乳製品や納豆などに豊富で、粘膜の健康を保つ「ビタミンB_2」をとる
- ✔ 玄米や豚肉などに多い「ビタミンB_1」と合わせると、効果大

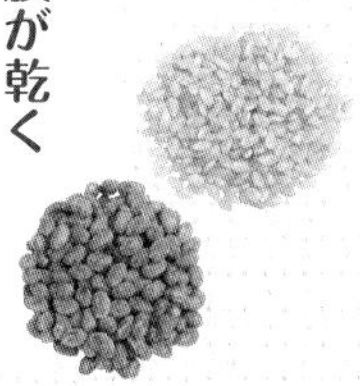

要因 体内の水分が減り 唇の粘膜が乾燥する

皮膚には汗腺《かんせん》や皮脂腺《ひしせん》があり、自分でうるおいを保っていますが、唇には汗腺や皮脂腺がありません。そのため、唇の粘膜《ねんまく》は体の水分（体液）でうるおいを保っています。

かぜなどで高熱が出ると唇がカサカサになりますが、これは体内の水分が熱によって失われたため。加齢や過労などによって体内の水分が少なくなったときや、水分補給が不十分なときにも、唇が乾いてきます。

対策 十分な水分補給と ビタミンB_2の補給を

唇をはじめ、舌や口の中の健康を保つためには「ビタミンB_2」が効果的です。不足すると、口内炎や口角炎などもできやすくなります。脂質やたんぱく質、糖質の代謝を促す働きもあるため、スタミナがつき、免疫力アップにもつながります。

糖質の代謝を高めるビタミンB_1と合わせると、相乗効果が得られます。B_1の多い玄米とB_2の豊富な納豆は、おすすめの組み合わせです。

さらに効果アップ 食べ合わせテク

クリームコロッケ

牛乳には、カルシウムやビタミンB_2も豊富。牛乳たっぷりのホワイトソースでコロッケにしてみて。具材にビタミンDの豊富な**しめじ**を加えると、カルシウムの吸収率が高まる。

オクラ納豆

ビタミンB_2が多く含まれる**納豆**に、サッとゆでた**オクラ**を刻んで混ぜるだけ。オクラのネバネバ成分ムチンが納豆のたんぱく質の吸収を助けるため、スタミナ増強にも効果的。

栄養処方箋

ビタミンB_2 ➡P90

脂質やたんぱく質、糖質の代謝に関わる水溶性のビタミン。皮膚や粘膜、髪、爪を健康に保つのに欠かせない。レバー、納豆、チーズ、ヨーグルトなどに多く含まれる。

ビタミンB_1 ➡P88

豚肉や玄米、うなぎなどに豊富な水溶性ビタミン。糖質の代謝に必要不可欠で、エネルギーを生み出す。ビタミンB_2と合わせると、新陳代謝が高まり、疲れにくい体に。

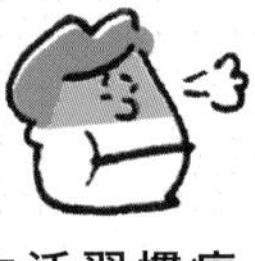

生活習慣病

血圧が高い

- ✔塩分の多い食事、喫煙、飲酒、運動不足などが原因
- ✔血圧を上昇させるナトリウムの排出を促す「カリウム」をとる
- ✔「食物繊維」にも、体内の余分なナトリウムを減らす作用がある

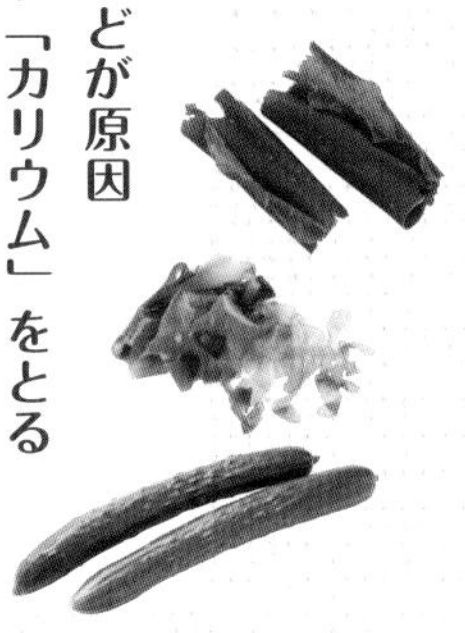

要因 塩分のとり過ぎなど乱れた生活習慣が原因

心臓は1分間に4~5リットルもの血液を全身に送り出します。この血液の流れが血管壁《けっかんへき》にかける圧力が「血圧」です。上の血圧が140mmHg以上、下の血圧が90mmHg以上あると、高血圧と診断されます。

年齢とともに、血圧は誰でも高くなります。さらに遺伝的な要因に加えて、塩分の多い食事、喫煙や飲酒、運動不足、ストレスなどが積み重なると、高血圧を発症します。

対策 カリウムで塩分の排出を促す

高血圧は、心疾患などの原因となるため、早めの対策が重要です。

食事では塩分を控えめにし、野菜や果物、海藻などに多い「カリウム」をとりましょう。「ナトリウム」の排出を促し、血圧を正常に保ちます。

根菜や海藻などに豊富な「食物繊維」は、同様の働きをするほか、栄養素の吸収をおだやかにし、肥満を防ぎます。肥満による高血圧の予防にもつながります。

栄養処方箋

カリウム ➡ P108

ナトリウムとともに細胞内外の浸透圧《しんとうあつ》を調節するミネラル。血圧を上げるナトリウムの排泄を促す。きゅうりやスイカ、わかめなどに多いが、加熱調理などで失われやすい。

食べ合わせテク さらに効果アップ

海藻サラダ

わかめや**昆布**、**ひじき**などの海藻には、カリウムや食物繊維が豊富。ドレッシングには**酢**や**レモン汁**を使えば、減塩に加え、クエン酸効果で疲労回復も。

栄養の効能ウソ・ホント

逆に、低血圧の人はたんぱく質で体を温める

血圧が低い人は、体を温めるたんぱく質をとりましょう。温かいスープ「サンラータン」にすると、酸味と辛《から》味《み》で体の芯《しん》からポカポカに。せん切りにしたしいたけ、たけのこ、ハムなどを具材にしたスープに、溶き卵と酢、ラー油を加えて仕上げます。

血糖値が高い

- ✔血糖値を調節するホルモンの分泌が低下し、働きが悪くなる
- ✔血糖値の上昇をゆるやかにする「食物繊維」を積極的にとる
- ✔大豆などに含まれる「サポニン」は血糖値を下げる効果がある

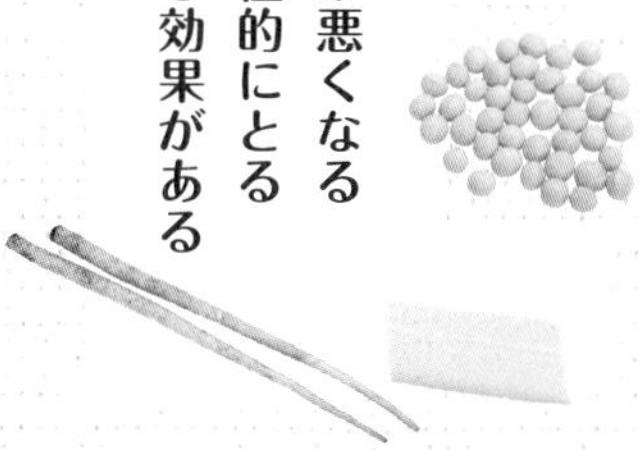

要因　インスリンの働きが低下して起こる

「血糖値」とは、血液中のブドウ糖（血糖）の濃度のことで、膵臓《すいぞう》から分泌される「インスリン」というホルモンで調節されています。何らかの原因で、血糖値が慢性的に高くなる状態が「糖尿病」です。

糖尿病には遺伝的にインスリンが不足するタイプと、過食や肥満などの生活習慣が引き金となりインスリンの効きが悪くなるタイプがあり、日本人の場合は9割以上が後者です。

対策　食物繊維を多くとり、糖質は控えめに

高血糖はさまざまな合併症をまねきます。早期改善には「食物繊維」が効果的。食後の血糖値の上昇を抑え、高血糖を防いでくれます。根菜や緑黄色野菜などに豊富ですから、意識して野菜をとりましょう。

また、大豆に多い「サポニン」にも血糖値を下げる働きがあります。

さらに、肥満の解消が不可欠です。1日の適正なエネルギー量（↓P22）を守り、糖質や脂質は控えめに。

さらに効果アップ　食べ合わせテク

みそ田楽

大豆からつくられる**みそ**には、サポニンが多く含まれている。食物繊維の豊富な**こんにゃく**と組み合わせると、血糖値を抑える効果がアップする。低カロリーなのもうれしい。

ごぼうの豚汁

ごぼうは食物繊維がたっぷりなうえ、豚汁にすれば**みそ**のサポニンもとれる。ごぼうのアク抜きは、酢水で行うと抗酸化力のあるクロロゲン酸が失われるため、短時間の下ゆでで。

栄養処方箋

食物繊維　➡P128

人の消化酵素では消化されない成分。食後の血糖値の上昇をゆるやかにし、糖尿病の予防・改善に役立つほか、便秘改善にも効果的。ごぼうや大根などの根菜類に豊富。

サポニン　➡P131

大豆や大豆製品に含まれる成分で、ポリフェノールの一種。血糖値を下げる作用がある。抗酸化作用による老化予防や、血行促進、頭痛や冷え症の改善なども期待できる。

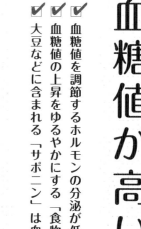

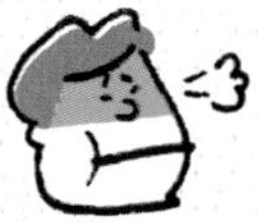

生活習慣病

コレステロール値が高い

- 脂質の多い欧米風の食事や運動不足などで、血中脂質が増える
- サンマやアジなど青背魚に多い「不飽和脂肪酸」がおすすめ
- 大根やごぼうなどの「食物繊維」も、コレステロールを排出する

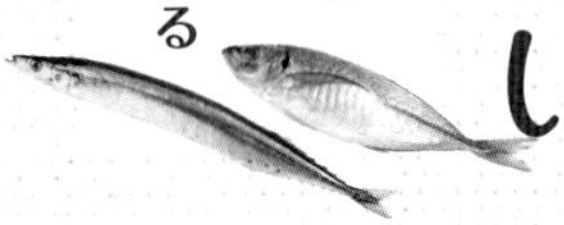

要因　欧米風の食生活と運動不足が脂質を増やす

血液中には、「コレステロール」「中性脂肪」「リン脂質」などの脂質が存在しています。

コレステロールには、動脈硬化を促す「ＬＤＬコレステロール（悪玉）」と、それを抑える「ＨＤＬコレステロール（善玉）」があります。

欧米風の食生活や運動不足などが続くと、中性脂肪や悪玉が増え、善玉が減ります。すると、動脈硬化が進み、重大な病気をまねくのです。

対策　余分なコレステロールや中性脂肪を排出する

血中脂質のバランスを整えるには、食生活の改善が大切。肉やバターなどに含まれる飽和脂肪酸を減らし、青背の魚や植物油などに豊富な「不飽和脂肪酸」をとりましょう。

余分なコレステロールの排出を促す「食物繊維」も積極的にとります。大根やごぼうなどの根菜類や、海藻、きのこ類などがおすすめです。

レバーや魚卵などはコレステロールが多いため、控えめにします。

さらに効果アップ　食べ合わせテク

サンマの大根おろし添え

不飽和脂肪酸が多く含まれる**サンマ**には、**大根おろし**を添えて食べるのが定番。大根おろしには食物繊維が豊富なので、コレステロール値を下げるのにはベストな組み合わせ。

アジの南蛮漬け

不飽和脂肪酸の豊富な**アジ**と、食物繊維の豊富な**にんじん**で南蛮漬けに。コレステロール値や中性脂肪値を下げるだけでなく、食物繊維が腸を刺激し、便秘改善にも効果的。

栄養処方箋

不飽和脂肪酸 ➡P73

脂質の主成分である脂肪酸の１つ。オリーブ油や菜種油、青背の魚の脂肪、ナッツ類などに多く含まれる。血液中の余分なコレステロールを減らす作用がある。

食物繊維 ➡P128

体内で消化されない成分。血液中のコレステロールの吸収を抑え、コレステロール値を下げる。大根やごぼうなどの根菜類、豆類、きのこ、わかめなどの海藻類に豊富。

肥満がある

- ✔「内臓脂肪型肥満」は、生活習慣病のリスクを高める
- ✔糖質や脂質の吸収を抑える「食物繊維」をたっぷりとる
- ✔冷やごはんに含まれる「レジスタントスターチ」もおすすめ

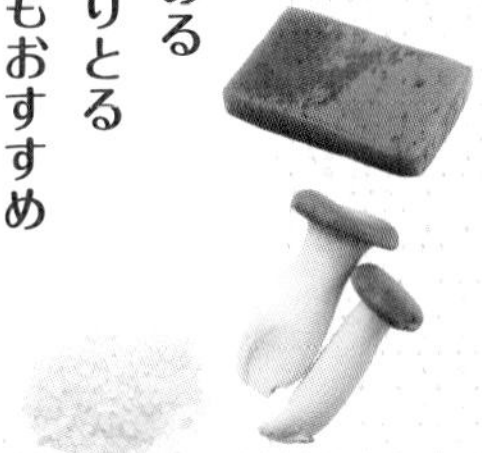

要因　食べ過ぎや運動不足で内臓脂肪がたまる

肥満は、食べ過ぎや運動不足などにより、体に脂肪がたまった状態です。皮下に脂肪がつく「皮下脂肪型肥満」と、内臓に脂肪がつく「内臓脂肪型肥満」があり、前者は女性、後者は男性に多く見られます。特に問題なのは内臓脂肪型肥満です。

内臓脂肪から分泌される物質は、高血糖や脂質異常症、高血圧などをまねき、生活習慣病のリスクをグッと押し上げてしまうのです。

対策　炭水化物は控えめに、食物繊維はたっぷりと

脂肪を減らすには、脂質や炭水化物のとり過ぎに注意し、適正なエネルギー量を守ります（→P22）。

おすすめは「食物繊維」。炭水化物の消化・吸収を遅らせ、内臓脂肪がつくのを防ぎます。きのこや玄米、こんにゃくなどにも豊富です。

ごはんは冷やごはん（常温でも可）にすると、デンプンが「レジスタントスターチ」という物質に変わり、食物繊維と同じ働きをします。

さらに効果アップ　食べ合わせテク

こんにゃくと牛肉のサイコロステーキ

サイコロ状に切った**こんにゃく**と**牛肉**を炒めるだけ。牛肉には脂質が多く含まれるが、こんにゃくの食物繊維と食べ合わせると脂質の吸収が抑えられるため、ダイエットに。

らっきょうとレーズンのドライカレー

サッと炒めたカレー粉に、**らっきょう**、**レーズン**、**冷やごはん**を混ぜ合わせる。冷やごはんのレジスタントスターチと、レーズンとらっきょうの食物繊維が肥満解消に役立つ。

栄養処方箋

食物繊維　➡ P128

人間の消化酵素で消化されない成分の総称。例えば、こんにゃくに含まれる食物繊維は「グルコマンナン」。体内の有害物質を排出し、血圧やコレステロール値を下げる。

レジスタントスターチ　➡ P139

穀類などのデンプンが冷えて変化した物質で、デンプンよりも吸収されにくい。食物繊維と同様に、糖質や脂質の吸収を抑え、コレステロールを排出する働きがある。

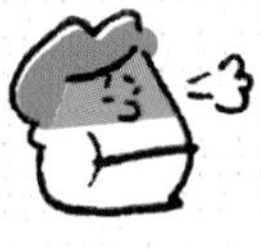

生活習慣病

骨密度が低い

- ✔ 加齢やホルモン量の低下などで、骨密度が下がり、骨がもろくなる
- ✔ 若いうちから「カルシウム」を積極的にとって、骨密度を高める
- ✔ イワシなどに豊富な「ビタミンD」でカルシウムの吸収を助ける

要因　加齢やホルモンの影響で骨量が減る

「骨密度」とは、カルシウムなど骨の成分がどのくらい詰まっているかを示したものです。骨密度が低下すると、骨がもろくなります。これが「骨粗しょう症」です。

骨密度が低下する原因は、主に加齢とカルシウムの摂取不足です。

特に女性は更年期以降、女性ホルモンの減少にともない、骨密度が急激に低下するため、不足しないように注意しなくてはなりません。

対策　カルシウムの摂取と適度な日光浴を

骨粗しょう症を防ぐには、若いうちから骨の材料となる「カルシウム」をたくさんとることが大切です。ふだんから牛乳・乳製品をとる習慣をつけましょう。（→P51）

イワシや干ししいたけなどに豊富で、カルシウムの吸収をよくする「ビタミンD」を合わせてとると、より効果的です。ビタミンDは紫外線を浴びると体内で生成されますから、適度な日光浴を心がけましょう。

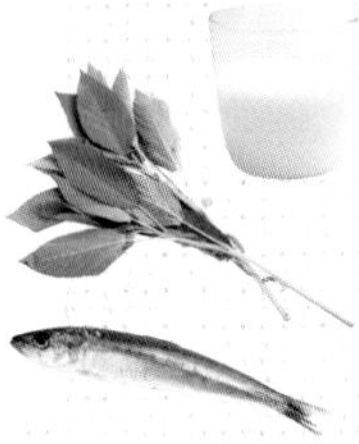

さらに効果アップ　食べ合わせテク

モロヘイヤのおひたし

クレオパトラも好んだといわれる**モロヘイヤ**には、カルシウムが豊富。塩ゆでにしたモロヘイヤに、ビタミンDを多く含む**かつお節**を振りかければ、骨粗しょう症予防にぴったり。

イワシのかぶおろし添え

ビタミンDを含む**イワシ**の刺身に、すりおろした**かぶ**をのせる。**かぶの葉**も刻んでのせると、カルシウム量がアップ。タレには、ビタミンDの吸収を高める**オリーブ油**を使って。

栄養処方箋

カルシウム ➡ P110

骨や歯をつくる材料になるミネラル。筋肉や心臓の働きを整え、精神を安定させてイライラを抑える働きもある。牛乳・乳製品、魚介類、大豆製品、海藻などに多い。

ビタミンD ➡ P82

干ししいたけやイワシなどに多い脂溶性ビタミン。カルシウムやリンの吸収を助けて、骨を丈夫にする。紫外線にあたると、皮膚で合成されて、肝臓に蓄積される。

歯ぐきから血が出る

- ✔口内環境が悪くなり、ビタミンCが欠乏して起こる
- ✔パプリカやゴーヤなどの「ビタミンC」で、歯ぐきを丈夫にする
- ✔「食物繊維」の豊富な食品で噛む回数を増やし、口の中を清潔に

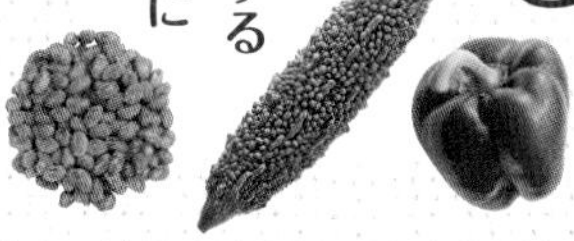

要因

口内環境が悪く歯ぐきが炎症を起こす

歯ぐきからの出血でいちばん疑われるのは、「歯周病」です。歯の表面や歯と歯ぐきの間に歯垢《しこう》がたまり、歯ぐきに炎症が起こる病気で、歯ぐきが赤くなったり、歯ぐきから出血したりします。進行すると、歯の土台となる歯槽骨《しそうこつ》にまで炎症が及び、歯が抜けやすくなります。

また、ビタミンCの欠乏症（壊血《かいけつ》病）の症状として、歯ぐきから出血するケースもあります。

対策

ビタミンCをとり歯ぐきを守る

歯周病の治療は、歯垢を除去し、口の中を清潔にすることが基本。また、唾《だ》液は歯の汚れを洗い流します。「食物繊維」の豊富な食品をよく噛《か》んで食べると、唾液の分泌が増え、口の中をきれいにします。

また、「ビタミンC」には歯ぐきを丈夫にして細菌から守る効果があります。そのほか、納豆などに豊富な「ビタミンK」もおすすめ。血液を固めて、出血を止めてくれます。

栄養の効能ウソ・ホント

歯ぐきの出血には“ビタミンP”も効く？

歯ぐきからの出血は、毛細血管のもろさが関係している可能性も。ビタミンCには結合組織を生成し、毛細血管を丈夫にする働きがありますが、この吸収を高めてくれるのがビタミンPです。みかん、レモンなどの柑《かん》橘《きつ》類や、そばなどにも含まれます。

栄養処方箋

ビタミンC ➡P102

細胞の結合組織であるコラーゲンの合成に必要なビタミン。血管や皮膚、粘膜《ねんまく》などを丈夫にする。パプリカやゴーヤなどの緑黄色野菜、レモンなどの果物に豊富。

食べ合わせテク

さらに効果アップ

パプリカとゴーヤ炒め

パプリカも**ゴーヤ**もビタミンCがたっぷり。**豚肉**や**卵**などのたんぱく質と合わせてとると、肌が丈夫になり、歯ぐきを守ってくれ、美肌効果も得られる。

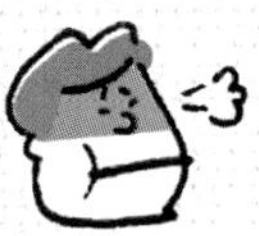

生活習慣病

尿酸値が高い

- ☑ 体内で「尿酸」という老廃物が増えて、「痛風」を引き起こす
- ☑ 尿酸のもととなる「プリン体」を分解する「乳酸菌」をとる
- ☑ プリン体の多い食品は控え、こまめに水分補給をする

要因　尿酸が増え過ぎたり排出されなくなったりする

「尿酸」は、細胞の核に含まれる「プリン体」からできる老廃物です。

しかし、過食や過度の飲酒、プリン体の過剰摂取や、激しい筋トレなどの無酸素運動などが続くと、体内でつくられる尿酸が増える一方で、排泄される量は減ってしまいます。

その結果、尿酸値が7.0mg／dlを超えた状態を「高尿酸血症」といいます。放置すると痛風や腎臓《じんぞう》病、脂質異常症、高血圧などをまねきます。

対策　乳酸菌をとりこまめな水分補給を

プリン体の多い食品は控えめにします。プリン体はレバーや白子、牛ヒレ、豚ロースなどに含まれます。

また、プリン体を分解する「乳酸菌」を積極的にとるようにしましょう。さらに、水分をこまめに補給し、尿酸の排泄を促します。エネルギーゼロの水かお茶を、1日2リットルを目安にとってください。海藻などに豊富で利尿《りにょう》作用のある「カリウム」をとると、より効果的です。

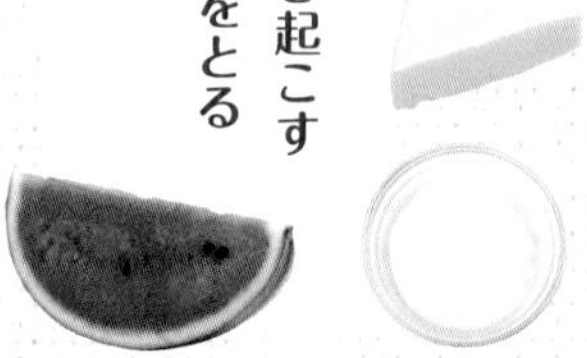

栄養の効能ウソ・ホント

プリン体はビール以外のお酒にも入っているの？

プリン体は、ビール以外のお酒にも含まれます。焼酎、ウイスキーなどの蒸留酒よりも、ビールや日本酒、ワインなどの醸造酒のほうが多く含んでいます。いずれにせよ、アルコール自体に尿酸の排泄を妨げる作用があるので、飲み過ぎは禁物です。

栄養処方箋

乳酸菌 ➡ P136

糖類に作用して、乳酸をつくる細菌の総称。腸内環境を整えたり、尿酸のもととなるプリン体を分解する効果もある。ヨーグルトやチーズのほか、キムチやみそにも豊富。

食べ合わせテク　さらに効果アップ

フルーツヨーグルト

乳酸菌をとるには**ヨーグルト**が手軽。**果物**にヨーグルトをかければビタミンもとれる。体重や血糖値が気になる人は、低脂肪や無糖のヨーグルトを選ぶ。

肝臓の働きが悪い

- ✔過度の飲酒や過食、運動不足などが続くと、肝臓に負担がかかる
- ✔肝臓を丈夫にする「メチオニン」や「セサミン」が効果的
- ✔牛乳、レバー、ごまなどを意識してとる

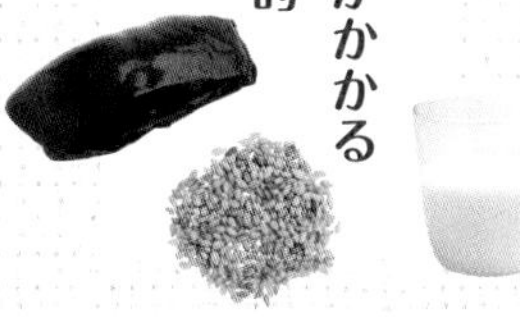

要因

飲み過ぎや運動不足で肝臓にダメージが及ぶ

肝臓はアルコールを分解し、無害なものに変える「解毒」の働きを担っています。しかし、アルコールの摂取量が多すぎると、この働きが悪くなります。すると、肝機能が低下して、代謝し切れない脂質が肝臓にたまり、脂肪肝をまねきます。

さらに過度の飲酒や過食、運動不足などの生活習慣が続くと、肝臓に炎症を起こし、肝機能が著しく低下する肝硬変《かんこうへん》に進むこともあります。

対策

お酒の適量を守り肝臓を丈夫にする

肝臓にダメージを与えるアルコールは、適量を守ることが大切です。1日につき、ビールなら500ml缶1本、日本酒なら1合、焼酎なら0.6合、ワインなら2杯が目安です。

肝臓を丈夫にするには、必須アミノ酸の1つであり、レバーなどに多い「メチオニン」や、ごまに多く含まれる「セサミン」がおすすめ。また、食物繊維も腸内の不要物を排出させて、肝臓の負担を軽くします。

さらに効果アップ　食べ合わせテク

レバーの香草焼き

レバーには、メチオニンとともに肝機能を高めるタウリンも多く含まれている。**ローズマリー**などの香草で焼くと臭みが消えて食べやすくなり、さらに、消化促進作用も得られる。

ほうれん草のごま和え

ゆでた**ほうれん草**を**すりごま**とめんつゆ、砂糖で和える。ごまは酸化すると効果なし。ごまは食べる直前に炒り、すって使うのが理想的。白ごまより黒ごまが効果大。

栄養処方箋

メチオニン ➡P77

体内で合成できない必須アミノ酸の1つ。牛乳、レバー、ほうれん草などに多い。肝機能を高めたり、かゆみや痛みのもととなるヒスタミンの血中濃度を下げたりする。

セサミン ➡P131

ごまに含まれるポリフェノールの一種。強い抗酸化作用があり、肝機能を高めたり、肝臓ガンを抑制したりする。老化をまねく過酸化脂質の生成を抑える作用もある。

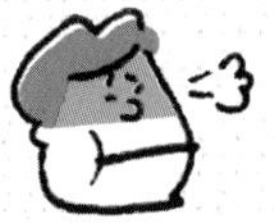

生活習慣病

腎臓の働きが悪い

- かぜなどのウイルスや細菌に感染して、腎臓に炎症が起こる
- 腎機能が低下すると、尿たんぱく、むくみ、高血圧などが現れる
- たんぱく質や塩分を控え、腎臓を助ける「ビタミンB_2」をとる

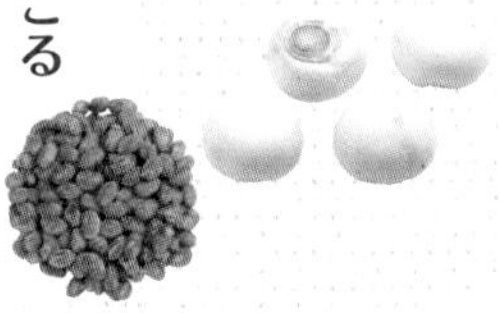

要因　細菌の感染などにより腎臓が炎症を起こす

腎臓《じんぞう》は、塩分などの体に不要な物質をろ過し、尿として排泄します。

腎臓の働きが低下すると、たんぱく質が吸収されず、尿中に出てきます。体内の塩分の排泄もうまくいかなくなるため、むくみや高血圧などの症状も現れます。

代表的な腎臓病が「腎炎」で、急性腎炎と慢性腎炎があります。急性腎炎はかぜなどのウイルスや細菌が感染することで炎症が起こります。

対策　たんぱく質の代謝を高め塩分は控えめに

たんぱく質や塩分のとり過ぎは、腎臓の機能に負担をかけます。医師の指示に従って制限しましょう。

おすすめなのは、たんぱく質の代謝を助ける「ビタミンB_2」。納豆やレバーのほか、きのこ類にも多く含まれ、腎臓の負担を減らします。

また、トマトやブロッコリー、レモンなどの果物に豊富な「ビタミンC」も、感染から腎臓を守り、回復を助けてくれます。

栄養処方箋

ビタミンB_2 ➡P90

水溶性ビタミンの1つ。糖質、脂質、たんぱく質の代謝に関わり、全身の成長を助け、健康な皮膚や髪、爪をつくる。納豆、レバー、チーズ、マッシュルームなど。

食べ合わせテク　さらに効果アップ

マッシュルームチャーハン

良質のたんぱく質である**卵**と、ビタミンB_2の豊富な**マッシュルーム**を加えてチャーハンに。腎臓の負担を減らすため、塩分控えめの味付けを心がけて。

栄養の効能ウソ・ホント

腎臓病の予防に“ぶどう”が効く？

ぶどうの皮にはポリフェノールの一種である「アントシアニン」が豊富。細胞をサビつかせる活性酸素の害から体を守ってくれます。また、「カリウム」も多く、余分な水分を尿として排泄させる作用があるため、腎臓病の予防に役立つと考えられます。

よく眠れない

- ✔原因は生活習慣の乱れや、悩みなどの精神的なストレス
- ✔脳をリラックスさせ、安眠をもたらす「トリプトファン」をとる
- ✔やまいもに含まれる「DHEA」にも安眠効果がある

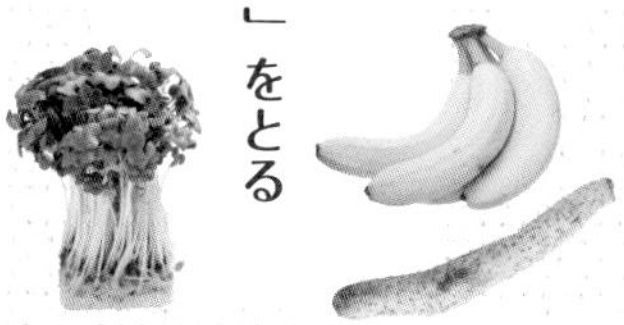

要因 生活リズムの乱れやストレスが不眠をまねく

「寝つきが悪い」「途中で目が覚める」「眠りが浅く、疲れがとれない」など、うまく眠れない夜が何日も続く状態を「不眠」といいます。

不眠の多くは、不規則な生活や精神的なストレスが原因。一過性のものなら問題はありませんが、不眠が続くと、脳と体の疲れはたまる一方です。血圧や血中脂質、血糖値にも影響を及ぼし、さまざまな生活習慣病をまねくことにもなりかねません。

対策 脳をリラックスさせ、安眠効果を高める

「眠らなければ」と思うほど、かえって眠れなくなってしまうもの。そこでおすすめなのは、「トリプトファン」です。脳内の神経伝達物質セロトニンの材料となり、脳をリラックスさせる働きがあります。

やまいもに含まれる「DHEA」や、かいわれ大根に含まれる「メラトニン」にも安眠効果があります。

照明や寝具を見直して、眠りやすい環境を整えることも大切です。

栄養処方箋

トリプトファン ➡P77

必須アミノ酸の1つで、脳内の神経伝達物質であるセロトニンの材料となる。寝つきをよくしたり、鎮痛効果、精神を安定させる作用などがある。牛乳や乳製品、卵、大豆製品、バナナなどに多い。

DHEA（デヒドロエピアンドロステロン）

やまいもなどに含まれる成分で、性ホルモンなどの材料となる。安眠効果や、若返り効果などが期待できる。

さらに効果アップ 食べ合わせテク

かいわれ大根とマグロの山かけ

かいわれ大根と**マグロ**に、すりおろした**やまいも**をかける。かいわれ大根のメラトニンと、やまいものDHEAが、質のよい睡眠をもたらす。やまいものネバネバ成分ムチンには、マグロのたんぱく質の吸収を助ける効果も。

オレガノのピザ

オレガノの「チモール」という成分にも安眠効果が。脂質の多い**チーズ**で吸収が高まるため、オレガノ入りのソースを使って、ピザに。

知っておきたい栄養学 さくいん

太字の数字は主要解説ページです。

●監修　栄養学博士　白鳥早奈英（しらとり　さなえ）

栄養学博士、心療カウンセラー、健康運動指導士。

青葉学園短期大学食物栄養科、日本女子大学食物科卒業後、東京農業大学栄養科、アメリカ・ジョージア州立大学栄養科、茨城キリスト教大学大学院、帝京平成大学大学院修了。エモリー大学講師、中部学院大学講師。

1982年、日本で初めて栄養学的な面から「食べ合わせ」を提唱。「食と心と体のヘルス・エキスパート」として活躍中。新聞や雑誌での執筆、テレビのコメンテーターなど、幅広く活動を行う。

『もっとからだにおいしい野菜の便利帳』（高橋書店）、『おいしく食べてきれいになる！　野菜のたし算ひき算』（幻冬舎）、『栄養お得技ベストセレクション』（晋遊舎）、『栄養学ドクターのお茶漬けダイエット』（KADOKAWA）など、著書・監修書は100冊以上にのぼる。「身心総合研究所」「食塾」代表。

参考資料（50音順）

『1日1回冷やごはんダイエット』白鳥早奈英 著（海竜社）
『イラスト栄養学総論』田村明、城田知子、平戸八千代 著（東京数学社）
『よくわかる栄養学ハンドブック』舛重正一 監修（新星出版社）
『栄養の基本がわかる図解辞典』中村丁次 監修（成美堂出版）
『おいしい野菜の食べ合わせ便利帳』白鳥早奈英 著（海竜社）
『おいしく食べてきれいになる！　野菜のたし算ひき算』白鳥早奈英 著（幻冬舎）
『おいしく健康をつくる　あたらしい栄養学』吉田企世子、松田早苗 監修（高橋書店）
『健康づくりのための身体活動基準2013』厚生労働省
『ココロめし　小さなユウウツは食べ物でなおる』白鳥早奈英 著（WAVE出版）
『最新版　からだに効く栄養成分バイブル』中村丁次 監修（主婦と生活社）
『三訂人間栄養学』細谷憲政 著（調理栄養教育公社）
『食事バランスガイド』厚生労働省・農林水産省
『健やか親子21』厚生労働省
『食べさせ方育児』二木武 著（主婦と生活社）
『日本食品標準成分表2020年版（八訂）』文部科学省科学技術・学術審議会資源調査分科会
『日本人の食事摂取基準2020年版』厚生労働省
『バランスのよい食事ガイド　なにをどれだけ食べたらいいの？』香川芳子 監修（女子栄養大学出版部）
『普及版　食べて治す医学大辞典』（主婦と生活社）
『もっとからだにおいしい　野菜の便利帳』白鳥早奈英、板木利隆 監修（高橋書店）

staff

デザイン　OKAPPA DESIGN（工藤亜矢子、伊藤悠）
イラスト　さいとうあずみ
写真撮影　佐藤幸稔
校正　ペーパーハウス、ゼロメガ
編集協力　寺本彩、中山恵子
オフィス201（小形みちよ、中西翔子）

最新改訂版　知っておきたい栄養学

2021年11月2日　第1刷発行
2022年8月23日　第3刷発行

発行人　川田夏子
編集人　滝口勝弘
発行所　株式会社　学研プラス
〒141-8415　東京都品川区西五反田2-11-8
印刷所　凸版印刷株式会社
DTP製作　株式会社グレン

●この本に関する各種お問い合わせ先
本の内容については、下記サイトのお問い合わせフォームよりお願いします。
https://gakken-plus.co.jp/contact/
在庫については　Tel 03-6431-1250（販売部）
不良品（落丁、乱丁）については　Tel 0570-000577
学研業務センター　〒354-0045 埼玉県入間郡三芳町上富279-1
上記以外のお問い合わせは　Tel 0570-056-710（学研グループ総合案内）